赵金铎临床经验集

赵金铎 著

朱建贵 整理

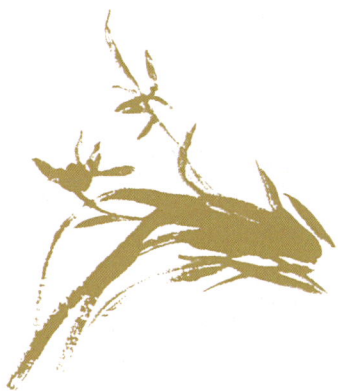

中国中医药出版社

·北京·

图书在版编目（CIP）数据

赵金铎临床经验集 / 赵金铎著；朱建贵整理. —北京：中国中医药出版社，2018.4（2025.8 重印）

ISBN 978-7-5132-4647-7

Ⅰ.①赵…　Ⅱ.①赵…②朱…　Ⅲ.①中医临床–经验–中国–现代

Ⅳ.① R249.7

中国版本图书馆 CIP 数据核字第（2017）第 308312 号

中国中医药出版社出版

北京经济技术开发区科创十三街 31 号院二区 8 号楼

邮政编码　100176

传真　010-64405721

北京盛通印刷股份有限公司印刷

各地新华书店经销

开本 710×1000　1/16　印张 17.5　彩插 1　字数 290 千字

2018 年 4 月第 1 版　2025 年 8 月第 2 次印刷

书号　ISBN 978-7-5132-4647-7

定价　49.00 元

网址　www.cptcm.com

服 务 热 线　010-64405510

购 书 热 线　010-89535836

维 权 打 假　010-64405753

微信服务号　zgzyycbs

微商城网址　https://kdt.im/LIdUGr

官 方 微 博　http://e.weibo.com/cptcm

天猫旗舰店网址　https://zgzyycbs.tmall.com

如有印装质量问题请与本社出版部联系（010-64405510）

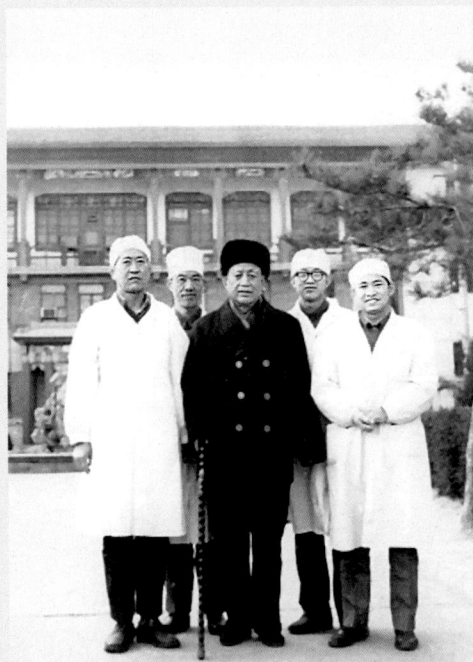

1984 年元旦赵金铎（中）与朱建贵（右一）

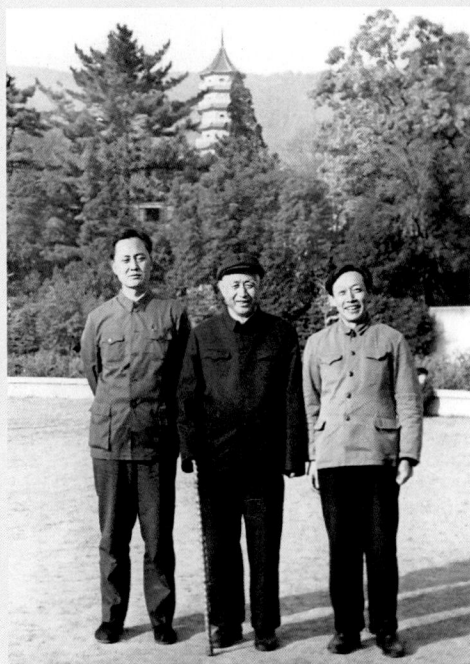

赵金铎与冷方南（右一）、李炳文（左一）

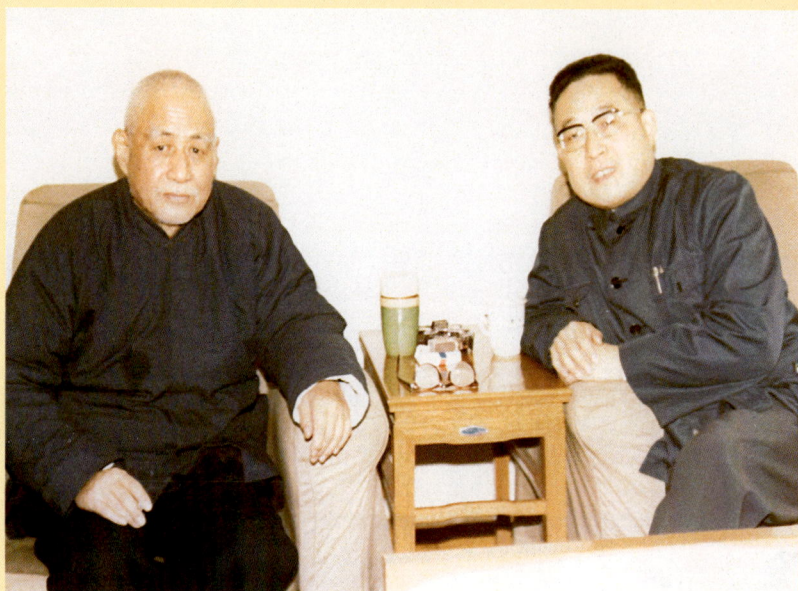

1981 年 11 月赵金铎与上海名医张镜人（右一）在无锡

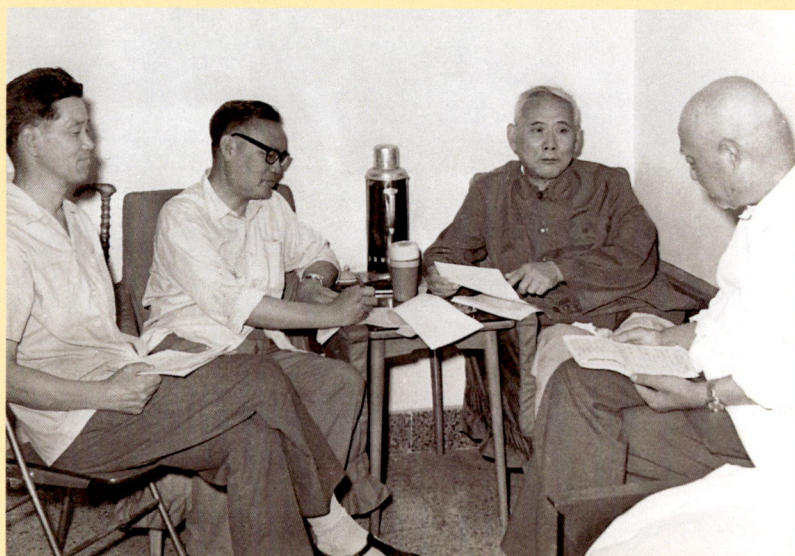

赵金铎与路志正（左一）、张震（左二）、李永春（左三）

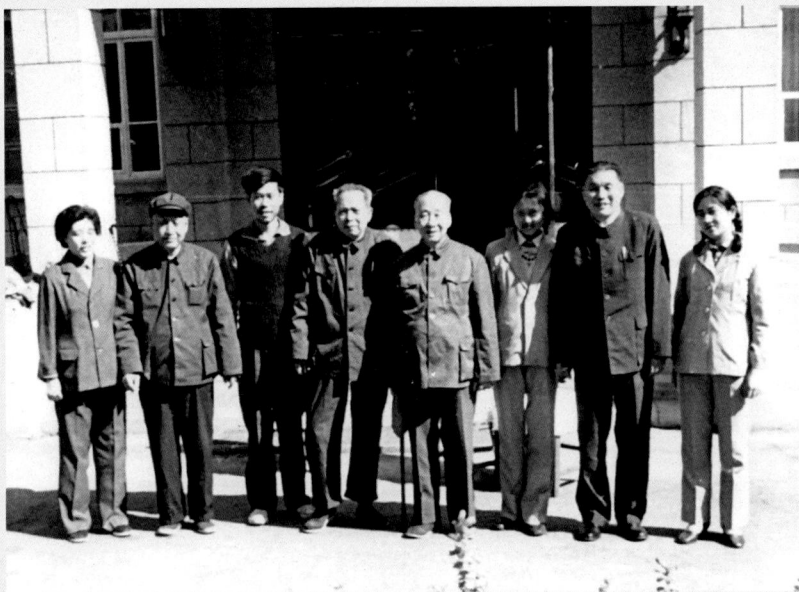

赵金铎（左二）与吕炳奎（左四）、任应秋（右四）、董建华（右二）等

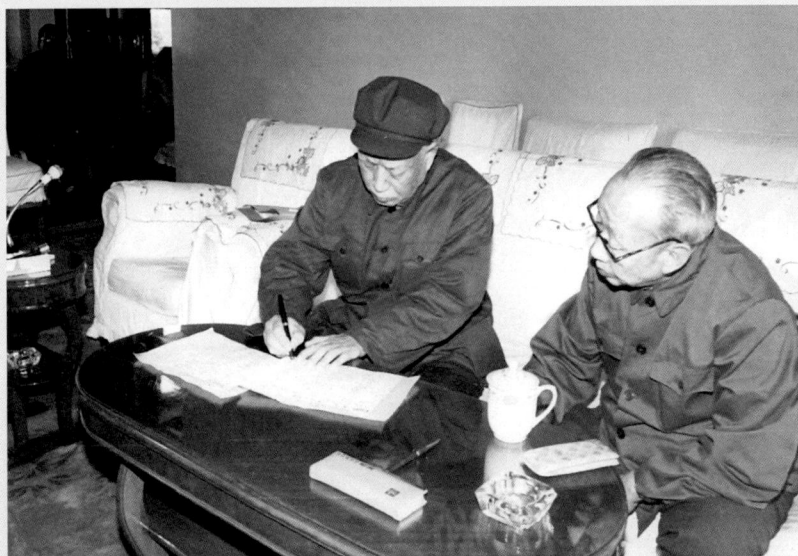

赵金铎（左）与任应秋（右）在一起

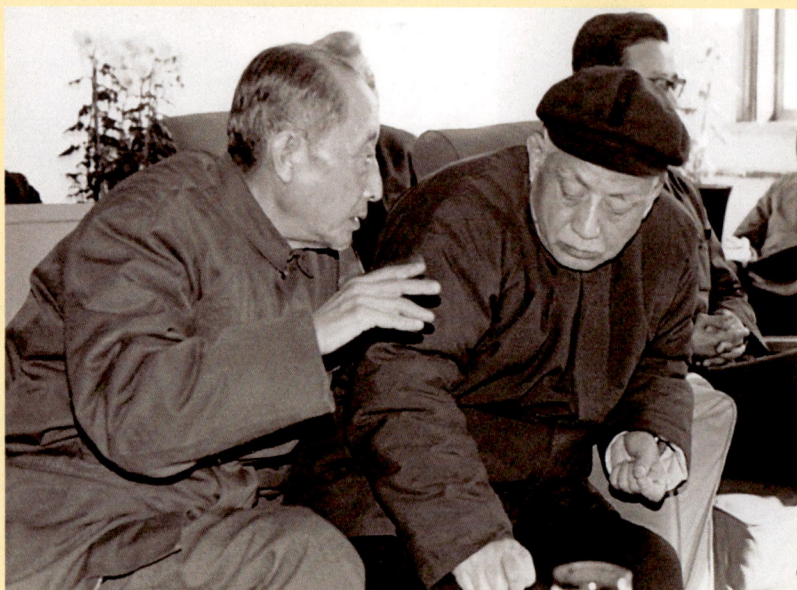

赵金铎（右）与王伯岳（左）在一起

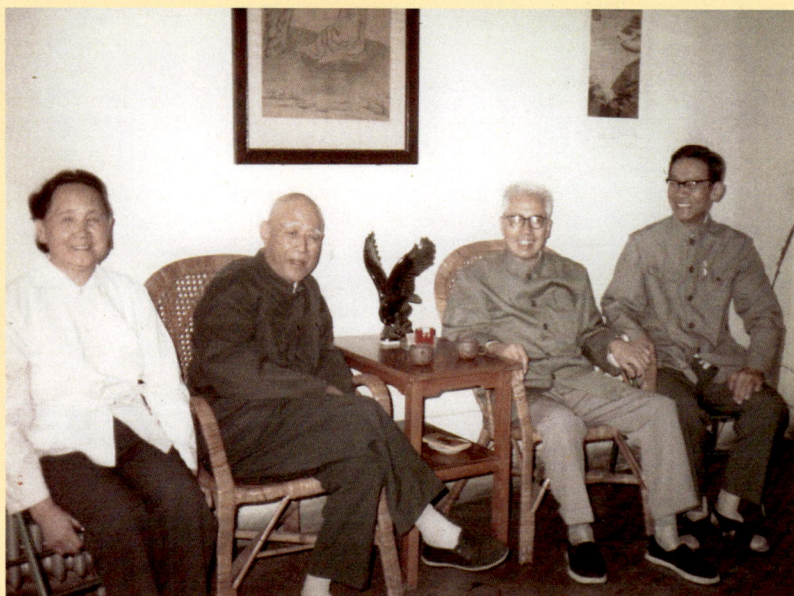

赵老夫妇与费开扬（右一）、何时希（右二）

春蚕不死丝难尽，鞠躬尽瘁孺子牛
——赵金铎先生百年诞辰纪念

著名中医学家赵金铎（1916—1990），河北深泽人，出身中医世家。他早年投身革命，参加抗日救亡工作。中华人民共和国成立后参加筹建中医研究院（现中国中医科学院），曾任医史研究室副主任、广安门医院内科主任、内科研究室主任、副院长、学术委员会副主任、中华全国中医学会（现中华中医药学会）副秘书长、全国中医理论整理研究会副主任委员等职。他行医50余年，把自己的一生贡献给了党和人民的中医事业。他在72岁时曾吟诗一首：

橘杏五十度春秋，继承发扬志不休；

片叶医海风雨激，慈航彼岸赖神舟。

桑榆晚景山河美，老树逢春新枝秀；

春蚕不死丝难尽，鞠躬尽瘁孺子牛。

这是他为中医事业奋力拼搏的真实写照。

岁月如梭，赵老先生离开我们已经27年了，他在临终前仍然念念不忘中医药事业，念念不忘中医人才的培养。1981年春广安门医院内科研究室成立之初，他与我、谢海洲一起，首先抓中医学术经验的继承整理与发扬。当时除了《蒲辅周医案》和《蒲辅周医疗经验》外，建院以来的许多名老中医的学术经验都没有得到整理。为了不使名老中医的宝贵经验失传，他主编了广安门医院《医论医话荟要》，总结了广安门医院建院以来名老中医的学术经验，为广安门医院名老中医学术经验的继承整理奠定了基础。紧接着又主编

《中医症状鉴别诊断学》和《中医证候鉴别诊断学》。他认为，中医诊病离不开鉴别，鉴别宜从症状、证候、疾病三方面入手。因此，中医鉴别诊断学既是中医诊断学的重要内容，也是其中的一个重要分支，它应由症状鉴别诊断、证候鉴别诊断、疾病鉴别诊断三个部分组成。确立中医鉴别诊断学，是中医学术发展、临床诊疗实践的需要。几历寒暑，终使《中医症状鉴别诊断学》和《中医证候鉴别诊断学》两部书得以问世，先后荣获中国中医科学院的科技进步奖，再版的《中医症状鉴别诊断学》又获得了中华中医药学会2003年科技进步著作奖。

先生为振兴中医，发挥中医特色和优势，培养中医人才，奋争拼搏，开拓创新，达到其事业的顶峰。内科研究室病房突出中医特色，发挥中医优势，率先建立了中医病历书写格式、查房、会诊、病例讨论等制度。赵老根据中医院的实际情况，制定了诊治疾病的"三步曲"，叫作"能中不西，先中后西，中西结合"。中西医各有所长而又各有所短，要扬长避短、取长补短，不能弃长用短。内科研究室病房坚持首先用中医治疗疾病，采用中医综合疗法，务求控制病势，解决疾病。督促年轻医生钻研中医，尽量运用中医的手段和方法治疗疾病，发挥了中医的优势。中医不应，才用西药，中西结合进行治疗。如危急重症，该用西医药抢救者，则用西医药，在猛挫病势和控制病情后，再用中医药诊治。

赵老为了突出中医特色，发挥中医优势，开展中医查房、会诊，进行中医疑难病例讨论。在疑难病例讨论之前，要大家充分准备，讨论中各抒己见，以提高科室人员的学术和业务水平。中医疑难病例讨论常年坚持，搞得有声有色，有特点，有滋味，有理论，有临床，有讨论，有成功的经验介绍，有失败教训的告诫。为了提高大家诊治危重疑难病的能力，还特意收治了部分疑难病、危重症。如克罗恩病、干燥综合征、白塞病、系统性红斑狼疮、急性脑血管意外、脊髓空洞症、重症肌无力、再生障碍性贫血、脱髓鞘性病变等。

为了开阔眼界，博采众长，打破门户之见，内科研究室病房还邀请院内外知名中医专家会诊，以提高疗效。如一例干燥综合征高热重症患者，焦树德先生从肾虚精亏，筋骨失养，渐成尪痹论治，补肾填精选用血肉有情之品，通经活络不避附、桂、麻黄辛温燥热烈药；巫君玉先生从肾阴亏虚立论，重用滋阴之生地黄、鳖甲各 50g，兼以虫蛇祛风搜络，投地龙、乌梢蛇各 20g。其间赵金铎老亲临病房，以保元汤合薏苡附子败酱散化裁救治中风脱证，以桑钩温胆汤、珠黄猴枣散治疗中风闭证，以犀角地黄汤治疗鼻衄出血，以生脉散、人参蛤蚧散合茯苓杏仁甘草汤挽治肺心病心衰，以桃红导痰汤治疗脱髓鞘性病变痿躄不遂，以薏苡附子败酱散化裁治疗克罗恩病，以变通大秦艽汤治疗干燥综合征等宝贵经验更是深深地印在年轻医生们的脑海中。赵老查房、会诊，除诊治疑难危重患者解决临床问题以外，重在结合实际，讲述医理，传授经验，使年轻医生们受益颇多。尤其是纠正年轻医生们诊治的疏漏失误之处，则更是使他们刻骨铭心，终生不忘。

内科研究室的中医特色搞得红红火火，远近闻名，海内外来参观者络绎不绝，疑难病患者纷纷慕名而来，门诊量大增，住院者爆满，病房周转率大增，使不少危重患者转危为安，重返生产第一线，这是成功的模式。

可天有不测风云，内科研究室在赵老离休半年后的 1984 年春莫名其妙地与内科合并了，为时仅三年的内科研究室从此画上了沉痛的句号。但值得欣慰的是，曾在内科研究室工作和学习的青壮年中医纷纷成才，成为当今中医的中坚和骨干力量，中医痹病的研究渐成气候，成果累累，颇具影响，成为国家中医药管理局的重点学科。

内科研究室的产生有其历史的必然性，其得失有待我们去总结，但内科研究室突出中医特色和优势的精神永存。时值 21 世纪，全国各族人民祈圆中国梦，盼望奔小康，努力实现两个一百年的奋斗目标。华夏盛世，国泰民安，今非昔比，中医药学几经风雨、跌宕坎坷、艰苦努力后扬眉吐气，获得了首个诺贝尔奖，中医药被列为国家战略，中医药法正式确立。此时此刻，我们更加怀念赵老，永远忘不了内科研究室振兴中医、轰轰烈烈搞中医、努力提高中医学术水平的历历往事。我们怀念赵老，永远记着内科研究室突出中医特色和优势，发展中医学术的拼搏精神。我们佩服赵老的高瞻远瞩，在遵循中医理论指导下，力争发挥中医特色和优势，在取得疗效的前提下，对某病某证研制出有效方剂，力图符合中医辨证论治的精髓而进行实验研究，这是有效的中医科研方法和途径。

在《赵金铎临床经验集》即将再版之际，爰以此文深切怀念赵老，并代为之序。

路志正

丁酉孟春
于中国中医科学院广安门医院

再版前言

20世纪50年代初，中医研究院（现中国中医科学院）成立。中医首次由民间进入国家机构，当时的京都广安门，全国各地名医云集，组建了内科、眼科、儿科、骨科、高干外宾门诊等科室，堂堂正正地开展中医学术研究，开创了中医学术研究的一代新风。作为中国中医科学院广安门医院的开创者和奠基人，以蒲辅周、冉雪峰、杜自明等领衔的21位名医，赵金铎老师是其中之一。

赵金铎老师（1916—1990），河北深泽人，全国著名中医内科专家。曾任中医研究院医史研究室副主任、广安门医院副院长等职务。赵老一生勤于治学，主编多部著作。他根据中医学科的特点，确立中医鉴别诊断学，使中医基础与临床之间产生了一个新的边缘学科，在中医诊断学与中医临床学的结合上开辟了一个新的探索领域，繁荣了中医学术，填补了中医鉴别学科上的空白。他精于内科疑难病的辨治，善于攻克疑难，自出机杼。

赵老的一生具有传奇色彩，在抗日战争时期民族危亡、华北沦陷之际就参加了革命，无偿捐赠药铺，无偿救治伤病员，他的一生是医学与革命相结合的一生。由于长期的革命生涯形成的性格豪爽、耿直，他一生为中医呐喊。在20世纪80年代初中医学术低迷、百废待兴之际，他高瞻远瞩，偕同路志正、谢海洲老师，三老鼎力在广安门医院创建内科研究室，身体力行恢复中医查房、中医会诊制度，创建中医病历书写格式与内容，开创中医风湿病科研。虽然内科研究室发生了变化，但赵老创建和恢复的中医特色和举措在广安门医院得到了一定的延续。他主导创建的中医病历书写格式与内容，就是现在国家中医药管理局向全国中医医疗机构推广实行的最早范本。内科研究室延续的风湿科，已成为国家中医药管理局的重点学科。内科研究室培养的人才，均成为中医届的学术带头人和骨干。

我们永远怀念赵老，每当看到赵老的遗著、论文等，赵老当年查房、门诊、教学的身影好像就在眼前。2015年10月25日，适逢中国中医科学院建院60周年，由中国中医科学院、中华中医药学会主办，中国中医科学院广安门医院、北京市中医管理局、北京市中医药学会、北京顺天德中医医院、中华中医药学会风湿病分会承办，举行了"著名中医学家赵金铎教授100年诞辰纪念及学术研讨会"，冀以弘扬赵老对中医的奉献精神，铭记赵老对中医的功绩，传承赵老的学术思想。

借此之机，我怀着对先师无限崇敬和感恩的心情，重新收集了赵老的所有学术资料，将已出版30余年的《赵金铎医学经验集》进行修订整理。

此次修订，首先将原书稿分为两部分，一部分为临证经验，主要是原书稿有论有案的内容部分；另一部分为医论医话，主要是原书稿只谈理论的内容部分。

临证经验部分增加了"治头痛五法""少阳胆郁头痛治验""310例血管神经性头痛的辨证论治与分析""过敏性哮喘治验""肺心病（右心衰竭合并感染）治验""肺性脑病治验""消渴治验""尿毒症治验""克罗恩病治验""病毒性坏死性淋巴结炎治验""破伤风治验""梅核气治验""阳痿遗精治验"14篇，其中"破伤风治验"为赵老亲自撰写的手稿，我一直珍藏至今，收入本集首次发表。

医案医话部分增加了"漫话治郁与疏肝""小议温胆汤""论温病治疗养阴保津之重要性""论症状鉴别诊断""肾炎治重湿热""阴竭阳厥，至虚有盛候""阳极似阴，大实有羸状""用药须谨察利弊"8篇。

其次是增加了"习医治学路""经验方""永恒的纪念"三个部分。原序、跋保留。

跟随过赵老的弟子李炳文、程昭寰、舒萌达、刘宝生撰写了部分书稿，由我最后统一编辑整理成册。根据出版社的建议，本次修订将书名更改为《赵金铎临床经验集》。

首届国医大师路志正老师为本书作序，上海中医药大学教授、书法家王庆其先生题写书名，奉献墨宝，在此谨表由衷的谢忱！

中国中医科学院广安门医院　朱建贵

丁酉孟春于北京

初版序

　　我于 1956 年初由四川重庆中医进修学校来首都，参加中医研究院内科研究所第一治疗室门诊工作，始识赵老金铎。当时由全国征调来京的西医大夫须学习中医基本理论，赵老为彼等讲授，言简意赅，听者钦佩。其后因工作需要，赵老或任门诊医疗兼会诊住院疑难危重患者，或为来京外宾、医家介绍中医学的整体疗法。总之，赵老为中医研究院的筹备、建设及发展做了许多工作，成绩斐然可观。

　　我院在上级部门领导下，决定编写《中医症状鉴别诊断学》《中医证候鉴别诊断学》及《中医疾病鉴别诊断学》，由各地医疗机构分工合作，均由赵老总其成。第一部《中医症状鉴别诊断学》已于 1984 年出版，赵老在"前言"中说："症状鉴别诊断，就是运用中医的基本理论和辨证方法，对症状进行分析，分析同一症状在不同证候中出现的特点，以及同一症状可能在哪种证候中出现……例如舌麻这一症状，有'血虚舌麻''肝风舌麻''痰阻舌麻'等证候。"按上述三种舌麻，各有兼症可资辨别。因此该书关于症状鉴别诊断之论述，对提高城镇乡村中医辨证论治水平做出了可贵贡献。

　　赵老治疗中风、咳嗽、肺心病、胃脘痛、消渴、痿痹、妇人调经等病经验丰富，每有良效。试以咳嗽为例，略述我的浅见。外感咳嗽有风寒、风热、燥热之不同，内伤咳嗽有痰湿、肝火之差异。风寒咳嗽宜疏风散寒，风热咳嗽宜清热宣肺，燥热咳嗽宜清肺润燥。内伤咳嗽，痰湿犯肺者宜燥湿化痰，肝火犯肺者宜平肝降火。至于久咳不愈成为肺气肿者，往往难以根治。以上所举，均是常规治疗，无突出经验可言。赵老治咳七法，乃治咳经验之结晶，遵古中有创新，创新中有根据，即此一篇，已可见赵老学术经验并擅胜场，不愧为现代名老中医矣。赵老之书即将付梓，嘱为序言以留纪念，爰拉杂言之如上。

时在农历甲子孟冬
武林　沈仲圭谨序

初版前言

　　知名老中医赵金铎，河北深泽人，从事中医工作已50余年。幼承家学，更兼系统自修。早年悬壶乡里，广施医药，释缚脱艰，救死扶伤，弱冠之年已名噪乡里。"七七"事变后，在抗日烽火之中加入中国共产党的地下组织，投身革命，服务人民。

　　20世纪50年代初，赵老来中医研究院工作，20余年来，为中医研究院的筹备、建设和发展均做出了贡献；而今年近古稀，对中医事业仍壮心不已，呕心沥血，启迪后学。

　　赵老师极其重视和关怀青壮年一代中医人才的成长，寄希望于年轻一代，发扬"人梯"精神，积极热心地通过传、帮、带的方式，培养中医研究生及来自全国各地的进修人员。临证之暇，茶余饭后，谆谆教诲，将自己的学术经验毫不保留地传授给学生。

　　赵老勤于治学，注重实践，善于融会贯通诸家学说，主张师古而不泥古，50余年来，积累了丰富的临证经验，在学术上多有独到见解。赵老临证之际，一丝不苟，强调全面审察，综合分析，整体论治。他认为，疾病是复杂多变的，随着证变，法要变，方亦要变，这样才能药证相符，切中要害。因而，他善于在继承、学习古方的基础上，加以活化，使之更有效。

　　我们有幸跟随赵金铎老师学习，在学习的过程中，颇感有必要对其经验认真地加以总结整理和推广，故决定将夙日侍师之所得加以荟集缕析，名谓《赵金铎医学经验集》，以反映赵老学术经验之一斑。本书主要是由赵老平素的讲稿、讲授记录、会诊记录及实际临床病例整理而成，并经赵老师亲自一一审定，力求实事求是地反映赵老师的学术风貌，使读者学而能用。

著名中医学家沈仲圭先生、中华全国中医学会副会长吕炳奎同志，在百忙中热心为本书作跋，研究生舒萌达医师在整理过程中协助做了一些工作，在此谨表由衷的谢意。

朱建贵　程昭寰
一九八四年孟冬于中医研究院

目 录

医论医话 /175

经验方 /237

习医治学路

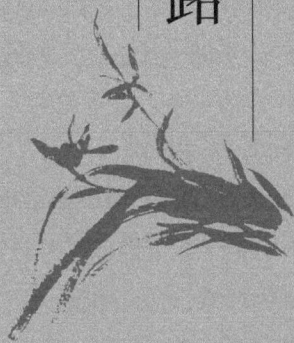

我的习医治学路

赵金铎于 1981 年

一、立志学医，读书求师

我祖父辈昆仲二人皆习医业，长祖操中医外科，次祖专中医内科。皆因早逝，余未得其薪传。刚满四岁，慈父见背，孤儿寡母寄于次祖父之篱下。

读完七年小学，鉴于家境维艰，母亲不忍孤儿远离，故辍学在家，计划另谋为人之路。然而一个十四岁的少年能干什么呢？老母亲对我说："你能学个医生才好，既能治好我的病，又能成为一个百家可用的人。"思考再三，我觉得母亲的希望是有道理的，遂下定决心，立志学医。

从何学起呢？我去请教本家的一位祖父，他是中医内科医生。老人淡淡地对我说："你先去熟读《黄帝内经》（以下简称《内经》）吧。"听了他的话，找了本《内经》闭门死读起来，风雪严寒，烈日酷暑，无一日辍止。怎奈自己文识浅陋，其中大部分章节百思不解。为了解难释疑，使我想到本族伯父——老中医赵洛款。其人正直，学术造诣亦深。一日冒昧前往请教，言学医之志，致殷勤之意，敬请指示门径。老人听后很诚恳地对我说："《内经》本身不是强调善言天者必应于人、善言古者必验于今、善言气者必彰于物吗？《内经》教人，知医之道，要诵而能解，解而能别，别而能明，明而能彰。医之为术，易学难精，要由浅入深，循序渐进。依你的条件，开始自学《内经》是不实际的，应先读一些比较通俗、实际的著作。"他当即将案头上的《古今医鉴》送给我，让我用心熟读。我异常感激这位老人的热心指点和慷慨支持，并依其指点，改弦更张，先读完了《古今医鉴》，接着又学习了《陈修园医书七十二种》《万病回春》《寿世保元》

《本草备要》《医方集解》《濒湖脉学》等书。方法一变，耳目全新，因这些书文字较为通俗，且内容多涉临证实际，兴趣油然而生，学思也大大地长进了。后来又在业师的指导下，由浅入深地读了四部经典著作。

光阴荏苒，转眼十七岁了。此时，乡里原来的一代老中医大多已经谢世，其中包括我的启蒙老师。个别生存者，亦是老病交加，行动不便，谢绝求诊了。家乡一带群众，患病求医，日感困难。当时，我读书、求师业已三年，渴望将书本上所学到的知识及老师口传的经验到实践中一试。事有凑巧，邻人李某之妻罹患痛经之病，每值经期则腹痛难忍，辗转呼号，昼夜不止，隔垣可闻。我鼓足勇气，毛遂自荐，愿为诊治，病家十分欢迎。经详细诊察，辨为血虚有寒，经脉瘀滞，因拟当归活血汤加减与服。是夜，余心惴惴，唯恐药不对证，发生事故。翌日晨，又匆匆而起，前往病家询问，当得知药后患者一夜安睡，经痛未作时，成功之喜悦是不言而喻的。这便是我开始行医所治的第一例患者。自此以后，邻里、病家争相传告，都说咱村又有小先生了，登门求治者日渐增多。

初出茅庐，理论知识菲浅，更乏实践经验，不可避免地要遇到很多困难，碰到很多钉子。纵然昼日认真临证，灯下翻书对照学习，修正治疗方案，还是有很多问题解决不了，相当一部分病例疗效不佳。这使我感到，许多问题单靠书本是无法解决的。

暇读韩愈《师说》，深悟"师者，所以传道授业解惑"之重要作用。知道要想解除疑惑，除认真读书、勇于实践之外，非得多方寻师求师不可。于是下定决心，不耻下问，无论老农村妪，凡能执方治病者，我皆视之为师。若村中谁家从外面请来医生看病，我便前往侍诊，趁机求教，并主动地随访别人诊治的病家，观察总结疗效，从中吸取教益。另外，还通过登门拜访、通信联系等方法，就正于高明。总之，不放过任何学习的机会。勤学、勤问、勤记、勤实践，以勤补拙，日积月累，数年功夫，受到很大教益，实际疗效也有了很大的提高。这不禁使我想起法国生物学家、化学家巴斯德的一段话："立志、工作、成功是人类活动的三大要素。立志是事业的大门，工作是登堂入室的旅程，这旅程的尽头就有成功在等待着。"

二、投身革命，献技人民

饱受封建家族欺凌的青少年时代，孕育了我心灵中的反抗精神。我反复求索摆脱窘迫境地的出路而不可得。1936 年，我终于和地下党取得了联系。俟后，经组织指点，秘密地阅读了一些进步小说及宣传马列主义的刊物。特别是在读完《共产党宣言》这部伟大的著作以后，才使我真正认识到共产党的主张是摆脱受欺凌困境的正确道路。

1937 年，"七七"事变发生，在党组织的领导下，我参加了"抗日动员会"的工作。借行医治病、走村串户之便，宣传动员群众起来抗日救亡。

1938 年，华北危机日渐严重，日寇长驱直入冀中平原。在我县城陷落前夕的一个晚上，我和另一位同志在一盏明亮的油灯下宣誓，秘密地加入了中国共产党。马克思说过："科学绝不是一种自私自利的享受。有幸能够致力于科学研究的人，首先应该拿自己的学识为人类服务。"在党的培养教育下，我逐步认识到当初自己学医的动机是多么渺小、狭隘，而只有将技术贡献给革命事业，才能成为一个真正有用的人。自此以后，我的医学生涯也就和党的革命事业紧紧地联系在一起了。

1938 年冬，深泽县城陷落，抗日游击战争如火如荼地开展起来。为了配合游击战争，我在自己小药铺的基础上，和另一位地下党员同志（西医）成立了救护医院，免费治疗我党干部及游击队伤病员。我不会抢救技术，就查看有关书籍，请教西医同志，很快地学会了一般的外科急救技术。

当时，由于日寇的封锁，物质生活极度困难，药品、器材几乎全部需要自力更生。没有纱布、脱脂棉，我就把被子拆掉，浆洗干净，用碱水煮过、漂净，放笼上蒸气消毒后使用。西药供应不上，就千方百计用土、单、验方进行治疗。例如，用柳树叶水煎浓缩代"依比膏"，当时就解决了不少问题。

1939 年，县城失守后的第一个春天，青黄不接，环境日渐残酷，日寇为了对付抗日力量，经常扫荡、抢劫。救护医院已难以继续工作，就把所有的药品、器械坚壁起来，转入地下。不久县游击大队成立，便把坚壁的所有药品、器械无偿地捐献给大队卫生队了。我自己仍继续利用职业的方便，从事地下党的工作。

1942 年，日寇对冀中平原进行了惨绝人寰的"五一"大扫荡，所到之处，实行烧光、杀光、抢光的"三光"政策。岗楼林立，沟路成网。我们在地下党领导下坚持了残酷环境里的斗争。为了完成组织交给的医疗和掩护伤病员的任务，开展地道战，我家也成了抗日堡垒户。有时还受地下党的委派，亲临战斗前线，进行医疗抢救。无论严寒酷暑、白天黑夜，不管情况如何险恶，只是想将自己所学到的一点菲浅的知识贡献给革命，服务于人民。

革命战争的洗礼，也培养了我和人民群众的鱼水关系，树立了有求必应、讲求实效、用方简廉的医德。在此期间，为了适应艰苦环境中农村医疗之需要，我搜集、研制了用以治疗内、外、妇、儿各科常见病的简便方剂。例如，用以治疗外感热病汗后低热不退的三根汤（芦根、葛根、板蓝根，水煎服），治疗久疟但寒无热的乌白丸（乌豆 49 粒、白砒 3g，将豆煮烂，和白砒共捣如泥，和为百丸，发作前两小时服一丸），祖传治疗新生儿破伤风的脐风散（巴豆霜 3g、朱砂 1.5g、胎发灰 0.6g、脐带 1 具焙研、僵蚕粉 3g，共研极细，每以筷子蘸蜂蜜蘸药少许，令病儿吮之），产后服用的简易生化汤（山楂、红糖、生姜，水煎服）等，皆在战争年代物质条件极度困难的情况下，发挥了重要作用。

三、精在明理，知在成行

回顾数十年学医、行医的历程，深感医之为术，学之易而精之难，行之易而知之难。欲"精"欲"知"，必须有一番据经以洞其理、验病以悟其义的扎实功夫。这里既需要谦虚好学的态度，尤需有极大的耐心和毅力，因为"耐心是一切聪明才智的基础"（柏拉图）。要从实际出发，学有专攻，熟读精思，不可朝秦暮楚，东一榔头西一棒槌，须知专则有进，杂则无成。

（一）读书宁涩勿滑

荀子说得好："锲而舍之，朽木不折；锲而不舍，金石可镂。"我常引以为座右铭，并将自己学习方法规定为一粗、二细、三记。

所谓粗，就是无论学习哪一部医学著作，先要从头到尾地通读一遍，领会精神，窥其全貌。再找出重点，发现疑难，为细读打好基础。例如，《内经》是春秋战国至秦汉时代许多医家通过医疗实践，"上穷天纪，下极地理，远取诸物，近取诸身"，集我国秦汉以前医学成就之大成的一部医学巨著。然而"其文简、其意博、其理奥、其趣深"，它涉及了当时的哲学、天文、气象、历法、地理、物候乃至军事、农业等方面的丰富知识，将古代哲学中的阴阳五行学说作为说理工具，将人与自然视为统一的整体，用以阐明人体的生理、病理、诊断、治疗、预防等方面的道理。不通读原著，就无法窥其全貌、理解全书的主要精神，也就更难发现和辨别其精华和糟粕之所在。

若只做一般性了解，是远远不够的，还必须下功夫精钻细研，找出其中规律性的东西，这就是细。我细读《内经》，采用了先纵后横的方法。所谓纵，就是以某一部《内经》原著为蓝本，逐字、逐句、逐篇地进行学习；所谓横，就是将其他医家对《内经》的论注对照互参，分门别类地贯穿错综。在这方面，我十分膺服张景岳的《类经》。是书以"《灵枢》启《素问》之微，《素问》发《灵枢》之秘"，按照事理将《内经》的内容分成十二大类，辨疑发隐，补缺正讹，而使条理分、纲目举、晦者明、隐者见，原始要终，因常知变，靡不殚精极微，秋毫无漏。因此，我不仅将《类经》作为学习《内经》的主要参考书，而且也将张景岳的治学精神与方法作为自己的龟镜。

在细读的过程中，不可避免地要遇到很多难题将人涩住，是顺口溜过，还是抓住不放这是治学上的一个大问题。尝读《素问·至真要大论》，其中有"诸寒之而热者取之阴，热之而寒者取之阳"之论述，起初每囿于王太仆"壮水之主以制阳光，益火之源以消阴翳"的注释，顺口读过，未求甚解，自以为王注合情合理。后来偶于临证实践中治疗两例患者，使我对王冰注释的全面性产生了怀疑。在两例患者中，其一例属于"阴盛格阳，至虚有盛候"〔详见"（三）行成于思，毁于随"〕。另一例"阳盛格阴，大实有羸状"。患者乃一壮年男子，病热旬日不愈，渐至神志昏昧，口不能言，身不能动，目不欲睁，四肢厥冷，时发惊悸，周围稍有声响，则惊悸汗出，阖家惊慌，迎治不迭。观前医处方，皆从虚治，养心阴、益心阳、安神定志诸法，用之殆遍。余诊之，见患者昏昏如恹，问之不答，然六脉皆沉伏有神，且舌红少津，根有黄褐厚苔，以手切腹，觉脐下有痞块灼手，用力切按，则患者皱眉作禁。据证思索，知属阳极似阴，大实有羸状。其所以惊悸汗出者，乃因胃家燥热结实，内热熏迫，上扰神明，累及心阳所致。病本在于阳盛，故用大剂调胃承气为主，泻阳邪之有余，少佐附子护心阳之不足，因得泻下燥矢数枚，惊悸止，神气清，调理旬日而安。

　　观临床之实验，我初步认为《内经》所谓"取之阴""取之阳"已总括阴阳、虚实于其中了。"诸寒之而热者取之阴"，是病在阴，阴之为病，当有真阴虚、阴邪盛两端。阴虚而热者，固当壮水之主以制阳光，这正如张景岳所云："诸寒之而热者，谓以苦寒治热而热反增，非火之有余，乃真阴之不足也……只补阴以配其阳，则阴气复而热自退矣。"阴邪盛者，寒有余也，阴盛于阳，寒之而热，理应消阴纳阳，而非壮水之主所宜，故高士宗说："诸寒之而热者，以寒为本，故取之阴，当以热药治之。""热之而寒者取之阳"，病在阳，亦当有阳盛、阳衰之别。阳衰者，"非寒之有余，乃真阳不足也……但补水中之火，则阳气复而寒自消也"（张景岳），故治当益火之源。若夫阳盛于阴而"王气"为寒者，则绝非益火之所宜，而治当遵高士宗所云"诸热之而寒者，以热为本，当以寒药治之"之旨。

　　如此例子甚多，不胜枚举。这不仅说明了"纸上得来终觉浅，绝知此事要躬行"的道理，同时也说明读书学习，宁涩勿滑，扎实入细之益。正如鲁迅先生所说："即使慢，驰而不息，纵令落后，纵令失败，但一定可以达到他所向的目标。"

　　在细读的基础上，进一步要记。记包括两个方面，一是背诵警句及领会记忆其主要精神，二是写读书笔记。做笔记不单是照抄所涉猎的精辟论述，更重要的却在于将所读所学的东西经过一番犹如"饮入于胃，游溢精气"一样的气化吸收过程，通过综合、归纳、分析，变成自己的东西，并用自己的话写出要点及体会。还有不应忽视的一点，是记录读不懂、搞不通或有质疑的问题，以便进一步查考钻研，请教研讨于师友。

　　方法固然重要，但读书学习的根本仍在一个"读"字。"书读百遍，其义自见。"粗见全貌，细抓规律，记在消化吸收，无穷反复，持之以恒，贯穿错综，磅礴会通，粗而不模糊，细而不支离，记而不死板，使知识成为有源的活水。在这方面，我做得很差，上述意见，也多是由教训中引出的体会，简述以供参考而已。

（二）学贵不泥，用贵变通

　　漫长的读书自学、寻师求教及广泛的医疗实践活动使我十分信仰"学贵不泥，用贵变通"的道理，养成了根据不同情况变通化裁处理问题的习惯。广泛地阅读中医经典及后世医家的著作、背诵其中的警句固然必不可少，但更重要的一环是师古不泥，咀嚼消化，在理解的基础上提要勾玄，由博返约，融会贯通。因为以实践医学为主要特征的祖国医药学，是产生、发展于漫长的封建社会个体经济基础之上的。历代医家，也各在一定的范围和条件下，继承学习前人的遗产和积累了自己的实践经验。所以，从整体上来说，这些都是伟大宝库的重要组成部分，皆从不同的角度丰富了中医学的理论和实践；从个体上来看，每个人的经验和认识不可避免地具有其历史的局限性和认识上的片面性。因此，在学习过程中，就必须有一个取长补短、去粗取精、去伪存真、融会贯通的功夫。这样，才能使自己的学术修养进入更高的境界。

回顾对中风一病的学习及实践体会，足以说明这方面的问题。中风，在中医内科学中是一个重要的课题。因此，历代医家都十分重视，医学文献中的相关记载也十分丰富。纵观《内经》至《医学衷中参西录》两千多年间的文献资料，我发现唐宋以往皆以"内虚邪中"立论，虽然病机中也提出了"内虚"，但将"风邪入中"放在了重要地位。所以，为了祛散风邪，用药多偏辛散燥烈。金元以来，始有主火、主气、主痰、主虚之论，以及"真中""类中"之分。其中，张景岳矫枉前衍而倡中风"非风"；叶天士睿目探源而倡"肝阳化风"；王清任注重实践而倡"经络瘀滞"；三张（张伯龙、张山雷、张锡纯）参西学而倡"气血冲脑"。前贤立论，绚丽多彩，补苴罅漏，张皇幽渺，使中医学对中风一病的理论和实践，渐臻完善，蔚然可观。

根据本人的认识和实践所及，我认为张景岳、叶天士的见解是精辟而符合中风临证实际的。中风之成，本在真元受戕，精血亏耗，积损颓败，木少滋荣。然而由于脏腑功能失调，阴阳偏倾，气血逆乱，又必然导致出入升降之机被抑，气化功能失常，从而产生气滞、血瘀、生痰、蕴湿、化火诸种变化，形成中风病机中标实的一面。本虚标实的发病机理决定了中风之治亟当审明标本缓急、虚实闭脱。除非纯虚无邪、真元欲脱之证，不宜过早滋腻呆补，若逆而用之，必致痰火湿浊、菀陈败血胶固不化，不仅贻误病机，甚则招致神志昏蒙不苏、肢体沮废难复的不良后果。

《素问·至真要大论》说："诸风掉眩，皆属于肝。"肝为风木之脏，体阴而用阳，故用药大忌辛燥升散、滞腻呆补。因此，我于临床上治疗本病，总以柔肝息风、清肝利胆、解郁化痰、凉血泻热、益气活血等法则为主，并在借鉴前人立方用药的基础上，选择补肝肾、益精血、清营凉血而无辛散燥涩之虞的药物，自拟柔肝息风汤（枸杞子、菊花、夏枯草、桑寄生、蒺藜、制何首乌、当归、白芍、怀牛膝、玄参、钩藤、地龙、珍珠母）、活血通脉汤（当归、赤芍、牡丹皮、丹参、桃仁、红花、柴胡、桔梗、枳壳、鸡血藤、台乌药）以及凉血清脑汤（生地黄、牡丹皮、白芍、羚羊角、钩藤、菊花、蝉衣、僵蚕、桑叶、枳实、石菖蒲、竹沥膏）等方剂，临证使用，颇感应手。

再如痹病，历代医家大都按风痹、寒痹、湿痹、热痹或风寒湿痹、风湿热痹进行辨治，这主要是根据《内经》"风寒湿三气杂至合而为痹也，其风气胜者为行痹，寒气胜者为痛痹，湿气胜者为着痹也"和"阳气多，阴气少，病气胜，阳遭阴，故为痹热"的理论而形成的类分方法。此种类分法突出了邪气致病的特点，具有一定的长处。《灵枢·百病始生》说："风雨寒热，不得虚，邪不能独伤人……此必因虚邪之风，与其身形，两虚相得，乃客其形。"故风寒湿热只能是形成痹病的外在条件，而正虚才是构成痹病的主要根据。严用和说得好："皆因体虚，腠理空疏，受风寒湿气而成痹也。"

由于患者资禀有厚薄，形体有刚柔，正气有强弱，邪气有盛衰，病程有长短，病变有浅深，故痹病的临床表现除具有风寒湿热各自偏胜的特点外，在初起阶段多以邪实为主，病延日久，风热则伤阴耗血，寒湿则戕阳损气，临床大都表现为虚实夹杂之证。所以我在辨治痹病时，很注重邪正虚实的关系，并把痹病的病机特点总结为"由实转虚、虚实夹杂"八个字。

对于初起阶段的实证，针对风寒湿热各自偏胜的特点，采用祛除邪气之法。如风气偏胜用大秦艽汤变通，寒气偏胜用桂枝芍药知母汤加减，湿气偏胜用四妙散加味，热气偏胜用丹溪上中下通用痛风方化裁。

对于病延日久的虚实夹杂证，采用祛邪扶正并行，寓祛邪于扶正之中，这样扶正不恋邪，祛邪不伤正，可以双方兼顾。若阴血虚者用归芍地黄汤，阳气虚者用黄芪桂枝五物汤，气血虚者用薯蓣丸，肝肾虚者用独活寄生汤。并在扶正方的基础上选加散而勿过、温而勿燥、利而无伤、寒而勿凝之祛邪药物。散风选防风、荆芥、秦艽、桑枝类；温寒选桂枝、巴戟天、淫羊藿属；利湿则选木瓜、薏苡仁、泽泻辈；清热则选黄柏、知母、金银花藤等；夹痰者加服指迷茯苓丸或二陈丸；夹瘀者则合以桃红四物汤或加丝瓜络。

此外，根据痹病的发病特点及《灵枢·本脏》"寒温和则六腑化谷，风痹不作，经脉通利，肢节得安"之说，除了正确的治疗外，还主张顺应四时阴阳消长，春夏养阳，秋冬养阴，节饮食，和寒温，保养正气，做到防患于未然，既病防变，愈不复发。

数十年的临床蹀躞，使我深深体会到，理论上不学前人，临床上无方无药，则勾绳皆废，流散无穷；相反，若囿于经典，生吞活剥，势必思想僵化，困死于"必然王国"。

（三）行成于思，毁于随

中医学的基本理论，包括阴阳、五行、藏象、经络、营卫、气血、精气神、气化功能、五运六气、子午流注、四气五味、升降浮沉、归经等完整、系统的理论体系，是建立在整体、宏观功能活动及生命运动形式基础上的，它是运动的、变化的，所以在目前科学水平上难以用形态学的方法证明它的科学性。且在其发展过程中，百花齐放，流派竞立，各有千秋，往往使后学者产生望洋兴叹之感。

仅以诊脉而言，诊脉是中医特有的诊断方法，是临床辨证论治及判断疾病发展转归的重要依据。《内经》论三部九候之诊；《难经》论辨三部九候于寸口；《伤寒论》倡人迎、寸口、趺阳三部合参；王叔和撰《脉经》以分体类象；《濒湖脉学》又列别诸脉之体、象、相类、主病；《医学心悟》以胃神根立论，不愧为精通脉理者……其他名家，各有阐发，难尽列举。天地四时阴阳之变动、昼夜寒暑之往来，脉气也随之上下，年龄长幼、性别男女，脉象也因之而异，复杂错综，变化难明。且书本上有关脉象的文字记载，大多形容抽象，令人难得肯綮。纵然读书千遍，心中了了，指下也在所难明。

业欲精，必明理；欲明理，必多思。用现代的话说，就是要想精通某一门学问，必须掌握其固有的客观规律性。中医是如此，中医的脉诊也是如此，学习诊脉，必须着意于脉理。诊脉之道虽繁，然有其一定的规律性。积数十年临证诊脉体会，我初步认为，诊脉应以胃、神、根为纲；体（脉体形象）、势（脉气往来出入之势）、数（搏动至数）为目；举、按、寻为法。更参五脏六腑在气口所属的部位，运用五行生克规律对各部显示的脉象，结合性别男女、身体素质、年龄老幼、病证、病时等具体因素，四诊合参，进行有机地联系和归纳分析，疾病的性质及各个脏腑在病机中的地位及其相互关系，自可了如指掌了。

罗天益说："医之病，病在不悟。盖医之为业，生命攸关，临证辨治，务须胆大心细，行方志圆，不走偏、不猎奇、不掩瑕、不藏拙，谨守病机，入微思索。"因为人体形同天地，经络府俞，阴阳会通，玄冥幽微，变化难极。且地有高下，气有温凉，年分老幼，性别男女，体质有强弱之别，形志有苦乐之分，外感有六淫之异，内伤有七情之殊，故临床病情之变，数不胜数，慎思熟虑尚嫌不济，岂容草草行事哉！

这方面，我在行医过程中，教训很多。记得在 1934 年夏，也就是我开始行医的第二年，本村六旬老叟赵某患痢疾，日下数十行，余根据其年老体衰、气怯肢倦，未加思索，即以虚治，用四君子加秫米与之，服后半日，痢未减轻，顿增脘腹膜胀，剧烈呕吐，体温升高，神情时昧。余惶惶然，回家查书思考，方知犯了"实实"之戒，急改投黄芩汤加半夏、竹茹，数日痊愈。

1951 年冬，我已调县医院工作三年。此时，我从事医务工作也有十八年的历史了。尽管如此，偶因一时疏忽大意，几乎酿成憾事，此事至今记忆犹新，历历在目。

本县南关木材厂李某人，患脑后发疮数月不愈，颈后溃烂如小碗口，疮面紫晦不鲜，僵卧床上，痛苦难堪。某日，日昳时分，猝发神志昏昧，扬手掷足，躁扰不宁，面赤如妆，汗出如油，急急延我救治。病情确实危笃，于匆忙之中，凭其脉躁疾、舌黑如墨，未加思索即臆断为疮毒攻心、热陷营血，率书犀角地黄汤合护心散与之。诊毕返寓二时许，病家遣人告急，言药后病情更现危重，神昏躁扰，大汗淋漓，四肢厥逆，牙关紧闭……我闻之愕然，窃思辨治未忒，何以致此？速往观之，病果如述。再详诊其脉，虽躁疾而无根，撬口扪舌，滑如鱼体，脉证合参，反复思索，恍然大悟，愧当初之草草，疚辨治之有误，证非疮毒攻心、热陷营血，乃病延时日，脓血淋漓，真阴耗竭，更因屡用寒凉，阳气式微，虚阳上厥之危候。病属至虚,而在外却表现出烦躁面赤、昏乱闷绝、扬手掷足、脉象躁疾、舌黑如墨的假实之象。再按诊太溪,其脉不绝,因知生机之犹存。遂幡然更张,取前人生脉散、参附汤两方合而用之,以参附汤救垂危之阳,用生脉散敛将尽之阴,更加有情之童便,滋阴和阳,从阳达阴。并依病情需要,采用连煎频服,从暮到夜令三剂尽,始得真阴渐复而守于内,真阳续回而安其宅。迫至子夜阳回之际,始见患者汗止,静卧,四肢渐温,脉变徐缓,安然入睡。嗣后调理月余而起。

　　此例患者之治,首先失之于乏术,再则失之于欠思。由此可见,临证之际,识病遣药,必须多思,且思路要宽,多做反面假设以自询,察脉证之表现,明病情之缓急,观邪正之进退,定用药之参差,求准而不拘泥,求活务避散漫,做到原则性和灵活性的有机结合。韩愈云:"行成于思,毁于随。"可见知其要者,一言而终矣。

结语

　　庄子云:"吾生也有涯,而知也无涯。"学习无止境,实践无尽头,必须活到老,学到老,实践到老,通过实践总结正、反两方面的经验,使自己的学术水平不断提高。时代不同了,人与人之间的关系变了,师生关系变了,学习条件变了。老师为人民传授技术,学生为人民学习技术,教者愿教,学者愿学,这与我在中华人民共和国成立之前的学医情况怎能同日而语呢!

　　抚今追昔,感慨万端,爰不厌其烦,提出以下二三点,供后学者参考。

　　(1)勤　功夫不负有心人,知识来源于勤奋,要勤就得不怕吃苦,就得有谦逊的态度。古罗马作家大加图说:"学问是苦根上长出来的甜果。"中国也有句古语:"书山有路勤为径,学海无涯苦作舟。"这些有益的格言,寓意何等深刻!马克思以其伟大的革命实践告诉人们:"在科学上没有平坦的大道,只有不畏劳苦沿着陡峭山路攀登的人,才有希望达到光辉的顶点。""庖丁解牛,目牛无全"的故事也充分说明了"业精于勤,荒于嬉"的至理。

　　(2)巧　勤奋吃苦不是目的,而是手段。所以,学习不仅要勤,而且要巧。

"将升岱岳，非径奚为；欲诣扶桑，无舟莫适。"巧就是要有达到目的之正确道路和方法。这里，据我的体会，最重要的一点是，教者要因材施教，学者要因材而学，一切从实际出发，由浅入深，循序渐进，宁专毋滥，打好坚实的基本功。哲学家洛克说："学到很多东西的诀窍，就是一下子不要学很多的东西。"

（3）思　孔子说："学而不思则罔，思而不学则殆。"读书要思考，临证也要思考。因为中医学是以宏观的整体为对象，以形象思维和演绎推理方法为指导而建立起来的完整的理论体系。所以要想把握中医学的精髓，就非有一番贯穿错综、磅礴会通、端本寻支、溯流讨源的取类比象、逻辑推理的思维过程不可。医者，意也。不是没有道理的。

党的中医政策为中医事业的发展开辟了广阔的前景，中医现代化的目标又赋予我们光荣而艰巨的任务。很多中医老前辈"老骥伏枥，志在千里"，争为"四化"做贡献。因此，我也决心将有生之年，贡献给党的中医事业，发扬"人梯"精神，为解决中医后继乏人的状态而努力工作，同时也希望后学者奋发努力，青出于蓝而胜于蓝。

临证经验

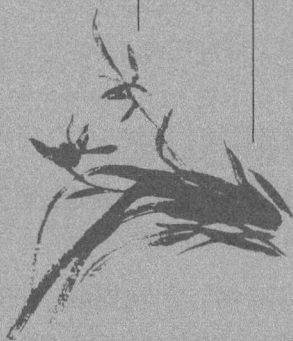

论"木郁达之"在临床的运用

"木郁达之",出自《素问·六元正纪大论》,是中医临床运用范围较广的治则之一。兹就其理论渊源并结合临床实践进行论述。

一、"木郁"的含义

"木郁"在《内经》中具有运气的含义。《素问·六元正纪大论》认为:风气通于肝,风气骤变,内淫肝脏,肝经受病,传之于胃,而使肝胃不和,以致既有肝脏本经受病而现耳鸣眩转、目不识人、善暴僵仆者,也有胃脘当心而痛、上肢两胁、咽膈不利、饮食难下等肝胃不和的见证。

元代朱丹溪引申《内经》之义,创六郁新论,言六郁以气郁为主,进而可产生湿、热、痰、血、食诸郁。

明代孙一奎倡五脏"本气自郁",首次提出"肝郁"之名及其临床表现,他说:"肝郁者,两胁微膨,嗳气,连连有声。"(《赤水玄珠》)并主张"治宜青皮、川芎、吴茱萸"等疏肝理气解郁药物。

清代叶天士,在《临证指南医案》中所辑"郁"证医案凡38例,认为"七情之郁居多",并大都是"悒郁动肝""气郁不舒、木不条达"所致。

自此以后,木郁、气郁、肝郁就几乎融为一体了。肝以气为用,郁则滞而不通,故临床上常称"肝气郁滞"。推其病因,往往与精神情志因素密切相关。临床常可见到患者郁郁寡欢,闷闷不乐,意志消沉,默默少语,胸胁苦满,纳呆食少,善太息,脉弦等抑郁不伸的表现。

气机郁滞,日久不得发泄,可进一步导致血瘀、痰生、湿阻、食停,故气郁为六郁之始。有医家说："气郁则生湿，湿郁则为热，热郁则生痰，痰郁则血不行，血郁则食不化。"

由此可见，"木郁"的含义大略可概括为：①病因以情志因素为主；②病机以气滞及进一步横逆莫制而影响升降，故以气机逆乱为主；③病位以肝脏为主；④临床表现以精神神志方面症状为主。

二、"木郁达之"的基本内容

"木郁达之"的基本内容，诸家各说不一。王冰认为通过吐的手段而使肝气达到条达。王安道释"达"为畅通之意，包括升发舒通及轻扬举散之类治法。张景岳认为"达，畅通也"，并提出疾病"在表者当疏其经，在里者当疏其脏，但使气得通行皆谓之达"的看法，强调了"疏"与"气"的关系，颇有独到见解。

"木郁达之"是针对"木郁"而提出来的，从临床角度出发，我认为其基本内容主要包括情志与肝气的调理两个重要环节。

（一）精神治疗

《灵枢·师传》曾强调对于患者要"告之以其败，语之以其善，导之以其便，开之以其所苦"。因而对于"木郁"之证，精神治疗往往居于主导地位，倘能运用得当，其效颇显。华佗曾以激骂使患者大怒而吐血的方法，治愈一忧思郁结、久成重病的患者。朱丹溪亦有一例：一女子因许婚后其夫外出经商三年不归，思虑气结，困卧如痴，朱丹溪激之使其大怒而哭，辅与药一帖，病即告愈。上两例均为运用《内经》精神治疗法之典范。

（二）疏气令调

肝以气为用，喜条达而恶抑郁；肝郁气必滞，使气机不得畅达而致病。验之临床，病初起患者出现抑郁不欢、精神不振、胸闷胁痛、不思饮食等见证，皆为情志所伤、气分郁结所致，所出现的变证也与气机不畅、恣肆横逆有关，运用宣通气机的方法往往获效。因此，疏达肝脏气机，使气和而顺、五脏得安，具有十分重要的意义。

1. **常用药物分析**：古今医家经过长期的临床实践，发现许多疏气解郁的有效药物。从朱丹溪、张景岳、孙一奎、王旭高、张山雷、秦伯未等氏提出的疏气解郁药物来看，大致有香附、苍术、川芎、沉香、乌药、藿香、丁香、青皮、枳壳、茴香、厚朴、槟榔、砂仁、皂角、吴茱萸、郁金、紫苏梗、橘叶、天仙藤、青木香、广木香、玄胡、白豆蔻、竹茹、丝瓜络、陈皮、香橼、蒺藜、金铃子、玫瑰花、柴胡、三棱、木贼草、橘核、荔枝核等 35 味之多。其中具有辛味者 24 味，占 68.6%；入肝经者 19 味，占 54.3%；入脾经者 21 味，占 60%。辛味的药物大都能散、能行，其性走而不守。肝脏气机郁滞，服以辛味药物就能遂其条达之性，伸其郁，导其滞，俾其正常条达功能得以恢复。脾居中央，"土得木而达"，肝郁则脾之气机常先郁，此时既疏肝又畅脾，双管齐下，不仅能防微杜渐，且对肝脏气机的条达大有裨益。疏气解郁药物大都具有双相作用，肝脾两入，其理乃在于此。

2. 方剂的配伍：遵循《内经》"肝欲散，急食辛以散之""肝苦急，急食甘以缓之"的原则，选药时除了注意到肝气郁滞的病机特点外，还要重视肝脏体阴用阳的生理特性，不仅选用理气药，往往还要佐以养血活血药，方能使肝体柔用疏，遂其条达之性。古方逍遥散、越鞠丸、柴胡疏肝散等方剂选药精当，组方缜密，临证大可借鉴。尤其是柴胡疏肝散，秦伯未曾称之为"疏肝的正法"。在上述配伍原则的基础上，若见肝郁而导致血瘀，可选配桃仁、红花、丹参、川芎、香附等行血之品以活血化瘀；热化可选配黄芩、栀子、青黛、牡丹皮以苦凉清泄；痰滞可配半夏、茯苓、陈皮、瓜蒌、胆南星、贝母以化痰散结；湿阻可配苍术、厚朴、白豆蔻、藿香、佩兰以芳香化湿；食停可配山楂、神曲、莱菔子、鸡内金以消食导滞；肝气逆胃而脘胀疼痛偏于寒者，可配以良附丸；肝气犯脾，脾失健运，不思饮食，大便不实者，可配以六君子汤；肝气冲心，气滞血瘀而致心痛者，可配以失笑散；肝气侮肺而致气逆作喘者，可与四磨饮化裁；肝气不疏，郁而化火，相火妄动，扰动精室者，可配以知柏地黄丸，等等。总之，既遵原则，又宜灵活，知犯何逆，因证施治。故李用粹说："郁病虽多，皆因气不周流，法当顺气为先，开提为次，至于降火、化痰、消积，犹当分多少治之。"

（三）治分虚实

肝郁大多初伤气分，久延达于血分；初起多实，久则正气渐损，形成虚实夹杂，乃至虚损之变。张景岳说："第自古言郁者，但知解郁顺气，通作实邪论治，不无失矣。"（《景岳全书》）因此，对肝郁的治疗，除了注意与血、火、痰、湿、食、五脏的关系外，对日久而形成虚实夹杂乃至虚损的转变者亦应予以重视。临床常见如气机久郁不利，使营血暗耗而不能上奉以养心，致精神恍惚、喜悲伤欲哭、时如神灵所作者，《金匮要略》称之为脏躁病，宜以养心血、宁神志、甘缓急之法，用甘麦大枣汤。又如气郁易化火，火最易伤阴，肝阴受伤而致头痛眩晕、视物模糊、耳鸣舌干者，宜用补肝汤，或滋养肝肾之中寓以疏肝解郁，用一贯煎加减。此时，如不明辨虚实，仍执用疏郁之法，一概攻伐，就可犯虚虚之戒，其后果不堪设想。张景岳对此做了生动的比喻："使不知培养真元而再加解散，其与鹭鸶脚上割股者何异？"因此，肝郁固以疏气为大法，但临床运用时又当审证权宜，"不得执一定之法，以应无穷之变也"。

三、"木郁达之"的临床运用

我在临床上，本着"治郁要在疏肝"的精神，常常运用"木郁达之"这一治则而获效。试举四例以说明之。

【例一】吴某，女，38 岁，工人，病历号 032461，初诊日期 1980 年 12 月 3 日。

患者素有不寐之证，今年 1 月因生气四肢阵发性抽搐一天，且伴心悸而烦、失眠多梦、纳少，经针刺及中药治疗，病情缓解。尔后每逢情绪波动即可诱发抽搐，呈阵发性发作，且呻吟不已。今又抽搐 4 日，头痛而晕，右侧麻木，常悲伤哭泣，时恶心欲吐，喜安静，畏惊吓，夜不成寐，心情烦躁，食不甘味，食后打呃，胃中痞塞作痛，精神疲惫，语声低微，面容㿠白惨淡呈痛苦状，下唇樱红，舌淡苔薄黄，脉细弦。平素经期提前 5～6 天。

【处方】

当　归 9g	白　芍 9g	柴　胡 6g	云茯苓 12g
石菖蒲 9g	夜交藤 20g	莲子心 6g	青　皮 6g
陈　皮 6g	川楝子 6g (打)	生龙骨 15g	生牡蛎 15g
甘　草 6g	紫苏梗 6g		

二诊：进上方药六剂，抽搐大减，睡眠较好，仍哭笑无常，头痛而晕，气短乏力，时欲擗地，心情烦躁，大便干结，2～3 日一行，舌淡苔薄白。遂于上方加郁李仁 9g、柏子仁 9g。

三诊：服上方药近 1 个月，夜能入睡 4～5 小时，抽搐未作，两眼微觉疲乏，右侧头部稍有麻木，气短有减，腹胁作胀，大便偏干，性情时或急躁，舌淡红苔薄白，脉细弦。以加味逍遥丸调理巩固，并嘱宜悦情易性、心胸开朗。

【例二】陈某，男，23 岁，未婚，病历号 081419，初诊日期 1981 年 1 月 23 日。

患者于 1976 年因精神受刺激而时时抑郁寡欢，疑神疑鬼，如人将捕之，夜不能寐。曾于某医院就诊，服"奋乃静""安坦"等药，症状有所减轻。一年来，以失眠较为显著，每日下午四五点钟至夜间自觉精神异常兴奋，难以入睡，须借助安眠药稍微入睡。且情绪急躁，感情不能控制，易激动，早晨和中午不思食，夜间欲食（食量 4～5 两），口鼻干燥而喜饮，手足心常汗出，偶有遗精，舌质鲜红，苔黄而腻，脉左弦数、右细数。前医迭进清心安神之剂不应。综观全病程，为肝郁化热，热扰心神所致，虽见症在心，实热源在肝，若不求源探本，徒恃清心无益也。遂用下方。

【处方】

当　归 9g	白　芍 9g	牡丹皮 9g	莲子心 6g
龙　胆 6g	夜交藤 20g	柴　胡 9g	枳　壳 9g
炙郁李仁 9g	沙　参 12g	炙百合 15g	生甘草 6g

1981 年 1 月 27 日二诊：服上方药三剂，自觉心情舒畅，睡眠渐增，但睡中易醒、多梦，纳食已按时，量虽有所增加，但觉乏味，口干欲饮，二便调，舌边尖红，苔根腻，脉细数。于上方加炒枣仁 15g。

1981 年 2 月 17 日三诊：服上方药后，患者夜能入睡，精神渐佳，就诊时侃侃而淡，喜笑颜开，口已不干，舌两边微有黄苔，脉细弦。以玉竹 9g 易郁李仁增胃液而善后。

上述两例虽均为肝气久郁所致，然例一为营血素亏，病从虚变，血虚则动风，风动则抽搐，血不养心则心悸不寐，故用当归、白芍滋养营血以柔肝之体，用柴胡、青皮、陈皮、紫苏梗、川楝子调畅气机以疏肝，以云茯苓、夜交藤、石菖蒲、莲子心养心安神，再佐以龙骨、牡蛎潜镇，甘草缓急。病情缓解后，又用逍遥丸以资巩固。例二为病从热化，热扰心神则失眠，热郁于内则苔黄腻、脉弦数，热必伤阴，阴伤则口鼻干燥、舌质鲜红，故用柴胡、枳壳、龙胆、牡丹皮疏肝清热，疏清之中仍不忘用当归、白芍以养肝之体，用沙参、百合、郁李仁润燥增液以护阴分之伤，甘草甘以缓急，再佐以夜交藤、莲子心清心安神。二者病机转化不同，遣方用药亦迥然有异。

【例三】杜某，女，44岁，已婚，病历号077275，初诊日期1980年11月26日。

患者素多抑郁，浮肿5个月，某医院曾诊为"急性肾炎"，经中西医治疗罔效，遂来我院门诊。

症见全身浮肿，尤以胁腹膜胀为著，自觉有如怀孕之感，食后益甚，气促吁吁，喜长出一息为快，腰痛腿软，尿黄而少，口干喜饮，舌暗红，苔淡黄少津，脉右沉左伏。尿常规：蛋白（+++），白细胞3～5，上皮细胞1～2。患者有吸烟嗜好18年。

【处方】

陈　皮 9g	枳　壳 12g	生　姜 6g	云茯苓皮 30g
桑白皮 9g	大腹皮 9g	车前草 30g	泽　泻 15g
黄　柏 9g	白豆蔻 5g	香　橼 15g	紫苏梗 6g

沉香粉 2g（分冲）

二诊：患者服上方药六剂，水肿消退，只早晨颜面微有浮肿，腹胀大减，呼吸平稳，尿量多，色不黄，次数减少，食量增加，舌暗红，苔薄白，脉如前。仍用上方酌以增损续服，并嘱其戒怒为要，卧床休养。以后仍服此方加减，病情稳定，尿蛋白维持在（±～+）之间。

一般而论，诸湿肿满皆属于脾。然肝气久郁，横逆犯脾，脾失健运之职而致水肿者亦不乏其见。本例患者，即属于此。故善治肿者，必先治水；治水者，必先治气；若气不能化，则水必不利。方以香橼、紫苏梗、沉香、陈皮、枳壳疏肝理气；云茯苓皮、桑白皮、白豆蔻、生姜运脾化水；大腹皮气水兼行；再加车前子、泽泻、黄柏导湿热于下。诸药合之，气化水行，邪渐去而正渐复，故病情趋于稳定。

【例四】李某，女，37岁，内蒙古人，初诊日期1983年5月12日。

患者幻听、幻视3年余。3年前始感耳鸣如蝉，继则如有人声盈耳，如人唤之，视觉渐见物态，视一为歧，若隐若现，一年比一年加重。就诊时伴见恐惧，眩晕，心烦，左侧头皮麻木，反应迟钝，记忆力减退，白日身凉，入暮发热；遇情志不畅则饮食减少，恶心，夜寐不安；月经超前，量少，色紫黑；小便黄，大便调；舌质暗，舌苔白而根部腻，脉弦细。屡用中西药物治疗，未获显效。辨为肝郁化热血虚，治用疏肝养血清热之法。

【处方】

当 归 12g	白 芍 10g	赤 芍 10g	柴 胡 9g
黄 芩 9g	夏枯草 12g	茯 神 15g	石菖蒲 9g
莲子心 6g	牡丹皮 9g	丹 参 15g	生 姜 6g
甘 草 6g			

二诊：服上方药七剂，症情平稳，但仍彻夜不寐，脉、舌基本同前，守上法佐以交通心肾。

【处方】

当 归 9g	赤 芍 9g	白 芍 9g	柴 胡 9g
菊 花 9g	茯 苓 15g	生薏苡仁 15g	石菖蒲 9g
夜交藤 20g	肉 桂 3g	马尾连 9g	丹 参 12g
甘 草 6g			

三诊：服上方药十剂，诸证均有所减轻，头麻头晕消失，身冷发热已罢，舌暗苔薄黄，脉细弦。仍守上方出入。

【处方】

当 归 12g	赤 芍 12g	白 芍 12g	丹 参 15g
牡丹皮 9g	青 皮 9g	石菖蒲 9g	夜交藤 30g
肉 桂 3g	马尾连 9g	生薏苡仁 30g	茯 苓 15g
生甘草 6g			

四诊：1983年10月15日函告：服上方药三十剂，诸症基本痊愈，幻觉之症消失，唯夜眠不实，仍守上方加山药为丸以善其后。

患者系中年女性，情志抑郁日久延于血分而血虚，郁久而化热，上扰心神，致肝魂不得其藏，心神不得安其气，是以幻听、幻视同见。首诊以疏肝养血清热，病即有起色。继见心肾失交，配入交泰丸以交通心肾，是以药后诸症得减，幻觉消失。大凡治疗由郁而发、病及心肾者，以肝为主，佐以交通心肾，均可获得较好的疗效。但宜疏肝用而柔肝体，切忌辛温香燥；济水火而安其宅，寒温配伍得当。

论三焦辨证在内科的临床运用

多少年来，医家对三焦辨证持有两种看法：一种认为上焦心肺、中焦脾胃、下焦肝肾，三焦辨证基本上属于脏腑辨证的范围；另一种认为三焦辨证只用于湿温或夹湿温病。我认为，三焦辨证除用于湿病的辨证外，内科杂病的辨证亦经常运用之，原因如下。

（一）"水就湿"，湿水同类。人因膏粱厚味过度，或食生冷瓜果甜腻太过，皆可使湿由内生。内生之湿既可留于脏腑组织器官，又特别易致水道壅阻，使气化失调，或痰，或饮，或泄，或利，或呕，或"诸湿肿满"，或"水泛高原"，或"水阻膀胱"等，百病丛生。因此，凡是在内科杂病中见有气滞水停湿阻等证，皆可以运用三焦辨证方法。

（二）邪留三焦，贵在宣畅三焦气机。凡表里之气，莫不由三焦升降出入，而水道则由三焦而行。叶天士指出："气病有不传血分，而邪留三焦，犹之伤寒中少阳病也，彼则和解表里之半，此则分消上下之势。"（《温热论》）叶氏之论，既指出少阳病与三焦病机有共同处，即病在气分不入血分，少阳与三焦皆表里上下之枢，同为少阳经脉，病变有相似之处；又指出病机有表里上下之分，从而和解表里、分消上下又各不同。因而少阳胆与三焦均须气机条畅，一有阻滞，病即生焉。

现举内科案例两则，以资佐证。

【例一】反复咯血案

杨某，男，28岁，北京奶粉厂工人，于1983年7月7日初诊。吐血鲜红，反复咯血，屡经止血而不效。伴衄血，间歇性发热，发热甚时可高达39℃。经查血常规及胸透又未见明显异常，自觉喜温畏寒，口干喜饮而不多，舌尖红苔白腻，脉滑数。因时值暑令，湿热蕴郁肺络，上焦气化失司，治宜宣肺化湿，佐以淡渗。

【处方】

杏　仁 9g	瓜　蒌 10g	牛蒡子 10g	枳　壳 10g
茯　苓 12g	生薏苡仁 12g	连　翘 10g	僵　蚕 6g
蝉　衣 6g	甘　草 6g	紫苏叶 6g	桔　梗 6g

进上方药七剂后，咯血停止，低热偶有发生，仍守方加青蒿 9g，继服七剂，后以养阴清肺调理而安。

【例二】胁痛案

杨某，男，39 岁，干部，1982 年 10 月 18 日初诊。胁痛腹胀月余，纳食后加剧，夜间尤甚，不呕吐，时泛酸，大便日 2～3 次，常有便意不畅之感，小便黄而黑且量多，舌质红、苔黄、根腻，脉右弦有力稍数，左弦细。经查肝大二指，单项 GPT 高。证属湿阻中焦，升降失司，拟宣降中焦，辅以清热化湿为法。

【处方】

茯　苓 15g	薏苡仁 15g	黄　柏 9g	马尾连 6g
白豆蔻 3g	枳　壳 9g	法半夏 6g	车前子 15g
金钱草 15g			

二诊：1982 年 11 月 11 日，药后胁痛腹胀减轻，大便次数减少并已成形，余症均消失，仍守上方出入调治半月，复查 GPT 正常。

上述两案，一例是咯血，一例是胁痛，均为内科疾病，共同病变均有湿热蕴阻气机，定位一在上焦，一在中焦，治法均以宣畅气机为旨，适当结合上焦宣肺、中焦理脾，结果收效都较理想。实践证明：三焦辨证方法在内科临床中，尤其是对因湿热内生所致疾患的辨证，有着一定的实用价值。

抑木扶土法的临床运用

抑木扶土法，是治疗肝旺脾弱以达肝脾同理为目的的治法。由于"肝为五脏之长而属木，有病则先克脾胃之土"（《羯塘医话》），所以，肝木乘脾之病，临床较多见。

肝旺而克脾土，多见肝实而脾虚的病机，其中尤多见泄泻等病。如情志遏怒太过，肝木旺而脾伤，张景岳说："遏怒便作泄泻者，为肝木克土，脾气受伤。"（《景岳全书》）有风邪外入，郁而犯土者，"春伤于风，夏生飧泄"（《素问·阴阳应象大论》），其病机即是"风邪入里，木郁不舒，则横克脾土，变为热利下重"（《伤寒指掌》）。其他如小儿惊泻，肝实而克脾者，亦不乏其例。"小儿惊泻者，肝主惊，肝，木也，盛则必克于脾……泄泻色青，或兼发搐，盖青为肝之色，搐为肝之证也"（《证治准绳》）。倘脾虚进一步发展，肝实之状愈剧，可致慢脾风等病，"此脾土败而肝木乘之也"。

历代医家大都把痛泻要方作为抑木扶土的代表方剂。该方系刘草窗用治痛泻的一首名方。《医方考》云："泻责之脾，痛责之肝，肝责之实，脾责之虚，脾虚肝实，故令痛泻。"这里的痛泻，应当理解为肝旺脾弱所致的一个病证，因此，只要符合肝旺脾弱的病机，皆可使用。痛泻要方，诸如惊泻、飧泄、热利下重等病皆可用之，且可随兼证配伍不同药物。兼寒者佐附、姜以温之；兼热者佐芩、连、白头翁以清之；兼阴虚者佐养阴之品，如脾阴虚则去白术易山药；肾阳虚可加补骨脂等温阳之品；若肝旺则加强酸敛之品以泻肝，如乌梅、木瓜。脾虚后天不固，土必大崩，当加入人参以固脾元，陈皮理气，可佐砂仁、白豆蔻；兼热者合金铃子散；兼寒者合良附丸；寒热错杂者合半夏泻心汤；兼湿者加茯苓、薏苡仁；胆热乘胃泛酸者配左金丸。余运用抑木扶土法治疗一些慢性胃肠道疾患，疗效尚称满意。

一、抑木扶土合寒热平调法

患者张某，女，28岁，军人。腹胀绕脐隐痛2年余。2年前始感腹胀，继则隐痛，大便溏而不爽，日五六次，脐旁疼痛，偶有阵发刺痛，时有后重感，伴黏液赤白杂下，并见纳差、神疲、短气自汗等症，经某医院检查诊为"溃疡性结肠炎"。诊脉细弦，右盛于左，察舌苔白而舌质淡。证属脾虚肝实，邪热郁迫大肠所致，治宜抑木扶土、寒热平调法。

【处方】

党　参 12g	陈　皮 10g	茯　苓 10g	白　术 10g
甘　草 6g	防　风 9g	白　芍 12g	黄　芩 9g
马尾连 9g	乌　梅 9g	白豆蔻 6g	炮姜炭 3g

服上方药六剂，诸症均明显好转，仍守上方去乌梅、炮姜炭，加葛根 10g、砂仁 8g、谷芽 12g、麦芽 12g、藿香 6g，前后服药三十余剂，诸症悉平。

本案属肝脾不调、脾虚肝实证，故以痛泻要方抑木扶土。由于脾虚较重，寓五味异功散补脾益气，佐以芩连清热厚肠、乌梅敛肝、白豆蔻和中化浊、炮姜炭反佐以制芩连之苦，待再诊诸症减轻，则去乌梅、炮姜炭之酸温收敛，加入厚肠和胃之品而治愈。

二、抑木扶土合活血化瘀法

患者焦某，男，62岁，住院号 014654。原患"脑动脉硬化症"，血压偏高，常在 150/100mmHg 左右。近一周来，每晚泄泻水样便，一晚五六次，便后腹痛，伴头昏，语言不清，神疲乏力，腹胀肠鸣，舌质红边紫，苔黄干燥，脉弦细无力。证属肝旺脾虚夹痰夹瘀之候，治宜抑木扶土，佐以化痰凉血活血为法。

【处方】

山　药 30g	陈　皮 6g	白　芍 12g	防　风 3g
生甘草 6g	牡丹皮 9g	赤　芍 12g	牛　膝 9g
橘　络 9g	鸡血藤 15g	竹沥汁 20mL（分兑）	

药仅服三剂，泻止，后改用柔肝养血息风以治其本。

疾病有兼证，寒热互见，证情复杂，须分清轻重缓急而后调之，然宜始终遵循"急则治其标，缓则治其本"的原则。本案阴虚体质，痰瘀交阻，但病程中突然出现夜泻，不急止其泻以和肝脾，病情将愈演愈烈。因阴虚肝旺，肝郁化火，乘胃克脾，脾胃升降失司，入夜则阴盛，是以泄泻夜作。故方中以痛泻要方调理肝脾，因其阴虚，故以山药代白术，取其滋脾阴，以竹沥、橘络化痰通络，牡丹皮、赤芍凉血化瘀，鸡血藤养血活血，牛膝补肝肾而降压，甘草调和为使。药后泄泻止，诸症亦平。

三、抑木扶土合养胃滋阴法

患者李某，男，40岁，病历号139400。主诉：腹泻5个月，做各种化验检查均正常。现大便日二三次，质稀，一般于晨起六时及夜间九时大便，便后有轻微里急后重感，腹胀肠鸣，胃脘痞塞，时呃逆，泛酸，纳少，舌淡红而有裂纹，苔少，脉细弱。辨为肝旺脾弱、胃阴不足，治宜抑木扶土、滋胃养阴合法。

【处方】

白　术 9g	白　芍 12g	防　风 3g	陈　皮 6g
香橼皮 12g	沙　参 15g	玉　竹 12g	枸杞子 12g
甘　草 6g	川楝子 9g	生麦芽 30g	

二诊：服药六剂，病无明显好转，诸症如故，唯大便渐成形，舌质淡红有裂纹，苔薄白，脉细小而弦，守上方加青皮9g，七剂。

三诊：药后腹胀减轻，大便每日溏泻一次，呃逆泛酸诸症均好转，纳食增加，舌质绛，苔薄白，脉细弦，守前法调理出入而痊。

肝性刚强，脾性柔弱，肝易致实，脾易致虚，是以"肝常有余，脾常不足"（《幼科发挥》）。若肝气过亢，脾损而阴消，脾胃为表里，同为后天之本，阴消则脾胃之阴俱不足。本案腹泻5个月，抓住肝旺脾虚、胃阴不足的病理特征，以抑木扶土，佐滋养胃阴之法。方中尤妙用痛泻要方以抑木扶土，增入川楝子、青皮、麦芽、香橼皮以调肝理气，加强抑木之功；佐沙参、玉竹、枸杞子以养阴生津；甘草调和诸药，以助强胃之本。因而药后取效颇佳。

总之，抑木扶土法可选痛泻要方为代表方，但运用痛泻要方时，必须抓住肝旺脾虚这一病理特点，若有兼证，可随其不同兼证的性质而增减药物。

运用活血化瘀法的粗浅体会

近年来，随着对活血化瘀法研究的深入，活血化瘀的应用亦日益广泛。但是，如何正确地使用活血化瘀法仍然是值得引起重视的问题。现不揣浅陋，谈谈个人的点滴体会，供诸同道参考。

一、必须据证而施

"人身所有者，血与气耳"（《素问·调经论》）。因为气血是人体生命活动的物质基础，所以气血失调是一切疾病的病理基础。"气血冲和，万病不生，一有怫郁，诸病生焉"，就说明了这个道理。

在正常生理状态下，气血相互为用，"气为血之帅，血为气之母"，气率血行，血母气生，两者不可分离。在病理状态下，"气有一息之不行，则血有一息之不运"，气不行而血不运，血不行则瘀滞。瘀滞的部位可以沉积于一隅，使局部组织血液循环阻滞，也可因脏腑功能失调而瘀滞在某一脏腑，因而导致瘀血为患的种种病变。

无论瘀血为病如何复杂，但瘀血证的出现都与人体阴阳气血虚实有关。要正确使用活血化瘀法，就应当对阴阳气血虚实进行细致的辨证。医学名著《医林改错》可谓集活血化瘀之大成，该书用活血化瘀法治疗 50 种血瘀证，20 种气虚证，应用范围之广，其他医著难以相比。但是，活血化瘀法的应用仍应据证而施。王清任认为："气有虚实，实者邪气实，血有亏瘀，血亏必有亏血之因。"（《医林改错》）气实、气虚、血实、血亏，都可导致血液循环不畅或瘀阻而形成血瘀证；进而论之，阴虚、阳虚、阴阳偏盛偏衰，都可致血瘀证。因此，辨清阴阳气血虚实诸证之所生，才能将活血化瘀法运用得当。

活血化瘀法，是根据《素问·至真要大论》"疏其血气，令其调达，而致和平"的原则制定的。而"疏气令调"原则的运用，又必须结合气血虚实而兼顾之。《素问·阴阳应象大论》说，"定其血气，各守其乡，血实宜决之，气虚宜掣引之"，这里的"定""守""决""掣"就是依据辨证所得结论而要求怎样运用活血化瘀法的。该法的运用，不是见瘀治瘀，而是从整体的、动态的观点出发，辨证地运用，只有这样，才能做到有的放矢。

二、运用举例

【例一】中经络案

刘某，男，56岁，病历号122540。左侧肢体麻木、步履艰难已3天。素有高血压病史，今查BP：160/100mmHg。3天前感左腿麻木、软弱无力，右侧头微痛，次日麻木连及左侧身体及颜面，步履艰难。就诊时见：头晕，呕吐，自觉心中惕惕不安，盗汗，睡眠不实，纳食尚可，二便调，舌暗红，苔薄白、根部厚腻，脉弦躁急。诊为中经络；证属肝肾阴虚，阳扰风旋，经络瘀滞；治宜养阴平肝，活血通络。

【处方】

钩　藤 15g	桑寄生 20g	土鳖虫 15g	墨旱莲 20g
丹　参 30g	女贞子 20g	赤　芍 9g	白　芍 9g
地　龙 10g	川牛膝 9g	石决明 15g	生地黄 12g
鸡血藤 15g			

药服十四剂，诸症均好转，已能自己行走，但左腿沉重不灵活，脉舌同前。肝阳既平，化瘀通络即是治本。

【处方】

当　归 9g	赤　芍 12g	牡丹皮 12g	丹　参 12g
桃　仁 9g	红　花 6g	鸡血藤 15g	枳　壳 9g
郁李仁 9g	橘　络 9g	丝瓜络 12g	茵　陈 15g

连服上方药月余，诸症平稳。

本案首诊寓活血通络于养阴平肝之中，方中以二至、生地黄养阴，白芍护肝阴，桑寄生、钩藤、石决明平肝，牛膝补肝肾而引血下行，丹参、鸡血藤活血养血，牡丹皮凉血活血，土鳖虫、地龙活血通络。服上方药后，病情迅速得到控制，并逐渐好转，起到了化险为夷的作用。次诊时，肝阴得充、肝阳得平，即以化瘀通络而善其后。

【例二】腹痛久治不愈案

患者陈某，女，43岁，军人。自1978年胃大部切除后，发生肠粘连，1982年因肠粘连而致肠梗阻，经治缓解。但小腹胀痛不除，时欲吐，口干欲饮，眠差，大便干，日行一次，舌嫩红有齿痕，舌体瘦，苔白少津，脉弦细。诊为：气郁化热，血热而瘀。治宜清肝凉血，佐以活血为法。

【处方】

川楝子 9g	延胡索 9g	木　香 3g	当　归 9g
赤　芍 12g	白　芍 12g	牡丹皮 9g	炒桃仁 9g
甘　草 6g			

药后少腹胀痛减轻，大便调畅，欲吐之状已愈，守上方加薏苡仁15g、山药15g，守方服药半月而痊愈。

本案因病久，肠道气滞，郁热内积，以致气滞血瘀。仿王清任活血化瘀兼清热凉血的膈下逐瘀汤之意，而不用其方。以川楝子、延胡索平肝清热止痛，以易桂枝、茯苓，以赤芍、白芍、牡丹皮、桃仁活血凉血，木香理气，当归养血，甘草调和诸药。仅二诊即见著效。

【例三】失眠治愈案

患者谢某，男，47岁，北京人。失眠20余天，每日彻夜不寐，或稍寐即醒。伴右臀部疼痛，肌电图示为"肌原性损害"，多方治疗乏效，求治于余，就诊时见：颜面消瘦，口干而苦，时头晕，纳差，大便偶不成形，诊脉细而涩，舌质暗红，苔薄白、根微黄。治以疏肝活血，清心安神为法。

【处方】

当　归 9g	赤　芍 12g	白　芍 12g	丹　参 12g
牡丹皮 9g	桃　仁 9g	青　皮 9g	陈　皮 9g
柴　胡 6g	黄　芩 6g	莲子心 6g	夜交藤 20g
白茅根 15g	甘　草 6g		

服药七剂，即能入睡，每晚能睡7小时，右臀部疼痛亦减轻，脉舌基本同前，仍守上方去白茅根加怀牛膝9g、木瓜9g，续服药七剂而安。

肝藏魂，心藏神，肝魂心神皆赖血液为其藏舍基础。若肝郁化热，热扰心神，气滞血瘀，神魂失养，导致失眠，因而用疏肝活血、清心安神法，药到病愈。

三、运用活血化瘀法的体会

要正确使用活血化瘀法，个人体会应注意以下事项。

（一）要掌握辨证规律

对瘀血的辨证，除把握其特有症状和体征外，还应以动态发展的观点去辨治瘀血。应注意以下几点。

1. **辨虚实**：虚实是辨治大纲，正如王清任所言，"因虚弱而致病，自当补弱而病可痊"，"因病久而致身弱，自当去病，病去而元气自复"。气有虚实，血有亏瘀，使用活血化瘀法时应详加辨识。

2. **辨标本缓急**：急则治标，缓则治本，瘀重则逐瘀，瘀轻则活血，否则易犯虚虚实实之弊。

3. **辨脏腑**：脏腑辨证是重要的辨证方法之一，不明脏腑则不可以言医，不知病之所在则用药无方。

4. **辨经络**：经络有正经、经别、络脉之分，瘀血程度有浅深轻重之别，因此，使用活血化瘀法应依据不同经络和瘀滞的程度而处方遣药。著名医家王清任分上、中、下而运用通窍、血府、膈下、少腹等逐瘀汤，实为活血化瘀之楷模方剂。如能再根据不同经络的病所，加入一些必要的引经药物，可能会进一步提高辨治效果。

（二）要权衡药物用量

活血化瘀药物有一个基本共性，即少用则活血，多用则破血，瘀重则重用，瘀轻则轻用，且宜随正气强弱而配伍不同的扶正药物。同时，体质强弱、年龄大小、病程长短、疾病的轻重等，都是使用不同药量的依据。所以，王清任强调说："药味要紧，分量更要紧。"

（三）要讲究服用方法

服药方法，不可忽视。一方面因活血化瘀药往往易伤正气，应中病即止，不可过服；另一方面可根据患者的具体情况，运用祛邪达到扶正，或扶正达到祛邪，或攻补兼施。素来拟方用药，斟酌分量，考究服法。

论《金匮要略》之痉、湿、暍

痉，《伤寒论》作"痓"，乃痉的传写之误。汉代许慎《说文解字》曰："痉，强急也。"强是强硬，急乃拘急，故痉显然是指项背强直、角弓反张、四肢抽搐、两目天吊、唇闭口噤等临床表现为主的病证而言。

湿，是指发热身重，关节、肌肉疼痛而烦之证。

暍，《说文解字》谓"伤暑也"，"暑，热也"。故发热、恶寒、身重、疼痛等为其主要症状。

三者在《内经》中早有记载，如《素问·至真要大论》说："诸痉项强，皆属于湿。""诸湿肿满，皆属于脾。"《素问·生气通天论》："因于湿，首如裹。""因于暑、汗，烦则喘喝。"《素问·五运行大论》："其在天为热，在地为火……其性为暑。"但均从病因病机角度提出，未见有系统的论述。《金匮要略》发展了《内经》的理论，在《金匮要略·痉湿暍病脉证》篇中将其列为三个不同的独立的疾病，且有论有法有方，辨证论治较为系统完备，虽历时近两千年，对现代临床诊治该类病证仍有着相当重要的指导意义。为此，本文拟从痉湿暍的概况、痉湿暍与太阳病的关系、痉湿暍的内在联系，及张仲景所作《金匮要略·痉湿暍病脉证》篇对后世的影响，结合临床实践对《金匮要略·痉湿暍病脉证》篇做一较全面、深入的探讨，谬误之处，敬请赐正。

一、痉、湿、暍的概况

根据《金匮要略·痉湿暍病脉证》篇的原文精神，兹先将痉、湿、暍三种疾病概述如下。

（一）痉病

痉病主要在筋脉，如尤在泾说："痉为风强病，而筋脉受之。"其致病因素不外有三：一为外感风寒，束于肌表，腠理闭塞，玄府不开，营阴郁滞，卫气开阖失职，脉络壅阻，气血不畅，筋脉拘急以致痉。其次，在表之邪不解，耗伤正气，正不胜邪，深入于里，内传胃府，从阳化热，热炽成实，劫烁津液，筋脉失于濡养而成痉。再次，疾病误治或治不如法，亦可转变为痉。如"脉浮头项强痛而恶寒"的太阳病，乃感受外来之邪气，病位在表，"其在皮者，汗而发之"为其正治法，但发汗必须适宜，"以遍身漐漐汗出"为度，其邪可解，倘若汗之太过，必重伤津液、筋脉失养而致痉。又风为百病之长，其性轻扬，善行而数变，若风淫于内，则宜"治以辛凉，佐以苦甘"，用轻清疏散之品达邪外出，反之，"不应下而下之伤液，不应汗而汗之伤津，以致津液枯燥，筋失所养而病痉"（《医宗金鉴·订正仲景全书·金匮要略注》）。素患疮痈之人，久治不愈，气血受损，虽有身痛表证，切不可发汗，汗血同源，汗出必阴血愈竭，筋失所养而成痉，故仲景云："太阳病，发汗太多，因致痉。""夫风病，下之则痉，复发汗，必拘急。""疮家虽身疼痛，不可发汗，汗出则痉。"

痉病以身热足寒，颈项强急，恶寒，时头热，面赤目赤，独头动摇，卒口噤，背反张，脉按之紧如弦，直上下行为其主要临床表现。因其风寒外束，正邪分争，营卫失调，故身发热恶寒。头为诸阳之会，邪热上壅于头，郁遏阳气不能通达于下，故头热而足寒。风寒郁滞，气不布津，血不濡润，筋脉失养，拘急动风，故颈项强急，头动摇，卒口噤，背反张。风为阳邪，性善上行，与热为伍，两阳相合，上犯头面，又风气通于肝，目为肝之窍，故面目皆赤。痉病因寒束肌表，筋脉拘急，故脉亦现紧张状态，有牵绳转索之感，紧而且弦，寸、关、尺三部均同，即"直上下行"之谓。

根据痉病的病因病机及临床表现，有刚痉、柔痉、热痉、变痉之分。刚、柔二痉为外感风寒所致，一般起病急，病程短，属风寒表证，除具有痉病的特点外，还有一派风寒在表的证候群。鉴别二者的要点在于发热汗出与否、恶寒或不恶寒，发热恶寒无汗则为刚痉，发热不恶寒有汗则为柔痉。仲景在《金匮要略·痉湿暍病脉证》开卷首条便言："太阳病，发热无汗反恶寒者，名曰刚痉。""太阳病，发热汗出而不恶寒，名曰柔痉。"刚痉属表实证，宜开泄腠理，透发毛窍，发汗达邪，佐以升腾津液，舒缓筋脉，用葛根汤。柔痉属表虚证，宜调营卫，解肌表以祛邪，并佐甘寒滋养，用瓜蒌桂枝汤。热痉为里热壅盛，热灼津伤，故现"胸满口噤，卧不着席，脚挛急，必齘齿"等症，病势较急，与《灵枢·热病》所描述的"热而痉者死，腰折，瘈疭，齿噤齘也"之热痉一致，扬汤止沸莫若釜底抽薪，宜峻下阳明，泻热存阴，用大承气汤。至于变痉，为过汗误下、夺液伤津所致，一般均有误治过程，故病期较长，应"观其脉证，知犯何逆，随证治之"，篇内未出方，我认为可用《温病条辨》中大、小定风珠。

疾病的预后主要取决于人体的正气，正气足者，正能胜邪，再借药物因势利导，病可向愈；倘人体正气怯弱，不能胜邪，其病难愈。一般难愈之症多见于久患疮疡、气血破败或素体气血不足者，如《金匮要略·痉湿暍病脉证》原文说："太阳病，发热，脉沉而细者，名曰痉，为难治。""痉病，有灸疮，为难治。"

（二）湿病

湿有内外之分，但《金匮要略·痉湿暍病脉证》所论述的湿病主要是指外湿，病变在肌肉、关节者。尤在泾说："湿为六淫之一，故其感人亦如风寒之先在太阳，但风寒伤于肌腠，而湿则流入关节。"湿为阴邪，或感受雾露，或汗出当风、久伤取冷，或久卧低洼潮湿之地，或长途涉水，或感受山岚瘴气等，均可使之痹着人体，"雾伤皮腠、湿流关节……极寒伤经、极热伤络"（《金匮要略·脏腑经络先后病脉证》）。

《金匮要略·痉湿暍病脉证》所论湿病有湿痹、湿热、头中寒湿、风湿之分，而风湿又有表实、表虚、阳虚之异。若湿邪侵犯人体、流注关节，其性凝滞，使气血闭塞，失于流畅，不通则痛，致关节疼痛肿胀而烦，谓之湿痹。若湿留机体日久，阴从阳化，郁而化热，湿热相兼，可致发黄。湿与寒合，伤于头部，上窍不利，出现"身疼发热，面黄而喘，头痛鼻塞而烦，其脉大"，谓之头中寒湿。若汗出当风，风气乘虚而入，风湿相搏，谓之风湿。风湿之属表实者，可使"病者一身尽疼，发热，日晡所剧"；属表虚者，表现为"脉浮身重，汗出恶风"；属阳虚者，表现为"身体疼烦，不能自转侧"或"骨节疼烦掣痛，不得屈伸，近之则痛剧""汗出短气，小便不利，恶风不欲去衣或身微肿""不呕不渴，脉浮虚而涩"。

治疗湿病总的原则是发汗与利小便。因湿犯机体，多与风寒之邪相合而致，故宜汗解。又因湿性黏腻，须从水道而出，又当利小便，实与《素问·汤液醪醴论》之"开鬼门，洁净府"同义。湿痹之候，身体烦疼，邪在表皮，"发其汗为宜，可与麻黄加术汤"。头中寒湿者，病情较轻，病位亦高，可因势利导，纳药鼻中，搐鼻以出黄水可愈。至于湿热发黄，当清热化湿，于黄疸病中求之。"若治风湿者，发其汗，但微微似欲汗出者，风湿俱去也"，切不可令"汗大出者，但风气去，湿气在"，病必不除。风湿之表实者，宜发汗祛风除湿，用麻黄杏仁薏苡甘草汤；表虚者，宜固表泄湿调中，用防己黄芪汤；若表阳虚而湿邪偏胜者，用白术附子汤；表阳虚而风邪偏胜者，用桂枝附子汤；若表里阳气皆虚者，用甘草附子汤。

湿为阴邪，与寒相合侵袭人体，束于肌表，营阴郁滞，卫阳不达，患者表现为"但头汗出，背强，欲得被覆向火"，宜散寒祛湿通阳，切不可采用攻下法；反之，则阳气抑郁、气化失司而出现"哕，或胸满、小便不利"等，甚则阴津下亏、真气上脱而致"额上汗出，微喘"，小便利或不利。湿虽为阴邪，治亦当温化，切不可用大剂辛温燥热或火灸之法，否则变证百出。

（三）暍病

暍病即暑病。名曰中暍，实则伤暑，与后世所谓大暑大热之下远行而致突然昏倒之中暑有别，故《金匮要略·痉湿暍病脉证》所论暍病仍属外感病的范畴。

暑为六淫之一，侵犯人体，亦是先伤肌表，故有寒热、身重而疼痛等表证；因暑为阳邪，易耗伤人体津液，故口开前板齿燥，脉弦细而芤；阴损及阳，阳气内虚，故有"小便已，洒洒然毛耸"；阳气不能温养四末，故手足逆冷；"阳气者，烦劳则张"，故"小有劳，身即热"，脉迟；暑为夏月主令，夏季天暑下逼，地湿上蒸，人在气交之中，故暑必夹湿，而虽身热疼，且有沉重之感，如《金匮要略·痉湿暍病脉证》所说："此以夏月伤冷水，水行皮中所致也。"

中暍而气阴两伤，症见"汗出恶寒，身热而渴"者，宜清热解暑、益气生津，用白虎加人参汤。中暍而夹湿，症见"身热疼重而脉微弱"者，宜涌吐、泻热、除湿，用一物瓜蒂散。

中暍属气津两伤、阴阳不足之证，若将其恶寒误认为风寒，滥用发汗，必津液更伤，恶寒益甚；若将其手足逆冷误认为寒邪内盛，妄用温针，必发热加重；若将其误认为里实证而重下之，津液内夺，气化不行，必致小溲淋涩。故《金匮要略·痉湿暍病脉证》原文说："若发其汗，则恶寒甚；加温针，则发热甚；数下之，则淋甚。"

二、痉、湿、暍与太阳病的关系

外感疾病传变的规律是：太阳→阳明→少阳→太阴→少阴→厥阴。太阳为诸经藩篱、人体屏障，主一身之表，故外邪一旦入侵，太阳首当其冲，必奋起抵抗。外感太阳之邪，不仅风寒而已，其他暑湿燥火均可致之，只不过每一邪气各具其特点罢了。因而，其他外邪导致的疾病，只要是病理病位与太阳有关，均可从太阳论治，并可取得疗效。其与太阳病具同中有异、异中有同之关系，如痉、湿、暍病即是。《金匮要略·痉湿暍病脉证》在《金匮要略》中排行第二（总论之后），在《伤寒论》也有同样的篇章，只不过较《金匮要略》的文字简略，有论而无方。仲景这样安排，是独具匠心的。《伤寒论》主要论述外感，《金匮要略》主要论述杂病，而痉、湿、暍既可属外感病，又可属杂病中的外邪所致病，界限不是十分清楚，因而如此编排。《伤寒论·辨痉湿暍脉证》云："伤寒所致太阳痉湿暍三种，宜应别论，以为与伤寒相似，故此见之。"《备急千金要方》亦云："伤寒与痉病湿病暍病相滥，故叙而论之。"说明痉湿暍虽是三种独立的疾病，应与伤寒分别论述，但又与伤寒太阳病密切相关、不可割离。《金匮要略·痉湿暍病脉证》中"太阳病"的含义与《伤寒论》中"太阳病"的含义一致，是指外受六淫之邪，侵犯足太阳膀胱经所循行的部位，腠理闭塞，玄府不通，营阴郁滞，卫气开阖失职，经气不利，临床以"脉浮，头项强痛而恶寒"为特征。故篇中凡提及"太阳病"三字者，均指此而言，这是仲景写作中的省文法。

综观《金匮要略·痉湿暍病脉证》，全篇条文凡27条，其中冠以"太阳病"或"太阳"的就有10条，且第6条即是《伤寒论》"太阳病篇"的第87条，第23条即是《伤寒论》"太阳病篇"的第179条，第24条即是《伤寒论》"太阳病篇"的第180条，这就给人以明显的启示，痉、湿、暍三种病都是从太阳经起病，开始均具有太阳病初起的临床特点，凡是痉、湿、暍病，就可首先联想到太阳病。

邪在太阳肌表，治疗及时、得当，正能胜邪，可很快一鼓而荡平。若失治误治或治不如法，或伤阳，或损阴，正不胜邪，变化多端，致成"变证"。痉病之中就有因太阳病误治，发汗太多、损伤津液、筋脉失于濡养而导致者。"疮家"是太阳伤寒主方麻黄汤的禁例之一，若误用发汗，则气血益损，更虚其虚，转为痉病。可见，痉病的一些形成因素与太阳病变证有类似之处，笔者常将这类痉病称为"变痉"。

太阳与少阴互为表里，太阳在表之邪不解，或治疗不当，正不胜邪，可内陷少阴，如《伤寒论》第64条云："发汗过多，其人叉手自冒心，心下悸，欲得按者，桂枝甘草汤主之。"第21条云："太阳病，发汗，遂漏不止，其人恶风，小便难，四肢微急，难以屈伸者，桂枝加附子汤主之。"按痉病亦为外感风寒之邪，其病在太阳，但又与太阳病有别，故脉既现太阳的紧，又现痉病的弦，二脉相兼，则"按之紧如弦，直上下行"，是痉病特有的脉象。若脉现沉而细者，沉主里，细为虚，是为病陷少阴，加上发热等外证，太、少两感之证已很明显。两感之证，祛邪伤正，扶正碍邪，治疗最为棘手，《素问·热论》早言及之："其两感于寒而病者，必不免于死。"故《金匮要略·痉湿暍病脉证》篇内原文指出："太阳病，发热，脉沉而细者，名曰痉，为难治。"伤寒太阳病可内陷少阴，痉病也具有这一规律，且预后均属不良。

《金匮要略·痉湿暍病脉证》中用方凡11首，其中6首是《伤寒论》太阳病篇原方，如白虎加人参汤见于第26条，葛根汤见于第31条，瓜蒂散见于第171条，桂枝附子汤、白术附子汤见于第179条，甘草附子汤见于第180条。在《伤寒论》太阳病篇方剂上进行加减的有3首，如麻黄加术汤、麻杏苡甘汤、瓜蒌桂枝汤。麻黄加术汤是麻黄汤加白术而成，麻杏苡甘汤是麻黄汤去桂枝加薏苡仁，瓜蒌桂枝汤是桂枝汤加瓜蒌根。麻黄汤与桂枝汤均是太阳病的主方，前者为伤寒而设，后者为中风而制。与《伤寒论》阳明病篇方剂相同的仅大承气汤一首。与《伤寒论》相同的方剂，每一方的煎煮法、服法均与《伤寒论》相同。

尤其值得注意的是，《金匮要略·痉湿暍病脉证》把太阳病辨证中主要症状的变化作为辨证的要点，如痉病若发热无汗而恶寒，即为刚痉，若发热汗出而不恶寒，即为柔痉。湿病是发热而关节疼烦，但头汗出，若风湿相兼则发热为日晡所剧，若误下则可出现额上汗出。喝病是发热恶寒汗出，身重而疼痛。这些发热、恶寒、身疼、无汗或汗出，都是太阳病辨证中的要点。可见，痉、湿、喝三种病的病机转化、证治方药、临床辨别等诸方面都与太阳病有着密切的联系。

三、痉、湿、喝的内在联系

《金匮要略》全书凡 25 篇，论述疾病 40 多种。其各篇的编排方式不外两种情况：一是在一篇中单独论述一个疾病，一是将病因病机都类似的几个疾病合并在一篇中论述。这种编排方式，对学习《金匮要略》的人无疑是带来极大的方便，更重要的是它体现出《金匮要略》具有严密的科学性。

那么，张仲景为什么会把痉、湿、喝这三种疾病并在一篇讨论呢？其原因不仅如前所述，即是由于痉、湿、喝都属于外感性疾病，均起自太阳和与太阳病密切相关，而且是由于痉、湿、喝三者之间存在着内在联系，并且后者才是作者据以做出上述排列组合的基础。

可以说，痉、湿、喝内在联系的基础是津液。津液乃人体润皮毛、濡肌腠、贯脏腑、益脑髓和"水精四布，五经并行"的重要物质。三种疾病的病理变化，不外致病因素造成的亏损不足与排泄障碍两大类型。痉病，无论是刚痉、柔痉、热痉、变痉，还是《金匮要略·妇人产后病脉证治》所述及的新产血虚所致之痉，都是津液内伤，筋脉失于濡养，或再加以风邪乘虚外侵、化燥伤筋，于是拘急、痉挛、抽搐而成。湿病，或外受雾露，或久居卑湿，脾不能运转，三焦决渎失职，湿邪外不得发泄，内不得渗利而停滞体内、流注关节所致。喝病，是外受暑热之邪，劫烁阴津而生。可见，痉病、喝病是津液亏损不足，湿病乃津液排泄障碍，总属津液代谢失常的疾病。

正因如此，《金匮要略·痉湿喝病脉证》篇把汗与小便作为窥测津液存亡的依据。全篇 27 条中，有提及汗及小便者凡 18 条，占 67%，其中单提及汗者有 11 条，单提及小便者有 2 条，汗、便同时提及者有 5 条。因汗为心液，"肾为水脏，主津液"（《素问·逆调论》），心主之汗与肾主之小便是人体津液外在之标志，二者异位同物，如《灵枢·五癃津液别论》说："天寒衣薄则为溺与气，天热衣厚则为汗。"通过观察汗与小便，可以鉴别疾病性质，了解药物疗效，判断疾病预后。

《金匮要略·痉湿暍病脉证》篇的整个治法方药也都与津液紧紧相连。治痉病的瓜蒌桂枝汤、葛根汤，其方中的主药瓜蒌根、葛根均是起滋养津液、舒缓筋脉的作用；大承气汤是泻热存阴就更不言而喻了。治湿病的麻黄加术汤、麻杏苡甘汤是从麻黄汤加减而出，其所加之白术、薏苡仁，以及防己黄芪汤的主药防己，均是渗湿利水的佳品。治暍病的白虎加人参汤是清热益气生津的良方。总之，对于津液亏损者以甘寒滋养保存津液为主，津液排泄障碍者以渗利小便为主，一切围绕着津液的变化而进行。

从上述可知，痉、湿、暍这三种疾病都是以津液为根源，形成一个既对立又统一的整体，从而在病理上也互为因果、相因为病。其常见者有以下几种。

（一）痉因湿致

这在《素问·至真要大论》中早就提出来了，其云："诸痉项强，皆属于湿。"虽后世对这一经文提出不少疑义，众说纷纭，如若将理论与临床结合起来正确地看待它、理解它，则仍具有一定的实际意义。痉病发自太阳，手太阳小肠主泌别清浊，足太阳膀胱主贮藏排泄尿液，均属寒水之府。津液停滞则为湿，溢于肌肤则为水，同物而异名也。湿邪侵犯太阳之腧，经气不利，发而为痉，同气相求耳。故最早注释《伤寒论》的医家成无己说："太阳中风，重感于湿，则为痉也。"

湿为阴邪，易于阻遏阳气，又易于伤阳损气。"阳气者，精则养神，柔则养筋"（《素问·生气通天论》），今湿阻太阳经腧，阳气郁遏，筋脉失养，筋脉则紧急而成痉。

临床上常见湿犯中州、清浊相混、阴阳反作、升降乖逆、挥霍缭乱，致上为呕吐，下为泄泻。其来势之凶、证情之猛，刻不容缓，药物救济之不及则劫液耗津，速变为痉，虽为津伤所致，而实原发为湿气之患。

诚然，六淫均可致痉，湿乃六淫之一，并非强调此而忽视彼。

（二）暑可致痉

暑为火热之邪，《素问·阴阳应象大论》云"壮火之气衰""壮火食气"，故最易耗伤津气。且暑邪阳热为夏季主令，心为阳中之太阳，通于夏气。暑邪犯人，起病即在气分，如若传变，最先入于心经，包络为心之外围，代而受之。心之包络与肝均为厥阴风木，性善行，易于动，风火相搏则其病之来势如奔马，急如掣电，因而暑病最易导致痉病，后世名之"暑风"或"暑痉"。此证小儿最多，且兼证亦杂，临床必须详细辨识，治疗亦务求其本，不可见痉治痉。吴鞠通说："痉因于暑，只治致痉之因而痉自止，不必沾沾但于痉中求之。"可谓宝贵经验之谈。

（三）暑必夹湿

暑为夏季主令，通于心，心属火，主热；湿为长夏主令，通于脾，脾属土，主湿。暑热之季，天有炎热烈日下逼，地有湿化为气上蒸，湿热交杂，流行于太虚之间。人生存于气交之中，倘劳倦内伤、元气亏乏，或因夏令气候炎热贪凉饮冷，反冰伏其热，于是不仅外受暑邪，且夹湿为患，形成暑湿相兼之证。叶天士说，"长夏湿令，暑必兼湿"（《温热论》）。王孟英亦说，"暑令湿盛，必多兼感"（《温热经纬》）。

总之，痉、湿、暍以津液为纽带，一源三歧，津液的异常变化决定其病机、证治特点，即病理上互为影响，临床表现上有着共同的指征，治疗上有着共同的方向。掌握了这一规律，对我们执简驭繁地在理论上弄通，在临床上辨治痉、湿、暍这三种疾病，以及进一步提高临床疗效，无疑是大有裨益的。

四、《金匮要略·痉湿暍病脉证》对后世之影响

《金匮要略·痉湿暍病脉证》所论之痉、湿、暍，有理有法有方，开创了诊治这类疾病之先河，后世莫不宗之，尊为准绳，影响极大。

如痉病，《三因极一病证方论》说："气血内虚，外为风寒湿热之邪所中则痉。"《景岳全书》亦说："盖精血不虚亏，虽有邪干亦断然无筋脉拘急之病，而病至坚强，其枯可知。"指出六淫之邪只是诱发痉病的条件，为外因；人体正气不足、精血亏损才是痉病形成的根据，为内因；外因必须通过内因才能起作用，阐明了痉病因内虚则邪气乘之的病因理论。《瘟疫论》又提出了疫疠之气可以导致痉病的观点："凡受疫邪……项强发痉，手足俱痉。"至清代，随着温病学说的发展与成熟，痉病的病因理论又向前推进了一步，《临证指南医案·痉厥》说："五液劫尽，阳气内风鸱张，遂变为痉。"薛生白又有"湿热侵入经络脉隧中"而成痉的认识，提出温热与湿热两大病因在痉病形成中的地位，堪补前人之未备。

　　在痉病的名称上，也代有发展，不固于《金匮要略》之刚痉、柔痉等名。《请病源候论》提出"风痉"，《证治汇补》提出"虚痉"，《普济方》有"风寒痉"，《类证治裁》有"风热痰痉"，《万病回春》有"风寒痰痉"，《中国医学大辞典》载有"湿热痉"，《痉病与脑膜炎全书》有"疫痉"等，名目繁多，不胜枚举。笔者推崇吴鞠通《温病条辨》的命名分类方法，他以寒热虚实为纲，将痉分为寒痉、风温痉、温热痉、暑痉、湿痉、燥痉、内伤饮食痉、客忤痉、本脏自病痉等九种。朱武曹赞许寒热虚实四大纲"如屋之有柱"，后九种痉是在寒热虚实的基础上"层层入细"。此种命名分类方法有如下几点好处。

　　1. 可以明确疾病的性质：吴氏把六淫致痉归为实证；把产后亡血、久病、风家误下、温病误汗、疮家发汗而形成的痉病归为虚证；把风寒、风湿导致的痉病归为寒证；把风温、风热、风暑、燥火所致的痉病归为热证。

　　2. 可以明确痉病的病因：从后面九种痉的层层入细分类来看，痉病的病因是很清楚的，大抵有寒邪、风温、温热、暑邪、湿邪、燥邪、饮食不节、惊恐跌仆、脏腑功能失调诸种。

　　3. 易于临床进行辨治：明确了痉病的病因及病变性质，就抓住了疾病形成的根结，再加以认真辨识，临证就不会错立法而乱用方。吴氏在论述寒痉后说："诸如此类，须平时熟读其书，临时再加谨慎，手下自有准的矣。"

　　《金匮要略·痉湿暍病脉证》有关湿病的论述，对后世影响较大的主要是治法，篇中提出治外湿宜微微发汗，治内湿"但当利其小便"。宋代陈无择在《三因极一病证方论·伤湿叙论》中，根据《金匮要略》的原意，详细论述了治疗湿病的方法和注意事项，并在此基础上提出"治湿不利小便，非其治也"的论点，成为后世之名句。张景岳认识到寒湿易伤人阳气，湿热易伤人阴津，在此基础上又提出了温阳燥湿与滋阴利水两大法则，如《景岳全书·湿证》说："故凡治阳虚者，只宜补阳，阳胜则燥而阴湿自退；阴虚只宜壮水，真水既行则湿邪无所容矣。"脾胃学说的创始人李杲也是一位善用"风药"的医家，他根据《内经》"风胜则干"的理论，认为风能胜湿，制羌活胜湿汤，其组成全是一派祛风之品，以治湿气在表、头腰痛重或一身尽痛不能转侧之证，发展了湿病的治法。叶天士则以三焦立论，认为"湿阻上焦，用开肺气……湿阻中焦……以温运之……肾阳充旺，脾土健运，自无寒湿诸证；肺金清肃之气下降，膀胱之气化通调，自无湿火、湿热、暑湿诸证。"吴鞠通根据"湿家忌发汗"的古训，对湿温证的禁忌做了精辟的概括："汗之则神昏耳聋，甚则目瞑不欲言；下之则洞泄；润之则病深不解。"

暑病在《金匮要略·痉湿暍病脉证》中虽仅3条，文字亦较简单，却包括暑病的虚证、实证、暑夹湿证，罗列了暑病的主要证候特点，指出了暑热与暑夹湿的两大治法，其中的白虎加人参汤一直为后世治暑所沿用。

金代张元素受《金匮要略》之启迪，对暑的病因有所阐发，提出"动而得之曰中热，静而得之曰中暑。"其弟子李杲，论暑病亦以脾胃为中心，兼及心肺。他认为脾胃气虚，阴火伤其生发之机，脾虚则肺气先绝，心火乘脾，为暑病的主要病机，治疗应扶助脾胃元气，特立清暑益气汤，治长夏湿热炎蒸、四肢困倦、精神减少、胸满气促、身热心烦、口渴恶食、自汗身重、肢体疼痛、小便赤涩、大便溏黄而脉虚之暑证。

明代张景岳认为，暑为夏月之热病，但有中暑而病与因暑而病之别，既病之后，又有阴暑、阳暑之分。如《景岳全书·杂证谟·暑证》说："阴暑、阳暑，治犹冰炭，不可不辨也。"其论之阴暑，是因暑月畏暑贪凉、不避寒气，感受寒邪而生，寒属阴邪，故名之；以发热头痛、无汗恶寒、身形拘急、肢体酸疼等为主症。其论之阳暑，于盛暑烈日之下劳苦跋涉，热毒伤阴，热属阳邪，故名之；以头痛烦躁、肌体大热、大渴大汗、脉浮气喘为主症。此外，他还提出暑因"内本无热，而因热伤气，但气虚于中者"之伏阴证，治宜专补元气，不可误投寒凉。清代温病学家更为重视暑病，叶天士画龙点睛地指出："夏暑发自阳明。"可谓一语中的，并积累暑病验案数则，大可启迪后学。吴鞠通赞之曰："唯叶氏心灵手巧，精思过人，案中治法，丝丝入扣，可谓汇众善以为长者。"吴氏本人对暑病的认识更为深刻，其将暑病分为暑温、湿温、伏暑三类，鉴别亦很明透。如《温病条辨·上焦篇》第35条云："暑兼湿热，偏于暑之热者为暑温，多手太阴证而宜清；偏于暑之湿者为湿温，多足太阳证而宜温；湿热平等者两解之，各宜分晓，不可混也。"第36条云："长夏受暑，过夏而发者，名曰伏暑。"条分缕晰，理法方药，一脉相贯，并创立了不少治暑病的方剂，至今仍为临床所习用，且疗效可靠。

五、临床治验

在长期的临床实践中，对于痉、湿、暍三种疾病的诊治，我常常宗《金匮要略》，汇各家、参己见，熔为一炉，取长补短，相须为用，决不囿于一家之言、一法一方。根据临床见证，对具体情况做具体分析，审证求因，因证施治，谨守病机，各司其属，每获良效。现录典型病案三例于下。

【例一】痉案

屈某，女，67岁，已婚，农民，1982年10月3日初诊。

10天前，左小腿被犬咬伤，伤口约1.5cm×1.5cm厘米大小，局部无红肿流脓，经卫生所注射"狂犬疫苗"凡5次。数日后，双下肢沉重拘急，转侧行走困难，牙关紧急，言语不清，咽痛，食饮难下，项强，烦躁不安，遂往某医院就诊，疑为"破伤风"，予服"牛黄清心丸"等，症情如故，即转我院。视其舌绛红，苔白厚如积粉，脉沉细，但无发热恶寒。病因创伤，伤口未合，毒气风邪从外所中，壅于血脉，宜凉血解毒、化浊止痉。

【处方】

牡丹皮 10g	赤 芍 9g	生地黄 12g	知 母 9g
黄 芩 9g	青 黛 9g	大青叶 12g	山豆根 10g
甘 草 6g	升 麻 5g	草 果 5g	槟 榔 9g

二诊：服上方五剂后药咽痛大减。舌质红绛，苔黄腻，脉弦数，虽药已中的，然疾病燎原之势未挫，宜击鼓再进，重用清热凉血。

【处方】

水牛角粉 15g（包）	生地黄 15g	赤 芍 9g	生石膏 24g
龙 胆 6g	地 龙 9g	钩 藤 15g	桑 叶 9g
菊 花 9g	郁 金 9g	竹 茹 12g	茵 陈 10g

三诊：连服上方药增损出入二十余剂，食饮能下，言语清晰，烦躁止，项强除，唯双下肢沉重，时而拘急，虽能行走，但步履蹒跚，舌红苔白腻，脉沉弦，血分热邪得清，下焦浊邪未尽，鸡鸣散加减。

【处方】

紫苏叶 9g	吴茱萸 6g	桔　梗 9g	生　姜 9g
川草薢 12g	木　瓜 15g	白　芍 20g	木　香 9g
葛　根 12g	钩　藤 15g	僵　蚕 9g	姜　黄 9g

四诊：服鸡鸣散加减十余剂，左下肢已不发沉，活动灵活，时有胸闷、口干而不思饮，苔白腻少津，脉弦，痰湿余邪未尽，"恐炉烟虽息，而灰中有火也"，前贤之言，甚为至贵，不可轻敌，用桑钩温胆汤继续调理。

【处方】

桑寄生 15g	钩　藤 15g	枳　壳 6g	竹　茹 12g
陈　皮 9g	半　夏 9g	茯　苓 15g	炙甘草 6g
生薏苡仁 20g	全瓜蒌 15g		

服上方药调理 20 余日，诸恙向安，能重操家务，兼事农活。

【例二】湿案

张某，男，42 岁，已婚，教师，北京人。

3 年前下乡参加劳动，因居住环境潮湿，并时值长夏梅雨季节，早出晚归，常淋雨受湿，且遭邪风之至，而婴非常之疾，腰酸痛而重，如带五千钱贯，当地中医按肾经寒湿施治，用肾着汤予服，疗效不显。过 2 日，腰痛日益加重，并窜及双髋、膝、踝关节，且手指关节红肿，遂到西医院检查：血沉 45mm/h，抗链"O"200U，类风湿因子阳性，诊为"类风湿性关节炎"，服用"消炎痛""抗风湿宁"等西药，初服疗效尚可，停药病又复发。多方求医，病情如故，尤以气候变凉时为甚，气候转晴时稍轻，时好时坏，缠绵难愈。近 1 个月，因教务繁忙，加以阴雨连绵数日，病情又加重，自服"疏风定痛丸""追风活络丸"数日，未见寸效，遂来我院门诊。

患者自诉：腰、髋、膝、踝、趾、指关节均疼痛，重着，转动不灵，手不能持物，腰不能负重，腿不能行走，足难以履地。查类风湿因子阳性，血沉 48mm/h。视之，手指关节红肿，膝、踝、趾关节均肿胀，但不红，步履蹒跚，舌暗红，苔黄厚腻，脉弦滑。此为湿痹，痹阻关节，气血不畅，湿郁而化热，治宜清化湿热、宣痹通络。

【处方】

苍　术 9g	黄　柏 12g	薏苡仁 20g	牛　膝 9g
秦　艽 9g	威灵仙 9g	木　通 9g	桃　仁 6g
红　花 5g	防　己 12g	龙　胆 9g	焦神曲 9g

二诊：连服上方药七剂，黄苔渐去，足渐能着地，关节疼痛有减，活动较前灵活，上方加减出入。

【处方】

苍　术 9g	黄　柏 9g	薏苡仁 20g	牛　膝 9g
秦　艽 9g	威灵仙 9g	红　花 5g	姜　黄 9g
防　己 9g	丝瓜络 9g	甘　草 6g	赤　芍 9g

三诊：服上方药十四剂，关节疼痛大减，肢体活动灵活，血沉降至 20mm/h，能坚持上半天班。将上方 5 倍量炼蜜为丸，每丸重 9g，每次 1 丸，早晚各服 1 次，以巩固疗效。

【例三】暍案

张某，女，25 岁，干部，未婚，1981 年 10 月 20 日初诊。

盛夏酷热，卒发剧烈头痛，呕吐，四肢厥冷，抽搐，饮食不进，经当地医院用甘露醇、激素、抗生素等治疗无效。转某医学院附属医院，初在门诊静滴碳酸氢钠，肌内注射卡那霉素，虽头痛减轻，而体温由 37.4℃上升到 39.8℃，疑为输液反应，即停输液。当时自感头晕不能旋转，动则眩晕欲仆，以"低热待查"而住院，服中药六剂，病情好转，体温降至 37.2℃而出院。返家后体温复升至 39.1℃，经本职工医院肌内注射青霉素、庆大霉素半月，体温不降，转来北京治疗，在某医院做全面检查（化验、透视、心电图、脑电图等），未发现异常，仍诊断未决，并治疗月余无效。体温波动在 38～38.8℃之间，发热无汗、朝轻暮重，热甚则憎寒，肢倦神疲，食少纳呆，夜寐多梦，二便如常，口干不欲饮水，面色萎黄，表情淡漠，舌质暗红，苔腻黄白相兼，六脉皆沉细而数。患者感受暑热，暑必夹湿，湿热互结，如油入面，胶黏腻滞，留连气分不解，内伏少阳募原，失于宣达，气机被抑，阳用不宣，郁而发热。先宜清暑解热，和解少阳，分消上下。

【处方】

知　母 9g	黄　连 5g	竹　茹 12g	茯　苓 12g
黄　芩 9g	青　蒿 9g	焦栀子 6g	柴　胡 9g
半　夏 9g	牡丹皮 9g	白　芍 9g	槟　榔 6g
草　果 6g	紫　苏 6g	淡豆豉 9g	焦麦芽 9g
焦山楂 9g	焦神曲 9g		

二诊：服上方药四剂后，体温降至 37.4℃，但仍感心烦不寐，纳呆少食，舌尖红苔薄黄，脉沉细数，暑热得清，上下渐和。仍宗前法，宜减其制。

【处方】

陈　皮 9g	半　夏 9g	茯　苓 10g	炙甘草 6g
枳　壳 9g	竹　茹 12g	焦栀子 9g	淡豆豉 9g
青　蒿 9g	焦麦芽 6g	焦山楂 6g	焦神曲 6g
莲子心 6g	牡丹皮 9g		

三诊：进上方药四剂后体温降至 37.1℃，时有头晕而痛，夜寐不安，寐中多梦，食欲不振，口干不欲饮，四肢冷，手足心热，倦怠，二便正常，舌嫩红少苔，脉沉细。暑热之邪已挫其势，加重养血和肝胆之力。

【处方】

炒枣仁 15g	知　母 6g	川　芎 6g	炙甘草 6g
柴　胡 9g	黄　芩 9g	党　参 9g	半　夏 9g
焦栀子 6g	淡豆豉 9g	牡丹皮 9g	地骨皮 9g
生　姜 3 片	大　枣 3 枚		

四诊：体温正常，食欲增进，唯夜寐欠安，以天王补心丹善后调理。

痉、湿、暍是临床常见病、多发病。痉病包括现代医学所指的破伤风、乙脑、流脑；湿病包括风湿性关节炎、类风湿关节炎、消化系统类疾患；暍病包括夏季的传染或非传染性疾病，这已为临床实践所证实。临床凡遇这些疾病，均可以《金匮要略》所论痉、湿、暍病的理、法、方、药为指导，进行辨证论治。可见，《金匮要略》开辟了痉、湿、暍辨治之先河，堪为后世效法，并宜在此基础上发展它、扩充它，使之更臻完善。

阴虚湿热证治举隅

　　湿热之论，首载《内经》，如《素问·生气通天论》说："湿热不攘，大筋软短，小筋弛长。"元代朱丹溪阐发《内经》之旨，并结合自己丰富的临证经验而指出："六气之中，湿热为病，十居八九。"并常用二妙散、潜行散等苦寒之剂，从脾论治湿热，给后世影响很大。

　　然则，不仅湿热为病广泛，且因湿热久羁必耗阴伤津，若用苦寒以清化湿热则易使阴液更伤，若用滋养阴液之品以养阴则又易滞留湿邪。滋之不可，清化不能，往往使医者棘手。

　　湿热伤阴的病因病机，多因风、寒、燥、湿诸邪郁而化热，热极伤阴之后，津液精血生成匮乏，脾、胃、肝、肾诸脏皆可受损。脾阴伤而运化更困，脾湿反凝而滞恋，于是湿热愈加胶着，阴液则愈加损伤，形成湿热伤阴诸证。

　　湿热为病，如油汤入面，缠绵而又黏滞，更兼阴液亏虚难以骤补，其病情复杂而病程亦长，治疗时既不可用苦寒辛燥之药反劫其阴精，又不可用滋阴黏腻之品以助湿热之邪。

　　余治湿热伤阴之证，多采用滋而不腻、清而不寒、芳香而不燥之药物，并稍佐疏泄肝胆、宣通气机之品，使其水湿流动而能化，阴生而不碍邪。治疗数例，疗效尚称满意，现举案例数则，以就正于同道。

　　【例一】阴虚湿热痹病案

　　患者潘某，女，45岁，病历号133138。

　　主诉：四肢关节肿痛一月余，过去有近似发作史。现病史：近一月来，上肢各关节疼痛尤剧，伴肿胀、变形、活动受限，心烦，胸闷，乏力，情志抑郁，大便干，小便色黄，地图舌，舌质暗淡，苔薄白腻，脉细濡无力。查血沉 24mm/h，余无特殊。因素体阴虚，湿邪滞阻关节络道，"经湿则痹，络热则痿"，此证显属阴虚湿热痹，首应以清热利湿、凉血养阴为法。

【处方】

苍 术 9g	黄 柏 9g	薏苡仁 20g	怀牛膝 9g
独 活 9g	桑寄生 15g	当 归 12g	白 芍 12g
生地黄 15g	玉 竹 12g	秦 艽 9g	生甘草 6g

二诊：服药十四剂，湿热胶着之证已有松动之机，关节疼痛减轻，微能伸展，但舌苔花剥，脉见沉弦而数，仍守前方加山药 30g，续服药三十剂。

三诊：诸关节疼痛基本消失，化验检查亦正常，唯五心烦热、地图舌等象更加显露，脉细数。此乃清化之后湿热已微，阴虚反显，故改用麦味地黄汤加赤芍、丹参、鸡血藤、当归、秦艽、威灵仙、桑枝，隔日一剂，同时将上方配成丸药，持续服半年，病遂愈。

从来论痹，执"风寒湿三气杂至，合而为痹"为定法，或祛风，或温寒，或胜湿。《类证治裁》痛风条中提出："寒湿风郁痹阴分，久则化热攻痛。"根据这一见解，在治疗本例的步骤上，以先清利湿热、凉血养阴为法，侧重于攻，不忘于补，或谓七分攻而三分补，攻之以四妙散，补之以当归、白芍、地黄、玉竹，佐入独活、桑寄生、秦艽，静中以求通，待湿热胶着之邪松动，有可化之机，乃渐次转入养阴为主，以巩固疗效。全部治程中，不苦寒、不辛燥、不阴凝、不滋腻，获效始捷。

【例二】阴虚湿热腹痛案

患者张某，男，54 岁，铁道部干部。1960 年始有腹泻，消化不良，一直未愈。1979 年病情加重，确诊为"慢性结肠炎"，屡治乏效。就诊时见：右腹及左下腹胀痛，排便后消失，大便溏，日一次，有不消化食物，小便量少，色黄，伴见头晕，疲倦乏力，口唇干燥，脚跟疼痛，腰膝酸软，舌暗红，苔白腻，脉沉细无力。辨证为湿热阴虚，痹阻肠道，治宜清化湿热、缓急止痛为法。

【处方】

苍 术 9g	茯 苓 15g	厚 朴 9g	陈 皮 9g

| 白扁豆 12g | 薏苡仁 20g | 黄　柏 12g | 藿香梗 6g |
| 川楝子 9g | 当　归 9g | 枸杞子 12g | 甘　草 6g |

药后矢气频转，腹胀腹痛明显减轻，纳食转佳，舌质暗红体瘦，苔白腻，脉沉细无力尺弱。湿热之标渐除，养阴固本即急。

【处方】

沙　参 15g	玉　竹 12g	川楝子 9g	枸杞子 12g
怀山药 20g	芡　实 12g	川黄柏 9g	生地黄 12g
熟地黄 12g	广砂仁 5g（打）	香　橼 12g	沉香粉 2g（冲）
生甘草 9g			

服上方药 2 周，继续好转，又佐入左金丸平肝，诸症渐愈，遂以资生丸善后。

痢久阴伤，阴伤而湿热乘虚蓄积肠道，胶着不解，转成慢性痼疾。本案始于腹泻之后，继则腹痛，溏便不除，即见口唇干燥、头晕乏力、舌暗、脚跟疼痛、脉细沉无力尺部细弱等阴虚本证，又见溏便、腹痛、苔腻等湿热滞留之证，治疗先用平胃散合三妙散清热化湿，加扁豆、枸杞子、当归以养阴，川楝子疏肝理气止痛，俟湿热之邪渐解，乃继以资养脾肾之阴，稍配清化，佐以平肝缓急，使阴复而湿热去，后以资生丸固其本。治疗本案把握标本缓急比较恰当，故疗效亦佳。

【例三】阴虚湿热尿血案

患者王某，男，19 岁。患尿血 2 周，1 周来尿血加重，不痛，唯尿道偶有灼热感，腰酸，时心烦，口干不欲多饮，纳眠均可，大便偏干，几经医院检查未见明显异常，曾用清热利湿诸法而疗效不显。就诊时见脉细数，尺弱，舌红少苔。辨证为阴虚而湿热内蕴，治宜养阴而清利湿热，两相兼顾。

【处方】

女贞子 15g	墨旱莲 15g	炒栀子 6g	藕　节 20g
侧柏叶 9g	生地黄炭 12g	白茅根 15g	瞿　麦 9g
滑石粉 15g（包煎）	生甘草 6g	琥珀粉 2g（分冲）	

服上方药七剂，尿血渐愈，后以六味地黄汤加味善后。

仲景有育阴利水之猪苓汤，用二苓、泽、滑以利水，妙用阿胶以育阴。本案病在血分，湿热两伤，而阴分又亏，是以单纯清热利湿而不效，改用二至、生地黄等滋阴之品，配以栀子、瞿麦、滑石以清利湿热，藕节、侧柏叶、白茅根以凉血止血，琥珀安神清心、活血利水，甘草调和诸药，标本兼顾，疗效颇佳，是仿仲景法而不泥于仲景方也。

　　阴虚湿热之证，临床上颇不少见，清利湿热是治其标，养阴是疗其本，当贯彻始终。然养阴之重点在养肝、脾、肾之阴，养肝阴宜当归、白芍，养脾阴宜山药、扁豆、玉竹，养肾阴宜二至、生地黄、熟地黄，要做到养阴而不腻，还需佐入调气活血之品，以静寓动，则庶几无弊。

运用桑钩温胆汤治疗中风的经验

桑钩温胆汤，是我治疗中风的自拟经验方，其药物组成即古方温胆汤加桑寄生、钩藤。

中风乃内科大证，历代医家致力于本病之研究者，举不胜举。对于中风的病因，唐、宋及其以前的医家，多以"内虚邪中"立论。唐、宋以后，学派各出，金元刘完素言主心火暴甚，李杲言本气自虚，朱震亨言主痰浊。明代张介宾倡"非风"之说，认为本病为"内伤积损颓败而然，原非外感风寒所致"。清代王清任又提出"气虚血瘀"之论。这些医家之所以提出不同的论点，是与其所处时代、物候条件以及当时人民的生活水平、饮食起居密切相关的，是大量临床实践的经验总结。

随着时代的演进，社会条件、物候条件、人民生活等有了差异。过食肥甘，恣饮醇酒，已为常事。"饮食自倍，肠胃乃伤"，脾运不健，气不布津，聚湿生痰，痰湿内蕴，郁久化热，热极生风，此其一。大凡中风者年龄均在 40 岁以上，人至此时，阴气自半，肝肾亏损，水不涵木，木少滋荣，内风旋动，此其二。长期的饮食不节与阴气的自然亏损（若房事不节或其他因素，可加速其亏损），两者相加，日积月累，是致病的主要因素。由此，痰湿日渐蕴积，化热生风，邪气不断加重；阴气不断亏损，正气日益不足，一为病理，一为生理，齐头并进，构成该病本虚标实、虚实互见、正邪交争的病机特点。倘邪气不甚，正气尚支，机体自我调节机能还可进行，矛盾则处于相对稳定状态。随着患者年龄的不断增长，病理因素胜过生理因素，邪气压过正气，机体的自我调节机能被打乱，则矛盾不断加深，终至激化。于是，阴亏风动，痰热生风，风痰并见而相互交织，痰借风势，风夹痰行，上扰清空，横窜脉络……无处不到，无孔不入，阴阳为之而失衡，气血为之而逆乱，营卫为之而不周，乃发为中风。

临床实际所见，无论是中风先兆、中风发作，还是复中风、中风后遗症，莫不风痰相兼而贯穿其间，只不过孰轻孰重有别罢了。一般中风先兆，风痰俱轻。中风发作、复中风，则风痰俱重。中风后遗症，则痰重于风。中风的各个时期除有其各自应具备的特点之外，都有着风痰的共同指征。

1. **肢体麻木**：中风先兆患者多手指麻木，中风发作、复中风、中风后遗症患者多麻木而伴随偏瘫、口眼歪斜，为风痰阻络、气血运行不畅所致。

2. **眩晕、健忘**：中风先兆患者眩晕、健忘可同时相见，中风发作、复中风者多见眩晕，中风后遗症者多见健忘，为风痰上扰清空之府，脑不能自主所致。

3. **情绪波动、烦躁不寐**：中风的各个时期均可见到，为风痰扰及神明所致。

4. **舌强语謇**：中风先兆者多见舌强、运转不灵。中风发作、复中风、中风后遗症者，舌强而歪，且与语謇同时并见。中风发作时甚则舌硬缩不能伸过门齿，中风后遗症往往遗留语言謇涩，均为风痰阻滞舌本脉络所致。

5. **舌苔腻**：中风的各个时期均可见到，病情轻者则薄腻，病情重者则厚腻，病变热化则黄腻。常伴舌质暗红，为风痰内阻所致。若风痰阻滞，津不上承，则苔腻而干。

6. **脉弦滑**：中风的各期都可见。弦主风，滑主痰，为风痰的象征。肝肾不足显著者，脉多细弦滑，或尺部较弱，轻取不应。

7. **年逾四旬、体型肥胖、素喜食肥甘厚味**：各期患者均可见，为风痰产生的根源，如《素问·通评虚实论》说："……仆击、偏枯……肥贵人则膏粱之疾也。"

基于此，我领悟前贤的学术思想，抓住风痰为患这一主要矛盾，选用千金温胆汤以化痰浊、利湿清热而不伤正。加钩藤平息肝风而不燥，桑寄生滋补肝肾而不腻，扶助正气而不碍邪，风痰内阻、肝肾不足者最宜。钩藤与桑寄生是柔肝息风较好的药对。此方的组成，不偏不倚，谨守中风病机，轻重缓急、标本兼顾，无论是中风先兆、中风发作，还是复中风、中风后遗症，均可运用之。

运用上方，要根据患者的具体情况加减化裁。常加竹沥水，以加重化痰浊之力。若痰迷心窍，阻于廉泉，神昏、舌强言謇者，加石菖蒲以化痰开窍。痰浊化热，痰热交阻，舌苔黄腻者，则以全瓜蒌或胆南星易半夏，或少加黄芩以助清热。眩晕者则加菊花、蒺藜以清头目。心烦不寐者，则加莲子心、生龙骨、生牡蛎。风痰内阻，气机不行，腑气不通者，合以《活法机要》的三化汤釜底抽薪，待大便通后可减去方中大黄。在中风初起，少量短时运用羌活，有助于息风，在去大黄的同时可一并减去。大便通后，可将大黄换为火麻仁，以辅助大肠之传导职能。若大便秘结而血压高者，则加决明子，或将决明子研为末，与适量的蜂蜜调匀为膏，每次 1 勺，日服 2 次。一般中风先兆、中风发作、复中风者入煎剂，中风后遗症用膏剂。腑气通，俾风痰去矣。肢体麻木，偏瘫，舌质暗红，甚则夹瘀斑者，加地龙、丹参、丝瓜络以活血化瘀通络。切不可用黄芪，误用则有腹胀、烦躁之弊，慎之！慎之！肝肾不足明显者，则加女贞子、墨旱莲平和之品，滋而不腻，六味、左归皆属禁忌之例。

　　桑钩温胆汤，方药平淡，但疗效可靠，关键在于组合严谨，选药精当，通变活泼，很切合中风的病机，故能疗大症、起沉疴。我临证凡遇中风，善用此方，现选录临床运用本方治疗中风的典型病案于下，以资佐证。

一、中风先兆案

　　【例一】马某，男，46 岁，已婚，河北人，北京矿务局工人，住院号014639。1973 年冬季，无明显诱因而右侧肢体汗出，未做特殊治疗。1 年前继发右侧肢体麻木、酸胀不适，右半身皮肤颜色变暗。4 个月前病情加重，病侧肢体发凉，患者并有眩晕、恶心、心悸心烦等症状，时而自觉舌头强硬、语言不利，右上肢皮肤颜色变为紫红色，甚则双手震颤。本单位职工医院未明确诊断，施治罔效。在我院门诊服中药六十余剂，亦未见大效，于 1982 年 10 月 6 日入院治疗。

　　患者形体肥胖（体重 84kg），面色红赤，右侧肢体皮肤明显变暗，触之发凉，尤以胸腹为甚，双手颤抖，腕关节以下皮肤呈紫红色，自觉头晕目眩，如立舟车之上，恶心，心悸心烦，夜寐不宁，右侧肢体发凉，舌强硬麻木，右歪，质暗红，苔黄腻，脉沉弦。BP：140/110mmHg。拟诊：中医：中风先兆。西医：①原发性高血压病；②植物神经功能紊乱。证属水不涵木，肝风夹痰上扰清空，横窜脉络，血气不和，营卫失调，治以柔肝息风、化痰通络。

【处方】

桑寄生 15g	钩　藤 9g（后下）	全瓜蒌 12g	炒竹茹 9g
石菖蒲 9g	黄　芩 9g	女贞子 15g	生龙骨 20g（先下）
生牡蛎 20g（先下）	丹　参 15g	浮小麦 9g	墨旱莲 12g

药进六剂，右上肢即有明显热感，颜色由紫红变为淡红，抚之温度上升，唇舌麻木消失，舌苔由黄腻转为薄黄，BP：120/80mmHg。尔后恒守此方服药 2 个月，右半身温度近于左侧，面红消退，眩晕、恶心、手颤、舌强硬诸症消失，舌体转正，血压正常而出院。半年后随访，患者已能正常工作。

【例二】 孙某，女，70 岁，已婚，江苏籍，退休医生，住院号 014051。缘于做胃镜术中，精神过分紧张，术后全身不适，肢软乏力，喜卧厌动，持续 20 余天。某日，午觉未能熟睡，即感头晕、目眩、心悸，继则觉舌体强硬，语言不利，肢软乏力，行步迟钝，全身难受，莫可名状，大便溏泄，日五六行，小便频数，但无剧烈头痛、恶心呕吐、偏瘫、失语及大便黏液脓血、小溲黄赤疼痛等症状。经患者所在医院用葡萄糖＋维生素 C＋ATP 静脉滴注、肌内注射维脑路通，口服中药归脾汤，只二便好转，其他病情未能控制，于 1982 年 6 月 11 日住入我院。

视患者表情淡漠，精神倦怠，形体消瘦，步态蹒跚，行动艰难，语言不利而低怯，纳谷锐减，胃脘不适，舌强硬，质淡暗，苔黄腻，脉弦细数，尺细弱。入院诊断：中医：中风先兆。西医：①脑血管硬化；②脑供血不足。证属肝肾不足、风阳上扰、痰湿中阻、本虚标实之证，用桑钩温胆汤加味。

【处方】

法半夏 9g	陈　皮 9g	茯　苓 15g	甘　草 6g
竹　茹 12g	炒枳壳 9g	桑寄生 15g	钩　藤 9g（后下）
葛　根 9g	莲子心 6g		

服上方药五剂后，头晕目眩即减轻，肢体活动亦较灵活，语言渐清楚，纳食增加，黄腻苔变为薄白苔，病情日趋好转。后又服用原方药二十余剂，诸症消失而出院，年余来体健如常。

二、中风发作案

肖某，男，66 岁，已婚，北京籍，退休工人，住院号 015787。春分之日（1983 年 3 月 21 日），自觉气候较热，汗出较多而脱减衣服，晚间即感背部发凉。次日晚八时左右，正坐着与家人说话时，突感舌强语謇，左侧口角麻木及肢体无力。第三日渐至左侧肢体活动不灵活，但尚能自己行走，到关厢医院就诊，该医院未明确诊断，予针刺及服中药一剂。返家后又自服人参再造丸及牛黄上清丸各一丸、疏风活络丸一袋，下午渐感左侧肢体活动障碍，不能行走，口眼歪斜，口角流涎，精神困倦，昏昏欲睡，遂急诊入我院。

视患者面色微红，形体肥胖，舌淡红少津，左歪，苔黄厚腻而不成片，脉左沉细弦，右弦滑。大便已 4 日未行，测 BP：150/90mmHg。诊断：①中医：中风；②西医：脑血栓形成。辨为风痰交阻、腑热不通之证，治拟息风化痰、通腑泻热，用桑钩温胆汤与三化汤化裁。

【处方】

桑寄生 15g	清半夏 9g	钩　藤 15g（后下）	橘　红 9g
茯　苓 15g	甘　草 6g	牛　膝 9g	羌　活 6g
酒大黄 9g	枳　实 9g	厚　朴 9g	竹沥水 60mL（分冲）

服上方药三剂，大便畅通，便软成形，量多，随之语言渐清楚，精神渐振，血压降至 120/78mmHg，舌上有津，苔仍黄腻不均，脉如前，左侧肢体不能活动。1 周后能在床上活动下肢，上肢亦稍能抬起，口角已不流涎，纳食渐增，脉有缓象。

处方：上方去羌活、厚朴、大黄，加火麻仁 9g、地龙 15g、竹茹 12g、胆南星 10g。服上方药 10 天后，病者能坐于凳上。2 周后能由家人搀扶到厕所大小便，自己能扶着床沿迈步活动，食量已恢复至病前，每日 8 两。3 周后，能独自行走，左上肢能抬举平肩，舌体正，口眼歪斜不甚明显，苔根部黄，脉缓和，唯脚趾不能活动，手指握力不及。4 周后，能自由行走，脚趾已能活动，上肢抬举过肩，手指握力增强，舌根部有少量黄苔，脉沉缓，能自理一部分生活，住院 5 周后出院。

三、复中风案

雷某，男，71岁，已婚，辽宁籍，退休医生，住院号014148。1973年5月，因工作劳累、心境不佳，某日晚突然神志昏迷，右侧肢体偏瘫，即往某医院急诊，诊为脑血管意外、高血压病、动脉硬化，经抢救治疗（用药不清），神志清醒，症状缓解，唯右侧肢体活动欠灵活，面瘫。此后，1974、1976年连续两次出现偏瘫及失语，均经治疗后遗留右侧肢体活动不利，但尚能自理生活。近1个月来，不明诱因，每日不停地口角流涎，6天前突发失语、口眼歪斜，右侧肢体偏瘫加重，水饮不能入，入则呛咳，小便失禁。即往某医院急诊，该院按脑血栓形成用低分子右旋糖酐等药物治疗，效不显，于1982年6月29日上午11点30分转入我院。

视之，颜面潮红，舌强短缩，不能伸过门齿，质暗红，苔黄腻。家属代诉：大便4日未行，小便失禁，诊脉沉细滑数。BP：170/120mmHg。诊断：①中医：复中风；②西医：脑血栓形成。辨为肝肾不足、风阳上扰、痰热内阻之证，拟柔肝息风、化痰通腑开窍以治，用桑钩温胆汤与三化汤合方化裁。

【处方】

桑寄生 15g	钩 藤 12g（后下）	清半夏 9g	陈 皮 9g
茯 苓 15g	菊 花 9g	石菖蒲 12g	丹 参 15g
牛 膝 9g	川厚朴 9g	生大黄 5g（后下）	羌 活 3g

竹沥水 60mL（分冲）

当日急煎内服，服药后夜间大便即通，翌日晨起又大便一次，颜面潮红即退，肢体渐能活动，小便能控制。

药已中病，原方去生大黄、川厚朴、羌活续服。5天后，舌体活动较前灵活，语言稍清晰；右下肢活动尚可，搀扶可以行走；右上肢能抬举，但不能持物；吞咽困难，水饮入口仍呛咳，口角流涎。BP：150/100mmHg。10天后，舌能伸过门齿，肢体活动又较前灵活，语言不甚利落，大便4日未行。于方中加火麻仁15g，桃仁9g。半月后，能扶杖行走，右上肢抬举能触及头部，但手指握力较差，大便畅，小便调。20天以后，能下床自由活动锻炼，右上肢能抬举过头，握力较前增强，舌体活动自如，说话时吐字较前清楚，精神、食欲转佳，二便调，BP160/100mmHg，舌苔由黄腻转为薄黄，脉弦。1个月后，生活能自理，取消陪床。续服原方药，至56天出院。

四、中风后遗症案

孙某，男性,56岁，已婚，河南籍，煤矿工人，住院号014917。其家人代诉：患者生闷气后，于1982年5月3日在井下工作时猝然昏仆，不省人事，继而口眼歪斜，经当地医院抢救3天后神志渐苏，转另一医院才确诊为脑血栓形成，住院50余天，用低分子右旋糖酐、脑复新、扑尔敏、地巴唑、维生素B₁等药物治疗，遗留右半身及右颜面麻木、活动障碍、语言謇涩、口眼歪斜等症。出院后肌内注射维脑路通配合理疗，效不显，于1982年11月22日入我院治疗。

视患者神情苦闷，颜面晦滞，咯白黏痰，量多，可闻喉间痰声辘辘，舌质暗红，苔黄厚腻，脉细弦而滑。诊断：①中医：中风后遗症；②西医：脑血栓形成后遗症。辨为风痰内阻、脉络不通、舌窍不开之证，拟化痰开窍，佐以息风法为治，用桑钩温胆汤加减。

【处方】

法半夏 10g	茯　苓 15g	橘　红 10g	白附子 6g
炒僵蚕 10g	石菖蒲 9g	桑寄生 15g	钩　藤 12g（后下）
全瓜蒌 12g	天竺黄 6g	炒枳壳 9g	竹沥水 40mL（兑服）

服上方药一月，口眼歪斜、颜面及肢体麻木、痰声辘辘均消失，舌苔变为薄白。原方增损出入。

【处方】

法半夏 10g	茯　苓 15g	橘　红 10g	石菖蒲 9g
桑寄生 15g	钩　藤 12g（后下）	郁　金 9g	全瓜蒌 12g
天竺黄 6g	炒枳壳 9g	竹沥水 20mL（兑服）	

服上方药两月，患者肢体活动自如，上下肢均有力，能握笔书写，并可回答"对""一""二""三"等简单的语言，取得了较好的疗效。

治头痛五法

现代医学的血管神经性头痛，其病因尚未明了，症状复杂多变，治疗也较困难。从本病的症状特点来看，与中医学中的某些头痛、偏头痛、头风等疾病相类似。中医学认为：头为诸阳之会，脑为清灵之府，五脏六腑之精气皆上注于此，故外感、内伤诸种因素皆可令脑络阻痹，清阳不达，浊阴翳蔽，因而发生头痛。《素问·方盛衰论》云："气上不下，头痛巅疾。"后世之《类证治裁》一书亦说，"头为天象，诸阳经会焉，若六气外侵，精华内痹，郁于空窍，清阳不运，其痛乃作"，亦即此理。

临证所见，这类头痛的病因的确复杂，或因七情六郁，气血瘀滞，或因劳倦内伤，上实下虚，或因外感失治，余邪稽留，或因久病不复，阴阳偏倾等，皆可导致气血逆乱，升降失常，瘀血阻络，化热生风，痰浊上干，脑络壅塞为痛。唯其病因复杂，故临床证候亦变化多端。或偏头痛，或全头痛，或搏动性钻痛，或憋胀性钝痛，或头部浅表络脉怒张、太阳穴胀痛，或隐隐作痛，或剧痛难忍，或痛无休止，或阵发加剧，或时作时止，或发作有时……且于发作时常出现多变的伴随症状，或恶心呕吐，或两目红赤，或鼻塞鼻衄，或双目难睁，或颜面翕热如醉，或手足麻木逆冷，或躁扰不宁，或昏昏欲睡，甚至出现昏瞀抽搐等症。应如何辨证治疗，历代医学文献记载非常丰富。《内经》论头痛，以"六经"作为分类依据。明代张景岳提出："凡诊头痛者，当先审久暂，次辨表里，盖暂痛者，必因邪气，久病者，必兼元气……"可谓要言不烦。近年来，在临床中坚持辨证施治的原则，凡遇这类头痛，首先分清外感与内伤，明辨脏腑、气血、阴阳、寒热、虚实之变，"谨守病机，各司其属"。曾先后采用以下五法，治疗多例原经西医诊断的血管神经性头痛，疗效尚属满意，现将粗浅的体会介绍于下。

（一）活血化瘀法

本法适用于瘀血阻络而致的头痛。中医对痛症的发生，有一个总的概念，即"不通则痛"，后世医家又在此基础上提出了"久病入络""久痛入络"的病理机转。故本法所适用的头痛，也大多具有病程缠绵、迁延日久的特点，有的病程竟长达十数年之久。

关于瘀血证的特点，《金匮要略·惊悸吐衄下血胸满瘀血病脉证治》论述颇详。"病人胸满，唇痿，舌青，口燥，但欲漱水不欲咽，无寒热，脉微大来迟，腹不满，其人言我满，为有瘀血。"又云："病者如热状，烦满，口干燥而渴，其脉反无热，此为阴伏，是瘀血也，当下之。"以上论述，至今对辨治瘀血性头痛同样具有重要的意义。

据临床所见，本类患者多为壮年妇女。其症状特点为，头痛时作时止，或痛如针刺，或剧痛如裂，或走路震痛。自感胸满不舒，烦躁易怒，甚则奄忽发狂。经行滞涩量少，且夹瘀块不鲜，或经前腹痛如绞，或经行头痛加重，口苦咽干，失眠多梦，面色晦滞，舌质紫暗，或有瘀斑瘀点，脉细弦或细涩。治此病证，常采用活血化瘀，平肝息风之法。方用《医林改错》中的"血府逐瘀汤"加菊花、夏枯草等，多获良效。若日久病重者可酌加全蝎粉3g冲服，以增强入络搜邪之力。王清任云："查患头痛者，无表证，无里证，无气虚、痰饮等证，忽犯忽好，百方不效，用此方一剂而愈。"实践证明，王氏之言诚为经验之谈。

案例：鄢某，女，37岁，家庭妇女，病例号2600622。

罹患阵发性头痛十数年，曾在某医院检查，影像检查为"脑血管扩张（？）"。1977年12月17日来我院诊治。自述平素感到头内似有水在晃动，每遇饥饿、劳倦、抑郁则头痛发作。头痛重则心悸烦乱，胸闷短气，头面翕热，口燥不欲饮，大便干，小便黄，脉细弦，舌质暗，苔薄白，BP：110/70mmHg。观其脉证，知属气滞血瘀型头痛。拟用活血化瘀、理气平肝法，选用变通血府逐瘀汤与服。

【处方】

柴　胡 6g	当　归 9g	川　芎 5g	生地黄 12g
赤　芍 9g	白　芍 9g	枳　壳 9g	红　花 6g

桔　梗 6g　　　牡丹皮 9g　　　菊　花 9g　　　甘　草 5g

上方连续服二十余剂，头痛渐告痊愈。

（二）凉血清肝法

本法应用于肝阳化风、血热上冲所致的头痛。此类头痛多见于壮年阳旺之体，平素喜食酒醴厚味，或禀性刚暴，复因五志过极而致肝失柔和，血失静谧，阳动莫制，血热上壅，阻滞清空之络。症见全头胀痛欲裂，太阳穴经脉隆起跳痛，面目红赤，烦躁易怒，夜寐不安，多梦易惊，甚则目眩妄见，口臭饮冷，大便秘结，小便黄赤，舌质鲜红，脉见弦数。因肝为风木之脏，相火寄之，阴血藏之，肝体之柔，赖阴血以濡之，阴血之行，赖肝气以疏泄之。今肝火暴张，风阳目旋，血气皆菀于上，故治必清肝凉血，治用自拟凉血清肝汤（详后）。还须告诫患者，和情悦性，饮食清淡，庶可正本清源，病获痊愈。

案例：金某，男，45 岁，干部，1975 年夏来我院门诊。

患者自述突然全头胀痛，脑颅欲裂，不堪忍受，痛甚则以头触墙，缓解时则感头目瞀闷不聪，口苦咽干，时欲冷饮，食不甘味，卧不安席。曾于保定某医院诊断为"血管神经性头痛"。

【处方】

生地黄 15g　　牡丹皮 9g　　　赤　芍 9g　　　白　芍 9g

玄　参 12g　　龙　胆 6g　　　决明子 30g　　柴　胡 6g

菊　花 9g　　　酒大黄 6g　　　枳　壳 9g　　　甘　草 5g

视患者面目红赤，如醉酒之状，两太阳穴静脉怒张，舌红少苔，大便时干时稀，小便黄赤，两寸关脉弦数有力。观其脉证，知系肝火血热上干清灵之府，遂用凉血清肝汤原三剂投之。

药后头痛渐止，饮食增加，遂带本方返回工作岗位。后因工作紧张，停药未服，逾一月其病复作，再以原方六剂与服，病渐告愈。

（三）滋水涵木法

本法用于肝肾阴虚、肝阳上亢而致的头痛，病多见于 50 岁以上者。经云："年四十，而阴气自半也，起居衰矣。"（《素问·阴阳应象大论》）复因调摄失宜，忧思郁怒，劳心过度，再伐肝肾之阴。盖肝脏体阴而用阳，体柔而性刚，肝之阴所以潜藏，肝之体所以柔和，"全赖肾水以涵之，血液以濡之，肺金清肃下降之令以平之，中宫敦阜之土气以培之，则刚劲之质，得为柔和之体，遂其条达畅茂之性，何病之有？"（华岫云语）且肝肾同居下焦，乙癸又属同源，肾阴亏损，水不涵木，木失条达之性，因致全头闷痛，颈项不柔，脑转耳鸣，肢体震颤，盗汗遗精，心烦易怒，舌红少苔，脉寸关微弦，两尺浮大无力。

临证治疗，多遵叶天士心法，"身中阳化内风，非发散可解，非沉寒可清"，"非柔润不能调和也"。治必随肝脏条达畅茂之性以滋之、濡之、清之、疏。方用加减杞菊地黄丸，滋肾平肝。然阴虚之体，水火不济，气化失常，生痰蕴湿者不少，故滋养切忌腻滞。如舌根部稍有白苔而腻，可去生地黄、熟地黄不用，改为蒺藜、桑寄生等性味中平、益肝肾而不助湿之品。且久病入络，非辛味无以通闭解结，故于大队滋润药物之中少佐细辛、薄荷等轻清灵动之品，顺肝性以疏泄之。此乃《素问·脏气法时论》所谓"肝欲散，急食辛以散之"之意也。如肝阳亢盛，也可酌加珍珠母、生龙骨、生牡蛎等潜镇之品。

案例：白某，男，55 岁，教师，住云南白族自治州，于 1977 年夏来京就诊。

全头闷痛 8 年，鲜有缓解之时，颈项拘急不柔，腰膝酸软无力，入夜则五心烦热，卧不成寐，昼起则头目昏蒙，精神萎靡，焦躁易怒，稍有情绪波动则筋惕肉𥆧，肢体震颤，难以坚持工作。求医服药屡屡，收效不显。观患者神情抑郁，表情痛苦，面色无华，舌红少苔，舌面龟裂。诊其脉两寸关浮弦，两尺沉弱。显系肝肾阴虚，水不涵木，虚风内动之象。遂用滋水涵木之法，用加减杞菊地黄丸改为汤剂。

【处方】

枸杞子 12g	菊 花 12g	生地黄 9g	熟地黄 9g
女贞子 12g	墨旱莲 12g	云茯苓 9g	牡丹皮 9g
山 药 9g	泽 泻 9g	细 辛 3g	薄 荷 3g（后下）

服六剂后，头痛著减，但仍有心慌不安之感，又在原方中加柏子仁 9g，再进六剂。药后头痛基本消失，嘱其返里，按原方比例配制丸药调理，以巩固疗效。

（四）解郁化痰法

本法为肝气郁结，痰湿阻滞者而设。此类证候多见于嗜食肥甘，恣欲无度，形体丰腴之人。痰湿素重，复被忧思恚怒所加。肝气郁结，中土失运，痰湿困脾，不御所胜，肝气横逆，乘而侮之，湿痰夹肝风上干清阳之位，经络瘀塞，壅遏为痛。正如叶天士所谓"阳明脉虚，加以愁烦，则厥阴风动，木横土衰"者也。故胸胁脘腹胀闷滞塞，唯以引长息为快。肝郁脾困，故食不甘味，大便时干时溏，滞下不爽。痰湿痹阻经络，故肢体麻木憋胀，患者多显面色晦暗，眼圈发乌，舌体微肿而有齿痕，舌苔白腻，脉见弦滑。

临证运用本法，多从以下三个方面着手。

1. 痰湿化热，上干清阳之道者，用加味温胆汤（云茯苓、陈皮、半夏、竹茹、枳实、厚朴花、石菖蒲、地龙、菊花、怀牛膝）。

2. 风痰阻络，清阳不升者，用变化半夏天麻白术汤（半夏、天麻、白术、陈皮、云茯苓、桑寄生、钩藤、当归、白芍、甘草）。

3. 肝郁不舒，痰血瘀滞者，用变通逍遥散（当归尾、赤芍、白芍、柴胡、云茯苓、白术、薄荷、牡丹皮、夏枯草、决明子、制香附、白芥子、甘草）。

案例：徐某，女，35岁，教员，病历号260319。

据云7岁患麻疹，疹后即出现右侧头痛，至今已28年之久。长期病痛，心情难舒。屡经医院诊治，曾做过颅骨平片及脑脊液检查，均未发现异常。心电图正常，脑血流图显示脑动脉硬化。BP：100/80mmHg。曾先后使用安乃近、维生素 B_{12}、胎盘组织液、谷维素、脑灵素、维生素 B_1、谷氨酸、麦角胺咖啡因等药物，未得治愈。后经北京某医院神经内科诊断为"血管神经性头痛"，并建议中医治疗。

来诊时右侧偏头痛时作时止，痛轻则局部发凉，热敷、挤压可得缓解，痛重则呕恶不止，数日不得进食；情绪焦躁，不任烦劳，心悸短气，胸胁胀闷，寐不安，食无味；经行先期，色紫且夹瘀块，大便干燥不爽；诊其脉，弦细而涩；望其舌，质暗而边有齿痕，苔薄黄稍干。证系久病入络，复加肝气郁滞，气机失畅，而致痰血瘀阻脑络，故采用解郁化痰、活血通络之法，以变通逍遥散与服。

【处方】

柴 胡 6g	牡丹皮 9g	当 归 9g	赤 芍 9g
白 芍 9g	云茯苓 12g	白 术 9g	薄 荷 3g（后下）

山栀子 5g　　　川　芎 5g　　　桃　仁 9g　　　橘　络 9g

红　花 6g　　　桔　梗 6g　　　甘　草 6g

服药十剂，头痛著减，夜寐得安，食纳转佳，精神渐振，二便通畅，嘱其继服前方以巩固疗效。

（五）调和营卫法

本法适用于狭义的"头风"，即《素问·风论》所谓"新沐中风，则为首风"者。此类病证多由外感失治，或因醉饱、新沐当风取凉，风邪由风府入脑所致。

《素问·风论》云："首风之状，头面多汗恶风，当先风一日则病甚，头痛不可以出内，至其风日则病少愈。"说明首风有汗出恶风与气候变化密切相关的证候特点，这与今天的临床实践也是相吻合的。

头风之状，发无定时。发则汗出而恶风，或头皮浮顽，口不知味，或耳鸣目痛，或眉棱骨痛，甚则颈项强、身拘急，脉见浮弦或浮缓，不发则一如常人。临床遇此证，若汗出恶风，脉浮缓者，则以调和营卫，辛甘化风之法施治，方用加味桂枝汤（桂枝、白芍、甘草、生姜、大枣、荆芥炭、浮小麦、黄芪）。若遇舌脉如常，无证可辨者，则采用"蝎梅散"（全蝎 3g 微炒研细、梅片少许研细，二味调匀），用少许吸鼻内，左痛吸右，右痛吸左，两侧痛吸双鼻，每日 2～3 次。

案例：何某，男，11 岁，住河北省深泽县，于 1975 年春来京就诊。

头痛 3 年，每日发作 10 余次，若天气变化发作尤频。发则痛不堪忍，抱头嚎啕，甚则以头触墙，头汗出，不发则一如常人。曾服药治疗无效，转石家庄某医院就诊，疑为颅内占位性病变，遂介绍来京。经某医院检查，除外颅内占位性病变，诊断为"血管神经性头痛"，并建议服中药治疗。

诊其脉微数，舌稍红，苔薄白，唯其头痛时作时止，其余无证可辨。窃思应属"头风"之类，与服芎菊上清 20 粒，每日 2 次，每次 1 粒。服后发作时头痛稍减，后改用蝎梅散吸鼻，每日 3 次，共 5 日，头痛顿除，至今未发。小方小药，疗效实出意外。

以上粗浅体会，病例不多，其疗效可能有很大的偶然性，仅作为引玉之砖，望同志们批评指正。

血管神经性头痛治验

孙某，女，36 岁，因患偏头痛长达 11 年之久，于 1982 年 12 月 13 日来诊。

患者于 11 年前开始出现左侧偏头痛，每逢情绪波动时疼痛加重，经某医院确诊为"血管神经性头痛"。头痛发作时，服用去痛片及血管扩张剂才能缓解，夜晚必须服安定、鲁米那、谷维素方可入睡，长期如此，未能根治，十分苦恼。近来病情日渐加重，头痛频繁发作，两目干涩，口苦咽干，胸闷善太息，失眠多梦，烦躁易怒，大便干燥，小便调，月经提前，量少色暗，舌红绛，边有瘀斑，苔薄白根腻，脉细数。证属阴虚阳亢、瘀滞络脉，治当活血化瘀通络、滋肾平肝。

【处方】

当 归 9g	赤 芍 9g	白 芍 9g	柴 胡 6g
夏枯草 12g	钩 藤 9g（后下）	桑寄生 15g	牡丹皮 9g
桃 仁 9g（炒打）	陈 皮 9g	枳 壳 9g	桔 梗 6g
甘 草 6g			

二诊：进上方药七剂（停服西药），头痛未再剧烈发作，头痛次数减少，但仍头晕胀痛不适，夜寐多梦，胸闷善太息，两目干涩，口干苦而欲饮，纳食减少，二便尚调，舌质淡，苔薄白，脉弦细数略滑。药见效机，宗上方去桔梗，加半夏 9g、竹茹 6g、夜交藤 30g，柴胡加至 9g。

三诊：服上方药十四剂，头痛已不甚明显，发作次数大为减少，唯感头痛时有轻微恶心，但很快即消失，夜寐多梦易惊，口干不欲饮，纳食、二便均可，舌质暗，苔白腻，脉弦细涩。

四诊：续服上方药七剂，诸恙向安，余无所苦，以上方药十四剂善后调理。

【**按语**】血管神经性头痛属中医"脑风""首风"的范畴，外感六淫，内伤七情，或内外合邪，致表里失和、营卫不调、气血不畅、五脏偏倾，都可直接或间接地影响清空之府而发病。该案病史长达11年之久，长期头痛不愈，并伴两目干涩、口苦咽干、失眠多梦、烦躁易怒、大便干燥、经期提前而量少色暗、舌红绛而有瘀斑，显系肝肾阴虚、水不涵木、久痛入络、脉络瘀滞之证。故方选桑寄生、白芍以滋养平补肝肾之阴；夏枯草、钩藤以平上亢之肝阳；当归、赤芍、桃仁、牡丹皮以活血化瘀通络；柴胡、枳壳、桔梗理气以助活血，且柴胡、桔梗性升而上行，枳壳性降而下趋，虽上下各异，实升降相因。由于方药对症，药仅七剂而病有起色，二诊则略为增损，但仍不离滋水涵木、活血通络大法，长达十一年之沉疴痼疾，前后服药四十余剂而告愈。

少阳胆郁头痛治验

翁某，男，63 岁，已婚，干部，病历号 085735。罹患偏头痛 20 余年，呈间断发作，每发于左侧眉棱骨、太阳穴处痛不可忍，伴恶心、头昏，常持续数日不休，致失眠、烦恼，长期靠服用止痛片、头痛粉等镇痛剂与安定、眠尔通等镇静药缓解。经某医院神经科诊断为血管神经性头痛，服用麦角胺、咖啡因等药无显效。此次因多发性肛门瘘管术后，偏头痛发作，左侧太阳穴处及眉棱骨痛不可忍，并有恶心、烦躁、不思饮食、夜不能寐，于 1981 年 3 月 6 日邀余会诊。

阅其舌，质红苔黄而腻，诊其脉，弦而数。辨为少阳胆郁、痰湿化热之证，拟和解少阳、清化痰热之法。

【处方】

陈　皮 9g	云茯苓 9g	半　夏 9g	枳　壳 9g
竹　茹 3g	钩　藤 9g	桑寄生 9g	葛　根 9g
白　芷 3g	甘　草 6g		

六剂，日服一剂，水煎服。

1981 年 3 月 25 日二诊：服上药四剂后头痛即减轻，恶心悉除，食欲增加，六剂后头痛消失，精神转佳，唯心烦失眠。药见效机，大法不变，药味略为增损。

【处方】

茯　苓 12g	陈　皮 9g	半　夏 6g	竹　茹 12g
枳　壳 9g	黄　芩 6g	桑寄生 15g	钩　藤 9g
牡丹皮 9g	川　芎 6g	夜交藤 20g	甘　草 6g

七剂，日一剂，分 2 次服。

1981 年 4 月 2 日三诊：服上药七剂后，头痛未再发作，食欲明显好转，夜能入睡，苔由黄腻转为薄白，脉弦。原方加党参 9g，再服七剂后，至今头痛未再发作。

【按语】 头为诸阳经所会，清阳之气随经上升于头，脉络疏通，血液流畅，则头脑清灵。凡外感内伤，尤其是内伤如少阳胆气郁遏、肝气不舒、肝经血热、肝血瘀滞、肝肾不足、肝寒胃逆、痰湿化热诸因素，均可致清阳之气不能循经上升，头失濡养，而引起头疼。本案据左侧太阳穴及眉棱骨痛不可忍、恶心纳少、舌红苔黄腻，诊断为少阳胆郁、痰湿化热之证，用桑钩温胆汤（经验方）加葛根、白芷，疏解胆郁，清化痰热。因胆禀少阳春升之气，胆气升则万化安，胆气郁则为病。常见的是气郁则生痰，痰湿内蕴又影响胆气之升，故方中用温胆汤清化痰热，痰热化则气郁解而胆气升，痰湿化热易生风，用钩藤以息风。胆气郁则津液不升，用葛根以升腾津液。患者年逾花甲，肝肾已亏，用桑寄生以滋养肝肾。白芷虽少量，然为善治眉棱骨痛之良药。全方组成严谨，正邪兼顾，标本同治，药证相符，20 余年之痼疾仅三诊霍然而愈。

310 例血管神经性头痛的辨证论治与分析

中医研究院广安门医院

赵金铎　朱建贵　包贞贞　任竞学　金　卫

血管神经性头痛系临床常见病、多发病，也是疑难病症之一。据其临床表现，与中医的头痛、偏头痛、头风等疾病相类似。我们特设专科门诊，试图从中医药中寻求较好的治疗法，辨证治疗 310 例血管神经性头痛患者并进行了临床观察，获得了较好的疗效。

临床资料

（一）一般资料

1. 性别与年龄：在 310 例中，男 93 例，占 30%；女 217 例，占 70%。20 岁以下 18 例，占 5.81%；21 ～ 40 岁 177 例，占 57.09%；41 ～ 60 岁 103 例，占 33.23%；60 岁以上 12 例，占 38.7%。年龄最小者 9 岁，最大者 73 岁。以女性及 21 ～ 40 岁青壮年发病率最高。

2. 职业：在 310 例中，脑力劳动者 57 例，占 18.37%；体力劳动者 136 例，占 43.8%；干部 69 例，占此 22.26%；学生 23 例，占 7.42%；家务及其他 25 例，占 8.06%。以体力劳动者发病率最高。

3. 病程：在 310 例中，1 年以下者 46 例，占 14.84%；2 ～ 5 年者 89 例，占 28.71%；6 ～ 10 年者 95 例，占 31.61%；11 ～ 20 年者 62 例占 20%；22 ～ 30 年者 20 例，占 3.23%；30 年以上者 5 例，占 1.61%。病程最短者 4 个月，最长者

48 年，以 6～10 年者最多。

4. 疗程：肝气郁结者为 30.4 天，痰湿化热者为 31.9 天，瘀血阻络者为 30.1 天，肝经血热者为 32.1 天，肝肾阴虚者为 30.5 天，寒凝厥阴者为 29.1 天，风痰阻络者为 32.9 天，营卫不调者为 25.8 天。疗程最短 6 天，最长 127 天，平均 30.8 天。

（二）病例选择

1. 有典型的发作性头痛的症状，一般病程较长，反复发作，或有阳性家族史者。

2. 已做过相应的系统检查，如脑电图、脑血流图、腰穿、CT、颅脑摄片、颈椎摄片、眼科或其他检查，无异常发现者。

3. 经当地或外地专科医院或神经科检查，已明确诊断者。

4. 经服各种西药镇痛剂、镇静剂、麦角胺类、谷维素等，或中药、针灸及其他民间疗法，治疗无明显效果者。

5. 经专科门诊诊治 2 次以上者。

辨证分型与治疗方法

1. **肝气郁结型**：主症为头胀闷痛，头痛时作时止，痛甚则恶心呕吐，情绪焦躁，平素喜生闷气，头痛常因生气、劳累、用脑过度、月经期而诱发，夜寐不安，胸胁胀满，舌质暗红，苔薄白或白腻，脉弦或弦滑。治宜疏肝解郁：柴胡 9g、赤芍 10g、白芍 10g、香附 10g、橘叶 10g、炒枳壳 9g、甘草 6g。

2. **痰湿化热型**：主症为头胀闷痛，头晕，恶心呕吐，纳呆食少，胸胁胀满，夜寐不安，多梦易惊，大便干燥，舌边尖红，舌苔黄腻，脉弦滑。治宜清化痰热：半夏 10g、陈皮 9g、枳实 6g、竹茹 12g、桔梗 9g、茯苓 15g。

3. **瘀血阻络型**：主症为头痛时作时止，呈胀痛或跳痛，或刺痛，或痛如裂，或痛有定处，头晕恶心，甚或呕吐，妇人经期头痛加重，经行腹痛，经夹血块、量少，面色晦暗，舌质暗红或紫暗或舌上有瘀斑瘀点，苔薄白，脉细涩或弦细。治宜活血化瘀：当归 10g、牡丹皮 10g、红花 6g、生地黄 15g、桔梗 9g、川白芍 6g。

4. **肝经血热型**：主症为头跳痛或痛如裂，或胀痛，或两太阳穴痛，情绪不畅或经期头痛加重，大便秘结，心烦易怒，夜寐不安，恶心，甚则呕吐，口干喜冷饮，舌质鲜红苔黄，脉弦或弦滑。治宜清肝凉血：龙胆 9g、柴胡 9g、生地黄

15g、牡丹皮 12g、赤芍 10g、白芍 10g、枳壳 9g。

5. 肝肾阴虚型：主症为头胀痛，常因劳累或用脑过度而诱发，夜寐不安，心烦易怒，头晕耳鸣，恶心，甚则呕吐，大便干，颈项不柔，舌质暗红，苔少，脉弦，两尺无力。治宜滋补肝肾：女贞子 15g、墨旱莲 15g、山茱萸 12g、生地黄 12g、茯苓 15g、菊花 9g。

6. 寒凝厥阴型：主症为头跳痛或剧痛，或呕吐清水或痰涎，四末不温，汗出，恶心，不欲饮食，烦躁不宁，口中和，舌质正常或暗红，苔薄白，脉沉弦或沉细弦。治宜温肝散寒：吴茱萸 6g、党参 10g、半夏 10g、茯苓 15g、肉桂 3g、旋覆花 10g（包）。

7. 风痰阻络型：主症为头胀痛，头晕，恶心呕吐，不欲饮食，舌质淡，苔白腻，脉弦滑。治宜祛风化痰：半夏 12g、茯苓 15g、钩藤 12g（后下）、白芍 12g、胆南星 10g、陈皮 9g。

8. 营卫不调型：主症为头痛多因外受风邪而诱发，或与气候变化有关，头呈胀痛或跳痛，痛无定处，恶风汗出，项背强几几，口中无味，舌淡红，苔白，脉浮缓。治宜调和营卫：桂枝 10g、白芍 12g、甘草 6g、生姜 5 片、大枣 5 枚、葛根 15g。

疗效分析

（一）疗效评定标准

1. 基本痊愈：头痛及伴随诸症消失。

2. 显效：头痛明显减轻，伴随诸症亦减。

3. 进步：头痛减轻，或头痛发作间隔时间延长，或头痛发作程度较前减轻，或头痛持续时间缩短。

4. 无效：服药后头痛无明显变化。

（二）疗效分析与结果

1. 辨证分型与疗效的关系（见表 1）：在 310 例中，基本痊愈 58 例（18.71%），显效 97 例（31.29%），进步 109 例（35.16%），无效 46 例（14.84%），总有效例数 264 例，总有效率 85.16%。

2. 病程与疗效的关系（见表 2）：

表 1　辨证分型与疗效的关系

型别 疗效	肝气郁结		痰湿化热		瘀血阻络		肝经血热		肝肾阴虚		寒凝厥阴		风痰阻络		营卫不调			
	例数	百分比（%）	例数	百分比（%）	例数	百分比（%）	例数	百分比（%）	例数	百分比（%）	例数	百分比（%）	例数	百分比（%）	例数	百分比（%）	例数	百分比（%）
基本治愈	13	19.40	11	16.67	9	15.79	6	13.95	11	28.20	4	18.18	1	12.50	3	37.50	58	18.71%
显效	20	29.85	22	33.33	19	33.33	15	32.56	11	28.20	9	40.91	2	25.00	0	0	97	31.29%
进步	22	32.84	23	34.85	20	35.09	18	41.86	13	33.33	7	31.82	5	62.50	1	12.50	109	35.16%
无效	12	17.91	10	15.15	9	15.79	5	11.63	4	10.27	2	9.09	0	0	4	50.00	46	14.84%
合计	67	100.00	66	100.00	57	100.00	43	100.00	39	100.00	22	100.00	8	100.00	4	100.00	310	100%

表 2　病程与疗效的关系

病程 疗效	1年以下		2~5年		6~10年		11~20年		21~30年		30年以上	
	例数	百分比（%）	例数	百分比（%）	例数	百分比（%）	例数	百分比（%）	例数	百分比（%）	例数	百分比（%）
基本治愈	6	12.77%	18	20.46	21	21.43	9	14.75	2	14.28	0	0
显效	13	27.66%	27	30.68	37	37.75	18	29.51	3	21.43	1	50.00
进步	20	42.55%	35	39.77	25	25.51	22	36.07	6	42.86	1	50.00
无效	8	17.02%	8	9.09	15	15.31	12	19.67	3	21.43	0	0
合计	47	100.00	88	100.00	98	100.00	61	100.00	14	100.00	2	100.00

6 ～ 10 年的患者有效率较高，21 ～ 30 年的患者有效率较低。

讨论与体会

我们认为，血管神经性头痛有病程长、反复发作的特点，尤以 6 ～ 10 年病程的患者最多，从内外因的角度看，本病应属内伤头痛，而以七情因素为首。由于七情不舒而致肝气失于疏泄，是本病最重要的病因病机。

通过临床观察与体验，我们将本病分为八个类型是完全符合临床实际的，具有一定的科学性和实用性。但在八个类型中确有很多共同的症状，如头痛、恶心、心烦、失眠、多梦等，需要结合主次综合分析，不可同等对待。另外，关于头痛部位与辨证的关系，我们不主张机械地生搬硬套传统的颠顶为厥阴、两侧为少阳、前额属阳明、后脑为太阳，据临床观察，这些定位诊断在本病中不具有特异性，应以舌、脉、症进行综合辨证为准。从中医学角度探索疑难病症的辨证论治规律，使之规范化、系统化，我们在这方面做了一些大胆的尝试、不足之处在所难免，请同道们不吝赐教。

链霉素中毒后遗耳失聪的治疗

链霉素是治疗结核病的首选抗生素，但它的毒性反应早已引起医界注意。链霉素中毒的主要症状多见眩晕、共济失调、耳鸣、重听及耳聋等。

余常以骨碎补、石菖蒲二味为主药治疗链霉素中毒后遗耳失聪，每获良效。观耳聋一症，原因甚多，但此之耳聋多责之于肝、肾二脏，以肾气虚衰、孔窍失常闭塞常见。《灵枢·脉度》云："肾气通于耳，肾和则耳能闻五音矣。"《素问·阴阳应象大论》指出：肾"在窍为耳"。耳为肾之官，肾气受损可引起耳失聪。足少阳胆经经脉循行亦入耳，少阳与厥阴相表里，肝胆之病也可波及于耳。骨碎补入肝肾，补肾气，可配以石菖蒲通耳窍，上病治下之意寓在其中。《本草图经》记载：骨碎补一药"用治耳聋"。唐代名医甄权云其"主骨中毒气"。石菖蒲一药，《神农本草经》记载："开心孔，补五脏，通九窍，明耳目，出音声，主耳聋。"骨碎补配石菖蒲，二者共奏补肝肾、开心窍、聪耳明目之功。再结合临床其他兼证加减变化，疗效更著。

曾治刘某，男，成年人。患者自述初因肺部感染，用青霉素合链霉素治疗半月，肺部感染虽然得以控制，但继而出现耳鸣、听力减退、双目干涩、视物模糊、眼前似有异物飘动、步态蹒跚、共济失调，时已半年余。平素胸闷不舒，腰酸乏力，心烦眠差，舌质淡红、体胖，苔薄黄，脉沉弦细。

【处方】

骨碎补 30g	石菖蒲 6g	当　归 9g	杭白芍 9g
牡丹皮 9g	柴　胡 6g	茯　苓 15g	陈　皮 9g
杭菊花 9g	清半夏 9g	夜交藤 20g	甘　草 6g

七剂，水煎服。

二诊：服上方药后已无耳鸣现象，听力略增，但双目仍微有干涩，行走不稳，舌脉同前。

三诊：再服原方药二十一剂，诸症完全消失，于上方加女贞子、墨旱莲，带药返里调养善后。

患者因用链霉素而出现眩晕、耳鸣、听力减退、步态不稳等后遗症。头为诸阳之会，耳目乃清空之窍，肾虚则脑转耳鸣，肝之精血不能上注于目则双目干涩、视物模糊，故均与肝肾密切相关。方以重用骨碎补而补肾；当归、白芍养肝血；石菖蒲、二陈汤以化痰浊而开窍；再辅以柴胡引药入肝，夜交藤以安心神，牡丹皮以清虚热。方药对证，故中毒症状很快消失。后又加二至丸以平补肝肾而善后。

链霉素中毒耳失聪症应及时发现，及时治疗，疗效与病程关系很大，病程愈短疗效愈好，病程愈长则疗效愈差。

以上点滴经验和体会，供同道参考。

治咳嗽七法

咳嗽一症，病因多端，外感内伤均可导致。按八纲而论，有表里寒热虚实之分。以脏腑而言，"五脏六腑皆令人咳，非独肺也"。(《素问·咳论》)《医学三字经·咳嗽》亦云："肺为气之主，诸气上逆于肺则呛而咳，是咳嗽不止于肺，而亦不离乎肺也。"是以咳嗽并非小恙，施治不妥，可缠绵不愈，甚则酿成大病。临证辨治，务求思路要宽，方法宜广，用药须活，但又要切中要害。余治疗咳嗽常用宣、清、润、降、和、补、涩七法，兹分述如下。

一、宣法

适用于表邪未解、肺失宣和的咳嗽。此类咳嗽有两种情况。

一是风寒束表，肺失宣发，表现为咳嗽声重，鼻流清涕，身恶风寒，周身酸懒，无汗，舌淡苔白，脉浮有力。治宜辛温宣肺，成方可用三拗汤，主要常用药物有麻黄、紫苏叶、荆芥穗等。

二是风热束表，肺失宣和，表现为咳嗽声重，鼻塞咽干，干咳或有少量黏痰，身有微热，无汗或有微汗，脉浮数，舌质边红，苔薄白。治宜辛凉宣肺，成方可用桑菊饮变通，常用药物有竹叶、桑叶、薄荷、淡豆豉等。

余曾治一妇人，患咳嗽月余，曾服牛黄上清丸、牛黄解毒丸等丸药数十粒，咳嗽不减，日益加重，延余诊治。症见咳嗽声重音哑，胸闷不舒，饮食无味，全身酸楚，苔白满布，脉见浮紧。此乃表证未除，过早过多服用寒凉药物，以致药过病所而冰伏其邪，致肺气失宣、邪不能外达，遂用宣肺解表法，以加味杏苏散三剂，服后微汗出，随之咳嗽减、周身和、饮食增，不数日而痊。

二、清法

适用于素有内热熏蒸于肺，或表邪入里化热的咳嗽。临床主要表现为咳嗽咯痰色黄而黏稠，或痰带腥味且不易咯出，常伴有口干舌燥、欲饮冷饮等症状。治宜清凉之剂，可用泻白散变通，常用药物有枇杷叶、黄芩、知母、竹茹等。清凉药物不宜过量，中病即可。因肺为娇脏，苦寒太过则易化燥伤津。但当病重之时，药量太轻，犹如杯水车薪，无济于事。这就要权衡病情轻重，合理地选用药物，使之恰到好处，无太过与不及之弊。

刘某，男，45岁，干部，1982年10月18日初诊。自诉自1976年以来感胸闷，咳吐黄黏痰，季节变换、气候转化时尤为明显，近一年来未见减轻，四肢常见大片红色荨麻疹，大便干，小便黄。外院支气管镜检查报告为：右肺炎症，支气管内膜淋巴结核。某结核病院又报告为"过敏性肺炎"，未能确诊。现自觉乏力明显，颜面蜡黄，舌质红，苔黄腻，脉右弦细而滑，左尺弱。辨为痰热交阻，兼有肺阴虚，治以清热化痰，佐以养肺阴。

【处方】

知　母 9g	瓜蒌仁 10g	杏　仁 9g	冬瓜仁 12g
赤　芍 9g	牡丹皮 9g	白茅根 20g	芦　根 20g
桑　叶 9g	南沙参 12g	北沙参 12g	天　冬 9g
桃　仁 9g	甘　草 6g		

服上方药二十剂，病情大减，后守方出入，调治半年而安。

三、润法

适用于燥邪伤肺的咳嗽。临床主要表现为干咳无痰，或有少量黄黏痰和痰中常带血丝，口干欲饮，手心干燥而觉热，舌苔少而无津，脉细数。多因内热久羁化燥伤其肺阴，或因在高温条件下工作，汗多饮少，耗伤肺阴，酿成燥咳。治宜润肺清燥，可用清燥救肺汤或桑杏汤变通，常用药物有天冬、麦冬、沙参、贝母、梨皮等。以上是指温燥而言，还有凉燥咳嗽证，要从病因、季节上辨识，不多赘言。治燥咳，不要只着眼于有无痰或痰量多少，要从四诊全面分析，才能做出正确的诊断。余曾治一老年妇女，患咳嗽数日，吐大量白色黏痰，唇干舌红，舌上无津，脉细数无力。余诊为燥咳，拟桑杏汤加味，服三剂而愈。

四、降法

适用于肺气郁闭的咳嗽。主要临床表现为咳嗽胸满、气促痰多、两胁胀痛、善太息，多因气郁上逆，肺失肃降所致。成方可用苏子降气汤，常用药物有紫苏子、杏仁、瓜蒌皮、莱菔子、沉香、枳壳等。必须注意，运用降气药物不可太过，否则易伤正气。

刘某，男，54岁，1983年9月19日初诊。反复咳嗽咯白痰十余年，每于气候转凉时发作。近半年来咳嗽不断，咯白泡沫痰，咽痒，喉中痰鸣，口干欲饮，尿黄便干，舌暗红，脉弦滑小数。胸透示：慢性支气管炎、轻度肺气肿。治拟理肺降气，佐以清化。

【处方】

瓜　蒌15g	杏　仁9g（炒打）	桑白皮9g（炙）	牛蒡子9g（炒打）
黄　芩9g	知　母9g	赤　芍12g	牡丹皮12g
紫苏叶6g	葛　根9g	枳　壳9g	生甘草6g

1983年12月5日再诊：药后诸症好转，唯仍感天凉时晨起咳嗽有痰，口渴，口苦，纳食，睡眠，二便均调，舌质暗，苔薄黄，脉沉细而弦。仍守上方，去甘草，加百部9g续服，病情渐平。

五、和法

适用于营卫不和或少阳气郁引起的咳嗽。营卫不和者，主要临床表现为咳嗽上气、汗出恶风、胸闷气短、舌质淡、苔薄白、脉浮缓，多因风邪伤卫所致，成方可用桂枝加厚朴杏子汤。少阳气郁者，主要临床表现为咳嗽胸闷、两胁胀痛、寒热往来、口苦咽干、苔薄白、舌边红、脉弦小数，多因少阳转枢失灵，气逆犯肺所致，可用小柴胡汤加杏仁、桔梗、枳壳等。

曾治一男性老人，素有喘疾，近患感冒，咳喘并作，汗出恶风，胸闷，难以平卧，脉见浮缓，舌质淡，苔薄白。拟桂枝加厚朴杏子汤加葛根9g，服三剂诸症缓解。

又治一壮年女性，患咳喘十余年，用定喘汤、六君子汤、都气丸等均效不显，余用小柴胡汤合橘枳姜汤，服三剂，症状大有改善。咳喘通过和解少阳、转枢气机可得以平息，看来"少阳转枢"对人体所起的作用值得进一步研究。

六、补法

适用于虚嗽（劳嗽）。虚嗽有肺虚、脾虚、肾虚之别，治疗则有补肺、补脾、补肾之异。

（一）补肺

此法适用于肺虚咳嗽。肺气虚者，多因素体阳虚损伤肺气所致，主要临床表现为咳嗽声低、气短乏力、自汗、畏寒怕冷，可用保元汤变通。肺阴虚者，多因素有内热，喜嗜辛燥食物，耗伤肺阴，或房事无度，耗阴伤精所致，主要临床表现为干咳少痰、骨蒸盗汗、五心烦热，可用沙参麦冬汤、百合固金汤或秦艽扶羸汤，随证投之。

（二）补脾

此法适用于脾虚咳嗽。多由脾气虚弱，或因饮食不节，痰浊内生，或因久泻伤脾而使土不能生金，肺失肃降所致。主要临床表现为咳嗽气短、腹胀纳差、痰多清稀，可用六君子汤变通。

（三）补肾

此法适用于肾虚咳嗽。多因肾阳不足，肾不纳气，水湿上泛所致。主要临床表现为咳时遗溺、痰多清稀、呼吸困难、不能平卧、腰膝酸软，亦常兼肾阴不足证，可随证选用肾气丸、纳气汤、金水六君煎。

曾治一劳嗽者赵某，男，48岁，北京人，教员。因工作劳累，又无条件注意营养，于1964年春患咳嗽，咯少量痰，午后低热，乏力，纳差，食后腹胀，大便稀，右胁时痛，经某康复医院检查确诊为肺结核，用抗痨药物链霉素、雷米封等治疗，全身症状未见好转。于1965年春来京，经某结核病研究所拍片检查，认为是干酪样结核病灶，遂延余诊治。见舌体胖，质淡嫩，苔薄白，脉浮无力，此乃虚嗽也。因劳累过度，营养不足，故脾土失健，生金无力，以致肝失制约，横犯脾土，宜用培土生金抑木法，用六君子汤合痛泻要方加味投之。

【处方】

党　参 15g	白　术 12g	茯　苓 15g	甘　草 9g
陈　皮 9g	清半夏 9g	白　芍 12g	防　风 3g
百　部 12g	阿胶珠 9g		

连服上方药月余，诸症均减，后用本方改配丸药调理近一年。1966年春复查，病灶趋于钙化，症情稳定，今已痊愈。

七、涩法

适用于久虚欲脱之咳嗽。多因久嗽伤肺，肺气失敛所致。主要临床表现为咳嗽时大汗出、气不接续、遗溺便稀、面色㿠白、精疲乏力，成方可用独参汤、参附汤、诃子散加五味子等。

袁某，男，48岁，农民，河北深泽人。1965年夏来信云：近患咳嗽，汗出乏力，早泄失精，县医院检查排除结核病，中医治疗效亦不显。余复函嘱其再请当地中医诊视舌脉，信告于余。后来信称某中医说脉浮无力，舌质淡，苔薄白。据此便认为乃劳累过度，肺气受损，卫外失职，长期汗出耗阴伤液，阴损及阳所致，拟用固涩法一方邮去。

【处方】

炙黄芪 15g	桂　枝 9g	白　芍 9g	炙甘草 9g
煅龙骨 20g	煅牡蛎 20g	麻黄根 6g	浮小麦 30g
百　部 12g	桑螵蛸 15g	益智仁 6g（打）	大枣 8 枚（劈）

患者后函告：连服上方药二十余剂，咳嗽及诸症均减，逐渐康复。

运用七法的关键是要有准确的辨证，辨证准确，论治才能恰当。辨证时，既要注意到主证，又要注意到兼夹证；既要注意到肺脏疾患，又要注意到其他脏腑的病变。论治时，既要善于运用常法，又要注意运用变法；既要抓住一法的恰当运用，又要善于根据证情的复杂性而配合运用两法或三法。选用方剂时，既要有主方，又要善于变通，灵活运用，这样才能取得较好的疗效。

热喘治验

陈某，男，65岁，香港籍。患喘病20余年，缘由药物过敏引起，反复频繁发作并逐年加重，发作时服用平喘西药暂能缓解，过后发作如旧。在港多方求医治疗无效，专为此疾曾走了多半个地球，经几十个国家的医生治疗，未能治愈。1983年7月1日，经友人介绍延余诊治。自诉常感咽喉微痒不适，如有物堵塞喉间，睡眠不实。喘作时吐白色透明黏痰，喉间痰鸣，胸闷气短，长期不能平卧，口渴不欲饮，纳可，二便调。患者平素喜食肥甘厚味，视其颜面晦暗，口唇干、色暗红，舌质亦暗红，舌体正，苔薄白少津，咽部潮红，脉左手滑数弦而有力，右手滑数稍弦。病因膏粱之变，积热生痰，蕴于上焦，致使肺失宣降，气滞血瘀，乃热喘也，治宜清热化痰、利气活血。

【处方】

黄　芩 9g	瓜　蒌 12g	杏　仁 9g（炒打）	炙桑白皮 9g
橘　红 9g	牛蒡子 9g（炒打）	茯　苓 9g	竹　茹 12g
赤　芍 9g	牡丹皮 9g	桔　梗 6g	甘　草 6g

水煎服，每日一剂，嘱其服后如无不适，可连进十四剂，平素饮食宜清淡。

二诊：1983年7月28日。药后诸症好转，近月来喘病仅发作一次，并很快缓解。胸闷气短基本已除，唯仍咯出少量痰，舌脉基本同前。并诉近日吃不少青瓜（黄瓜），感觉特别舒服。仍依前法稍事变通，于原方去牛蒡子，加天冬9g，续进十四剂。

三诊：1983年8月12日。近50天来喘病未作，诸症均见减轻，但仍有口干，眠差，舌质暗红，苔薄黄等症，脉转细弦，于上方加女贞子15g、墨旱莲15g，建议隔日一剂，再服二十剂，尔后以六味地黄加蛤蚧为丸调理。

1984 年春，其友人代诉：患者喘病基本痊愈，除表示谢意外，还要求拟一个饮食宜忌方案，已照办交其友人寄去。

喘病以喘促气粗、倚息不能平卧（甚则摇身滚肚）、喉中作响如水鸡声和反复频繁发作为特点。喘病之所以反复频繁发作，难以痊愈，关键是痰饮内伏，留于肺俞，张景岳称之为"宿根"。痰被诱因所触发，即可表现痰随气升，气因痰阻，互相搏击，气道不利，是以频发如斯。痰从焉生？脾为生痰之源，肺为贮痰之器；亦即肺失肃降之职，或脾失运化之能，致水湿不去，凝聚而成痰。另外，肾主水，司开合，若肾虚失其气化之职，下焦之水气上泛凝聚亦可成痰。故喘病之痰与肺、脾、肾均密切相关。

喘病之辨，先要紧扣一个"痰"字，再分寒、热、虚、实、标、本。一般发作时以实证为主，标重于本；缓解时以虚证为主，本重于标。喘病之治，热痰实证者，清热为主；寒痰虚证者，温补为先；标重于本者，先治其标，后固其本；本重于标者，先固其本，后治其标；标本皆重者，则标本并治。细研穷究，方得治喘之大体也。

本案患者因平素喜食肥甘厚味，膏粱之变，痰浊内生，加以药物过敏，触动"宿根"而发生喘病。因"宿根"来去，虽多方经久医治，而病仍不愈。从症状表现上看，似无明显热象，但双手脉滑数而弦，口唇舌质暗红，舍证从脉从舌，热痰蕴肺，肺气失宣，气滞血瘀使然。方用黄芩、桑白皮以清泻肺热；瓜蒌、牛蒡子、橘红、竹茹、茯苓以清化热痰；杏仁、桔梗以宣降肺气；赤芍、牡丹皮以活血；甘草调和诸药。肺之热邪得清，则不致热邪炼液为痰。热痰得以清化，则不致阻滞肺之气机。肺气得以宣降，则气化而痰热亦化，且有助于血运。瘀血以活，则又有利于气机条畅。配合适度，药中病所，加以饮食清淡，可减少痰湿的来源，故十四剂药后病即好转。人体之气，肺主出之，肾主纳之，喘病其本在肾，其标在肺。治肺已有起色，要考虑治肾以固本，故二诊即去轻散之牛蒡子，加养阴之天冬。三诊舌苔虽转薄黄，但脉已不现滑数，说明在肺之热痰渐趋消除，又加二至丸以滋阴，逐渐递增，最后以六味地黄加蛤蚧补肾固本纳气以收功。

过敏性哮喘治验

刘某，男，40 岁，干部，1987 年 8 月 29 日初诊。

主诉：常哮喘、睡眠不能平卧 18 年。

病史：患者 18 年来哮喘，睡眠不能平卧，曾诊为"过敏性哮喘"，服药治疗效果不佳，始终未缓解。今慕名前来就诊。

现症：患者胸闷气短，鼻流清涕，喉间痰鸣，痰白量少而黏，咳之不爽，易汗出，便稍干，形体消瘦，面色灰暗，舌体胖大、边有齿痕，舌质红，舌根苔白腻，脉细数。

中医诊断：哮病，证候属肺失宣肃，气阴两虚。

西医诊断：过敏性哮喘。

治法：祛痰理气，宣肺平喘。

处方：

杏　仁 9g	瓜蒌仁 9g	百　部 9g	远　志 6g
茯　苓 15g	炒薏苡仁 15g	陈　皮 9g	紫苏梗 6g
蝉　蜕 6g	当　归 9g	牡丹皮 12g	甘　草 6g

七剂，水煎服。

二诊：9 月 5 日，患者胸闷气短有减，哮喘缓解，睡眠始能平卧，鼻流清涕、喉中痰鸣均除，二便正常，脉细稍数。药已中的，继以上方加减。

以上方加沙参 15g、玉竹 12g。继服药十四剂，以巩固疗效。

【按语】肺开窍于鼻，在液为涕；喉亦为肺之门户。故方用杏仁、瓜蒌仁、百部三药相伍，宣肺宽胸，润肺滑肠，化痰平喘；茯苓、薏苡仁健脾渗湿，断痰湿之来路；远志宁心安神，祛痰开窍；陈皮、紫苏梗理气宽胸，温肺化痰；蝉蜕疏风散热，开宣肺气；当归、牡丹皮养血润肠，清热凉血；甘草补脾益气，润肺平喘，兼以调和诸药。二诊又加入清热养阴的沙参、玉竹。诸药合用，使痰清脾健、胸宽喘平。

肺心病治验

　　肺心病是一种严重危害人民身体健康的常见病、多发病。肺心病涉及范围广，病理改变复杂，并非旦夕所成，有一个由轻至重、由浅入深的不断演进过程，治疗颇为棘手。在治疗过程中，务必谨守本虚标实病机，抓住心、肺、脾、肾四脏，揆度阴阳邪正，分清标本缓急，这是十分关键的，切不可顾此而失彼。

　　曾诊治患者姜某，68 岁，已婚，江西人，干部，住院号 013237，入院时间 1982 年 2 月 2 日。

　　缘于 14 年前因在工作环境接触粉尘过多，引起咳嗽、咯痰，并逐渐出现气短、气喘。10 年前经北京某医院诊断为"阻塞性肺气肿""高血压病"，曾用益寿宁、氨茶碱、青霉素、链霉素等药治疗，病情有所减轻。但在冬季气候寒冷时，感冒后每易复发。3 年前出现下肢浮肿，活动稍多则喘促、心悸、心前区隐隐作痛。1981 年 12 月中旬，因工作劳累，加以外感，气短喘促加重，难以平卧，心慌，下肢浮肿较前明显，大便漆黑，本单位医院施治无效。1982 年 1 月 18 日以"肺心病""上消化道出血"转当地矿务局医院，经用青霉素、链霉素等多种抗生素及安络血维生素 K₃、双氢克尿噻、地高辛等药，并输血 300ml，仍未见好，乃于 1982 年 2 月 2 日入我院治疗。

　　入院时，患者表现为喘促气短，难以平卧，咳声重浊，咯白泡沫痰，心悸，表情淡漠，神识恍惚，语音低怯，不思饮，右胁下痞块，双下肢水肿，按之肌肤凹陷不起，两颧微红，唇甲紫绀，舌胖大而紫暗、有裂纹，苔黄白相兼而厚腻，脉弦滑数。查体：桶状胸，有轻度三凹征，叩诊呈过清音，双肺可闻及湿性啰音。心率 120 次 / 分，律齐，心音遥远。肝在右肋下 2.5cm，轻压痛，肝颈征（－）。EKG

出现窦性心动过速，典型的肺型 P 波。痰培养两次均有甲型链球菌生长。西医诊为：①慢性支气管炎合并感染；②阻塞性肺气肿；③肺源性心脏病，肺功能不全Ⅲ度，心功能不全Ⅱ度。入院 9 天，均按痰饮内伏、水气凌心、肺失宣降治疗，用苓桂术甘汤合葶苈大枣泻肺汤以温化痰饮、宣降肺气，病情仍未缓解。

1982 年 2 月 10 日，余应邀会诊。患者抬肩喘息，坐卧不安，胸憋闷，气短促，咳嗽，咯痰白而黏，不易咯出，恶寒发热，汗出涔涔，双目幻视，两手麻木，唇甲紫绀加重，双膝以下均水肿，口干，两颧红，舌体胖大紫暗，苔白厚腻，脉疾。呼吸 40 次 / 分，心率 120 次 / 分，律齐。双肺可闻及湿性啰音，左侧较多，右侧可闻及干鸣音。证属心肺阴虚，久劳化热，痰湿伏肺，气血运行受阻，用急救心肺之阴，加强淡渗行水利气、扶正祛邪并行之法，处以生脉散与茯苓杏仁甘草汤合方化裁。

【处方】

生晒参 9g（先煎）　　麦　冬 9g　　　五味子 3g　　　远　志 9g

茯　苓 15g　　　　　杏　仁 9g　　　陈　皮 9g　　　丹　参 12g

甘　草 6g

并用人参 6g，蛤蚧尾 1 对，共研细末分 4 次服，每日 2 次。

二诊：服上方药两剂，气短、喘促、心悸有减，两颧浮红消失，紫绀明显好转。仍咳嗽，咯白泡沫痰，难以咯出，汗多，心前区憋闷，夜不得眠，舌胖大，紫暗颜色变浅，舌中有裂纹，苔白少津，脉疾，但沉取有力。于上方加敛汗活血安神之品。

【处方】

生晒参 12g（先煎）　麦　冬 12g　　　五味子 5g　　　远　志 9g

茯　苓 15g　　　　　广橘红 9g　　　麻黄根 6g（单包）赤　芍 9g

丹　参 12g　　　　　琥珀粉 3g（分冲）浮小麦 30g　　　甘　草 6g

童　便 40mL（分冲）北沙参 15g

三诊：服上方药七剂后，胸憋闷、气喘促又大减，偶有咳嗽，已能将痰咯出，汗出减少，口中和，夜能入睡 6 小时，能平卧床榻，下肢水肿已基本消失，口唇、指甲紫绀明显改善，呼吸基本平稳（28 次 / 分），心率 108 次 / 分，律齐，心音有力，双肺啰音显著减少，唯两肺底可闻及小水泡音，两肺上侧可闻少许干性啰音，脉细弦略数有神，舌苔黄厚腻。仍宗上法，略为增损出入，服药二月，除晨起有轻咳外，诸症消失，能自由活动，上下楼亦无气短喘息之感。血压120/90mmHg，心率 96 次 / 分，律齐，未闻杂音，仅左肺底可闻少许水泡音，肝大回缩，舌淡红，苔黄白微腻，脉滑数。患者欣然出院，返里调养。

该病例初起在手太阴肺与足太阴脾，手太阴外合皮毛，开窍于鼻，外邪侵袭，皮毛口鼻先受之，由此而犯肺。肺主宣发肃降，状若悬钟，为娇嫩之脏，不耐邪侵，正不胜邪，一旦凑之，则外不能宣发，内不得肃降，咳嗽气喘作矣。足太阴脾主运化，咳嗽哮喘多为痰气交阻。痰从何生？脾为生痰之源，肺为贮痰之器也，亦不离乎太阴，太阴反复受病，形成"宿根"。太阴为三阴之表，少阴为三阴之枢，病在太阴不解，必向纵深发展，传入少阴。手少阴心主血，手太阴肺主气，同居清旷之野，气血阴阳互根，病理相互影响，气病及血，肺病传心，血运受阻，则心悸、舌紫暗、唇甲紫绀。气在人身，手太阴出之，足少阴纳之，一出一纳，以维持动态平衡。肺属金，肾属水，肺病日久，金不能生水，则肾不能纳气，故喘促气短、倚息不能平卧。足太阴为土脏主运化，足少阴为水脏司开合，太阴先病，土不能克水，又患者年近古稀，肝肾早衰，且病史长达十四年之久，病程缠绵，穷必归肾，再加以肺不能通调水道、下输膀胱，则肾失开合之职，而出现双下肢水肿。是以该患者为太少同病，心肺脾肾俱伤，本虚标实，正虚邪实之证。

又在治疗的前九天，由于侧重了标而忘掉了本，注重了祛邪而忽略了扶正，温化痰饮，宣降肺气，非但痰湿未去、水饮未消、喘息未平，反而更加耗损心肺之阴，故抬肩喘息、双目幻视、两手麻木、脉疾颧红。痰湿伏肺则痰不易咯出、苔白厚腻，唇甲紫绀、舌紫暗为气血运行受阻。于是，选用《内外伤辨惑论》的生脉散以急救心肺之阴，《卫生宝鉴》之人参蛤蚧散以补肾纳气，《金匮要略》之茯苓杏仁甘草汤以宣肺化痰利水，远志、陈皮以助之，再佐以丹参运行气血，标本兼顾，紧扣病机，故药仅服二剂而症有起色。二诊，又恐患者汗多有阴损及阳、阳气外脱之虑，于原方加麻黄根、浮小麦以敛汗固表，琥珀粉以镇静安神，不致心阳耗散，童便一以引药入阴，二则清肺达邪。进药七剂后，患者已越险境而入坦途。药既奏效，再宗法而调治二月，患者诸恙向安。

然而，肺心病究属内科疑难大症，患者一有疗效，亦必须慎风寒、防外感、远房帏、节嗜欲、悦情志、勤锻炼、静心调养，庶可带病延年。

肺心病（右心衰竭合并感染）治验

高某，男80岁，干部。罹患肺心病10余年，近因感冒后，发烧、咳喘加重，于1982年春住入某医院。查痰有绿脓杆菌，尿检有细菌生长，用多种广谱抗生素及中药，疗效不佳，于1982年10月15日邀余会诊。

视患者咳喘吐黄稠痰，神志时昏时清，呼吸紧迫，不能进食，小便不利，口干少津，舌质暗红，舌体有轻微龟裂，脉见细数无力。气管已切开，并用氧气、鼻饲及导尿管。辨为心肺阴虚、内热蕴积，立养阴清热法。

【处方】

西洋参 6g	麦　冬 9g	天　冬 9g	知　母 9g
蒲公英 20g	黄　精 12g	瓜蒌皮 12g	杏　仁 9g
远　志 6g	茯　苓 9g	甘　草 6g	

再诊：上方服五剂后，咳喘减轻，神志较前清醒，查痰绿脓杆菌减少，药已对证，仍依前法稍加变通，症情稳定，并能下床写字。

【按语】 肺心病的病机为本虚标实，若心衰而合并感染，尤其要注意阴阳之气的偏盛偏衰，阴虚则宜养阴，阳虚则宜扶阳，不可一见"感染"即用清热解毒，应以辨证为准则，毋犯实实虚虚之弊。本案患者，八十高龄，久病必虚，表现为口干少津、舌体龟裂、脉细无力，心肺阴虚已很明显。咳喘吐黄稠痰，呼吸紧迫，是热痰蕴于肺，神志时昏时清，乃热扰清空，脉数为热之象征。然阴虚为本，热痰为标，当标本兼治，故方中用西洋参、麦冬、天冬、黄精滋养心肺之阴以治本，蒲公英、瓜蒌皮、杏仁、远志、茯苓、甘草清热化痰以治其标，故药后症减而病情稳定。

肺性脑病治验

焦某，男，58岁，工人。

反复咳喘20余年，经某医院诊为慢性哮喘型气管炎、肺气肿、肺心病，常服中西药物治疗。近因入冬，气候突变，咳喘频作，心悸气短，不能平卧，咯吐黄稠痰，以肺心病合并感染而住入某医院，两天前出现谵语狂言、烦躁不宁、不能安眠、饮食减少、小便短赤，诊为"肺性脑病"。痰培养有绿脓杆菌生长，用抗生素及中药治疗未见好转，于1977年2月15日邀余会诊。

视其口唇舌质暗红，苔黄少津，脉现滑数有力，认为系肺胃阴虚，痰火扰心之候，嘱急宜滋养肺胃之阴、清利痰火、安神宁心之剂。

【处方】

生晒参9g	沙　参12g	麦　冬12g	天　冬12g
知　母12g	蒲公英20g	黄　精12g	瓜蒌皮15g
杏　仁9g	远　志6g	石菖蒲9g	甘　草6g

药进五剂后，病情好转，诸症见平，本着效不更方的原则，在前方基础上随症加减出入，调治月余出院。

【按语】肺性脑病是肺心病病变后期的常见并发症，乃是病久正气内虚，痰湿内盛，蕴而化热，痰热蒙蔽心窍所致。证情至此，大都危笃，治不得法，死如反掌。若大补以扶正，则碍邪气之祛除，若纯攻以祛邪，则正气难支，必正邪兼顾，不可偏执一端。本案患者表现为谵语狂言、烦躁不宁、口唇舌暗红苔黄，一派痰火扰心之证，又现苔黄而少津，显系肺胃阴虚。故方用生晒参、沙参、麦冬、天冬、黄精以滋养肺胃之阴，知母、蒲公英、瓜蒌皮、石菖蒲以清利痰火，远志既可宁心安神，又可化痰浊，甘草调和诸药。方药紧扣病机，危笃之疾，仅五剂而越险境而入坦途，月余而安。

谈风痨

中医学的痨病甚多，是指因人体气血阴阳亏损而致机能衰退的一类疾病。然而论及风痨的，不是太多。我在临床中发现，风痨病颇为常见，它是一多发病，并非少见病，因此，结合临床实践，谈谈自己的一些看法。

顾名思义，"风痨"二字包含着"风"和"痨"的两层含义。"风"指病邪，是造成风痨的致病因素。"痨"则是指病变，也就是风入人体酿成的结果。风为百病之长，属阳邪，易于化热而导致热病，故前人有风邪"在表则表热，在里则里热，附骨则骨热"之说。因而，不难理解，风痨则是由于始因外感风邪，失于及时治疗，以致风邪传里内伏，变生内热，热又伤阴，消耗气血，日久成痨。

风邪从口鼻与肌表而入，鼻为肺窍，肺合皮毛，故风痨之病始在于肺，肺气失于宣畅则咳嗽，或咯痰黏稠，或痰出不畅。久咳不愈则耗气伤阴，肺之气阴两伤，金不能生水，水不能克火，阳热妄动则发热，或骨蒸潮热。肺金受损，则木不能受其正常的制约而肝气旺盛，肝气盛则犯脾，脾失健运，阳气亏损，则肌肉消削，身困倦乏力。正常情况下，饮入于胃，游溢精气，上输于脾，脾气散精，上归于肺，若脾气已虚，则不能散精上归于肺，肺失其所养，肺脏更虚，病情更为加重，致病程缠绵。

肺脾二脏乃母子关系，二者在生理上相互联系，病理上互为因果，是"风痨"病变的主要脏器。因此，治疗风痨之病宜分三步走。

一曰清肺透邪。此法用于风痨初起、风邪尚盛、痨病欲起之时。此时若治疗得当，使邪从外入者仍从外出，不致积损成痨，多用轻清宣透之品如青蒿、知母、贝母、杏仁、桔梗等，可以适当照顾气阴，沙参、太子参、芦根、生地黄酌情选加。

二曰益气养肺。此法用于风痨已成、病及于肺、气阴两伤者。可选沙参、太子参、麦冬、黄精、玉竹、百合、白芍等；热盛者，鳖甲、知母、牡丹皮则不可少。此时轻透则属禁忌，误犯之则气阴愈伤矣。

三曰培土生金。此法用于风痨已由肺及脾、肺脾两虚、病情较严重者。宜选太子参、山药、莲子肉、白术、茯苓、大枣等培土生金之品，秦艽、鳖甲、知母、地骨皮、银柴胡等清虚热之品亦可随热之程度选加。

尝治张某，男，31岁，1982年5月13日初诊。

患者于1982年初始觉咳嗽，胸痛，痰中带血，继而出现午后低烧，两颧潮红，全身乏力，五心烦热，盗汗，纳谷不香并逐渐消瘦。于某医院X线检查发现肺门部1cm×2cm大圆形阴影，拟诊为"肺部肿瘤""淋巴结核"而行手术探查，术后确诊为"肺门淋巴结核"，即按"抗痨"治疗五月余，症状略有改善，但伤口一直未能愈合，低烧38℃持续不退，遂来我院求治于中医。阅舌质红少苔，脉弦细而数。病属"风痨"，乃阴虚内热、余邪（中毒症状）未清。治当滋养以扶阴液之亏，和解以清余邪之焰，宗秦艽鳖甲汤意化裁。

【处方】

炙鳖甲20g	牡丹皮9g	炙百合20g	地骨皮10g
青　蒿9g	炒知母9g	银柴胡6g	当　归9g
秦　艽9g	炙百部9g	甘　草6g	生龙骨20g（先入）

生牡蛎20g（先入）

十五剂，水煎服。

二诊：药后伤口已愈合，有新生的肉芽组织，体温降至36.8℃，大便仍未成形，舌微红，苔薄白，脉弦细稍数。药见效机，但脾土未扶，宗"虚则补其母"之旨，拟培土生金之法。

【处方】

党　参12g	北沙参12g	怀山药20g	百　部9g
连　翘9g	炙百合15g	陈　皮9g	竹　茹9g
地骨皮12g	牡丹皮9g	甘　草6g	明天冬9g

十五剂，水煎服。

三诊：药后诸症大减，伤口愈合，体温平稳，纳谷增进，便已成形，舌淡红，苔薄白，脉弦细稍数有力，守培土生金法。

【处方】

党　参 100g	白　术 60g	云茯苓 60g	薏苡仁 100g
陈　皮 30g	砂　仁 20g	甘　草 20g	当　归 40g
牡丹皮 40g	百　部 60g		

上方药共研细末，炼蜜为丸，每丸重 9g，每服 1 丸，日服 2 次。经调理二月余，诸症痊愈，随访至今病无复发，已恢复工作。

【按语】该案据其脉证，初辨为阴虚内热，余邪未尽，故方以鳖甲、知母滋阴，当归、牡丹皮补血、和血、凉血，配地骨皮除骨蒸、止盗汗。病属风邪入里，故以秦艽、银柴胡长驱阴分透邪外出；青蒿苦寒芬芳引诸药入肝，清热除蒸；百部、甘草以润肺；龙骨、牡蛎以固表敛汗。因肺病及脾，土不能生金，二诊、三诊均以补脾益肺之法，尤其是三诊以丸方缓调，更符合《内经》对慢性病的治疗要求，做到"必养必和，待其来复"之旨。土为万物之母，况风痨之病，病之要害在于肺脾，故最后以补脾土而竟获全功。《医碥》说得好："饮食入胃，脾为运行其精益之气，虽四周布诸脏，实先上输于肺，肺气受其益，是谓脾土生肺金，肺受脾之益则气愈旺。"可谓切中肯綮，要言不烦。

胃脘痛（萎缩性胃炎）的证治体会

萎缩性胃炎，是以胃脘疼痛，病情迁延日久，进一步出现贫血、消瘦、疲乏、腹泻等全身症状为主的疾病，属于中医学"胃脘痛"的范畴。对于胃脘痛一病，历代医家对其病因病机的认识，见仁见智，各有不同，多数按"九痛"（即"九种心痛"）进行论治。然而，鉴于萎缩性胃炎的这样一种特殊的胃脘痛，若按"九痛"论治，则往往不能取效。

此种胃脘痛，病理变化复杂，因而病程多缠绵，病变迁延长期不愈，患者体质大都虚弱，或阴虚，或气滞，或血瘀，或寒热不调，或寒热错杂，或升降失司，或清浊相混，或虚实夹杂，或失治，或误治，见证不一，性质各异，这就需要仔细辨证，恰当论治。大寒大温、大补大攻之剂，皆非所宜，应做到"攻不伤正，补不留邪"，缓中补虚，疏气令调。

一、养肝阴、疏肝木以防微杜渐

"厥阴之气上干，阳明之气失降"，肝木扰动，先横逆乘胃，因此，多数胃脘痛的疾病往往与肝木有关，尤其在起病之初，无不表现出肝木横逆犯胃之证。肝为风木之脏，性喜条达，若郁怒所伤则气滞横逆，侵犯阳明胃土而出现胃脘疼痛的症状。气郁久则易化火，化火则易伤阴。又久痛入络，入络则易致瘀阻。故论治之中首要注重疏肝理气，并注意养肝之体以济其阴，活肝之血以通其络。余常用金铃子散合一贯煎加减出入为方。

【处方】

川楝子 10g　　　延胡索粉 3g(冲服)　　当　归 10g　　　枸杞子 6g

| 沙　参 18g | 麦　冬 12g | 生地黄 15g | 佛手片 9g |
| 郁　金 6g | 谷　芽 15g | 麦　芽 15g | |

胃阴虚者，可酌加山药；肝肾阴虚者，可酌加二至丸以强之；若瘀血征明显，可酌加失笑散、桃仁、赤芍、丹参等活血之品。总宜疏肝之中勿忘滋阴，养肝之中勿忘疏滞，和中寓补，补中寓和，可收事半功倍之效，并能防微杜渐。

二、滋肾水、强脾阴以固先后天

病虽在胃，而缘由肝木之克。脾胃均属中州，因受肝木横逆之干扰而失运化之职，水谷不化，气血日衰，致使五脏六腑失之濡养，因而除胃脘痛外，常伴有消瘦、神疲、短气、头晕、腰膝酸软、小便频数、舌淡而暗、苔薄白、脉细、微无力等一系列虚劳见证。

脾为肾之主，肾为胃之关，肾为先天，脾胃为后天，后天受损，必然导致先天之受害。肾失脾主之健运而致肾阴不足，水不涵木，肝木得以妄行。因此，滋肾阴、强脾胃而济先后天，以达对肝木之制约，是立法中不可忽视的环节。对此类见证，余常在一贯煎的基础上加二至丸，以倍补肾之功，再配以青皮、陈皮、郁金等加重调肝解郁之品，往往能奏效。

三、通瘀滞、和络脉以标本兼顾

叶天士说："初病气结在经，久病血伤入络。"萎缩性胃炎的后期也符合这一规律。肝气郁滞迁延日久，气既被阻，血亦受累，络脉瘀阻不通而出现气滞血瘀的见证。一般胃脘刺痛以午后为甚，舌质暗或有瘀斑，苔薄黄，脉弦或涩，治宜活血疏滞、和络定痛。可选用失笑散加味，常加当归、桃仁、香橼皮、青皮、郁金。兼有中气虚者，加白术；胃阴虚者，加山药、黄精。

余通过临床实践体会到，萎缩性胃炎伤阴者十之八九，根据伤肝阴、胃阴、脾阴、肾阴的不同，以及受害程度的深浅，在立法处方用药时务求恰如其分，病重药轻则无济于事，但也不宜过猛，急于求成，否则往往事与愿违。在调治这类疾病的过程中，需要嘱病者调情志、节饮食、慎起居，并需得到患者家属的密切配合，方可获效。

吴某，女，43 岁，病历号 121516。

患者胃脘闷堵胀满 30 年，近日来疼痛兼作，食油腻则欲吐，纳呆不食，伴见颜面苍白，头晕眼花，乏力短气，心慌心悸，畏寒肢冷，口干不欲饮，饮水即溲，小便频数，大便干结，舌质淡，苔薄白，脉沉微无力而数。经某医院检查确诊为"萎缩性胃炎""胃酸缺乏症""缺铁性贫血"。余辨为肾阴阳两虚，脾失运化，治宜两固先后天，稍佐理气之品。

【处方】

女贞子 15g	墨旱莲 15g	枸杞子 12g	肉苁蓉 10g
当　归 12g	郁李仁 9g	香橼皮 12g	鸡内金 6g
山　药 20g	玉　竹 12g	生甘草 6g	

二诊：服上方药七剂，大便通畅，脘腹胀满减轻。仍纳差，舌淡苔薄白，中见剥脱，脉沉微无力而数。前方佐入白豆蔻 5g、厚朴花 9g。

三诊：精神转佳，诸症均有好转，原方去肉苁蓉、郁李仁，加当归、白芍调理，诸症渐平，后用六君子汤合六味地黄汤加活血药以善后。治疗年余，诸症渐退，复查时各项化验指标均无异常。

本案病程长达 30 余年，由脾胃而及肾，由阴虚而及阳虚，精血日耗，身体日羸难支。欲补阴恐碍气滞反受补害，欲通降则体弱难胜，急补之不能，大通之不可，故用柔润之中佐以通降疏肝之品，既两固脾肾先后天之本，又免气机凝滞之弊。方选二至丸补益肝肾而不腻，枸杞子、肉苁蓉阴中以求阳，当归、郁李仁疏解利便，玉竹滋润而不腻，山药平补脾阴，鸡内金助运化，香橼皮、甘草理气运津，达柔润通降之功，以后半调半补而竟全功。

清上补下治糖尿病

热者清之，虚者补之。清法是针对热证而言，火热之邪，或充斥表里，或燔烁内外，或游行上下，所到之处，无所不病。所谓清上，即清泄在上的火热之邪。补法是针对虚证而言。致虚之因，或禀赋不足，或将息失宜，或阴阳偏倾，五脏俱损，气血颓败。所谓补下，即补益在下之内脏虚损。由于疾病的错综复杂，寒热相兼，虚实并见，在临证中应详加辨识，施治时才不致犯虚虚实实之弊。不然会顾此失彼，收效不著，延缓病期。因而必须综观病情，细审证候，洞察病机，才能立法合拍，用药妥帖。清上补下法，是我在多年学习前人的基础上总结的并在糖尿病的诊治实践中运用应手、体会较深的治疗法则。我认为它比较契合糖尿病的病理变化过程，只要运用得当，是能够取得满意的疗效的。

糖尿病，中医虽无此病名，但早在先秦时代就有了类似疾病的记载，在公元752年，古代医家就发现了本病患者的尿“味甘甜如蜜”。根据文献记载，它应属于消渴、消瘅、风消、肺消、膈消、消中、肾消等病的范畴。其罹患之因，极为复杂。

中医认为，精神刺激，五志过极，可郁而化火，烁伤阴液；或饮食不节，醇酒厚味，过食肥甘，蕴结中焦，可酿生内热，化燥伤津；或恣情纵欲，房劳过度，可致肾精亏耗；或年老阴气自半，肾水不足，下元虚惫，皆可发为糖尿病。心为牡脏、性属火；肺主一身之治节；胃火上燔，或心火移热于肺，阴分受伤，肺不布津，则烦渴引饮，口舌干燥。胃为阳土，喜湿而恶燥，其病多从燥化，阳明热盛，胃燥津亏，精微耗散，则消谷善饥。脾与胃以膜相连，主四肢肌肉，为胃行其津液，阳明燥热，必伤于脾，脾不转输，运化失职，则大便秘结，形体消瘦。肾寓元阴元阳，藏精气，主骨髓，司开合，若精气亏虚，肾阴被耗，下元虚惫，肾不能摄纳，约束无权，故小便频数而量多，或饮一溲一，尿如脂膏或尿有甜味。倘命门火衰，宗筋弛纵，则阳事不举。乙癸同源，肾属水而藏精，肝属木而藏血，精能生血，血能化精，若肾精不摄，血焉能化？精血不能上注于耳目，雀目、耳聋之症出矣。阴愈伤，则热愈炽，日久瘀阻脉络，热毒流窜，轻则皮肤瘙痒，重则疮疡痈疽。要之，糖尿病总属津液代谢失常之病，在上为肺胃燥热，在下为肾中阴阳两虚。肺、胃、肾三者又可互为因果，肺为水之上源，肾为主水之脏，肾为中土之腑。水之上源不足则无力以生肾水；肾水不足，虚火上浮，可熏蒸于胃，乃传之肺；胃热可上浮以熏肺，可下行以劫肾。肺、胃、肾之病变又与心、脾、肝密切相关。

糖尿病的临床表现，并非纯寒或纯热，纯虚或纯实，常常是虚实夹杂、寒热并见。因此，也不能刻板地按上、中、下三消划分，必须结合具体的临床表现灵活辨证，进行恰如其分的治疗，或清多于补，或补多于清，或清补之法并行，这样才能符合糖尿病的病机。

从临床实际观察，如表现为烦渴多饮、口舌干燥、大便如常或秘结、小便频数、消谷善饥，或微有困倦乏力、舌苔黄燥、脉滑数有力者，是燥热甚于虚，多见于糖尿病的初期阶段，或青壮年及素体热甚者。此时病变以肺胃燥热为主，但虚象已经渐露，治疗宜在清燥热为主的同时兼顾下虚即可。清燥热施以沙参麦冬饮、玉女煎、人参白虎汤等方，前者偏重于清肺，后二方偏重于清胃。在此基础上，少加滋补下虚的女贞子、墨旱莲之属，可防微杜渐。兼湿热熏蒸者，常见汗出，不可误认为气虚，宜加轻清之品，如枇杷叶、竹茹、茵陈之类清热利湿，重剂则不宜，有伤阴之弊。凡舌苔腻者，乃湿热之征象，但又有阴虚一面不得不虑及，要相互兼顾，方中宜去掉麦冬、天花粉、玄参、玉竹，改用天冬、知母，这样则清而不伤，滋而不腻。

表现为渴而多饮、食多消瘦、小便数甜、尿如脂膏、气短乏力、舌质嫩红、脉沉细滑数者，是燥热与下虚并重，多见于糖尿病的中期阶段，或中年人及体质偏虚者。需既清燥热，又补下虚，宜二冬汤加减化裁。可于方中加生石膏，与方中知母、甘草（不宜多用）、人参相合为白虎加人参汤，能加重清胃中燥热之力；

可加生地黄、山茱萸以增强补下之功。

表现为小便频数量多、腰膝酸软、尿如脂膏、五心烦热、盗汗遗精、舌质红舌面光、脉象细数者，是肾阴虚，多见于糖尿病的晚期阶段，或老年人及素体虚弱者。须滋肾阴，补多于清，用六味地黄汤加收敛之品如芡实、金樱子、莲子。六味地黄汤的组方原则是三补三泻，再加上这些收敛之品，就变为补多于清了。《金匮要略》之文蛤散，则不宜用。阴虚日久，必及于阳，致阴阳两虚之证；临床表现为小便频、数量多，饮一溲一，尿如脂膏，腰酸困倦，面色黧黑，男子为阳痿不举，女子则带下清稀，舌淡苔白，脉细无力。善补阳者，必于阴中求阳，肾气丸加山茱萸、女贞子、制何首乌主之，方中桂附为补肾猛将，燥烈伤阴，应易以次将鹿角霜、淫羊藿、仙茅，庶可温而不燥。

此外，糖尿病还有诸多并发症，常见的如皮肤瘙痒，若属全身性的，可于清上补下法中加地肤子；上半身瘙痒者加僵蚕、蝉衣；下半身瘙痒者加白鲜皮、木瓜。苦参虽属清热利湿，为治皮肤瘙痒之常用药，但对本病则不宜用，用之有伤肾之弊。若并发疮疡感染，五味消毒饮亦可加服。并发高血压而阴虚阳亢者，选加夏枯草、枸杞子、菊；痰湿阻络者，加服十味温胆汤；兼有瘀血者，加牡丹皮、赤芍之属，但必须有瘀血指征，不可轻投。

我在临证治疗糖尿病时，常常针对病机而权衡运用此法，并嘱患者结合严格的饮食调理，每多获效。不少患者尿糖由（＋＋＋＋）降至（－），血糖由400mg/dL降至正常，"三多一少"的症状消失，体力恢复，精神如常，重返工作岗位。

如患者陈某，男，46岁，素喜食肥甘，近3年因劳累过度，情志不舒，感肢体疲乏，烦渴喜饮，小溲频数量多，口中甜、腻、苦等杂味相兼，腹中饥饿，时作痞满，肠鸣辘辘，大便秘结，形体消瘦，腰膝酸软，耳鸣目涩，心悸失眠，语音低微，平素恶风，身常起痒疹，舌苔白黄相兼、厚腻满布，脉细滑。查尿糖（＋＋＋＋），尿酮体（＋＋），血糖336.6mg/dL，此为上热下虚并重，兼有湿热郁阻之证，治以清上补下，兼渗湿泄热法。

【处方】

党　参 15g	黄　芪 15g	知　母 9g	生石膏 30g
天　冬 9g	竹　茹 12g	茵　陈 15g	茯　苓 12g

山茱萸 12g　　　金樱子 15g　　　山　药 20g　　　地肤子 9g

每日一剂，水煎服。

住院服上方药两月，尿糖降至（－），血糖 137mg/dL，酮体（－），诸症消失。继予丸药服之。

【处方】

生地黄 40g　　　熟地黄 40g　　　山茱萸 40g　　　山　药 40g

茯　苓 30g　　　牡丹皮 30g　　　麦　冬 30g　　　五味子 20g

党　参 30g　　　鹿角霜 20g

上方药研为细末，水泛为丸如绿豆大，每服 5g，日服 2 次，善后调理，巩固疗效。后追踪随访年余，未发病。

1981 年冬，我本人因劳累过度而发糖尿病，全身困倦乏力，烦渴多饮，体重下降，当时尿糖（＋＋＋＋），血糖 280mg/dL。窃思八八之年，阴气自半，肝肾早衰，又加之有饮酒嗜好，必然燥热内生，遂用清上补下法，加以严格的膳食调理，两月基本治愈，体健如常。

消渴治验

芦某，男，39 岁，干部，1987 年 11 月 25 日初诊。

主诉：口渴引饮 10 余年。

病史：患者 10 余年来口渴咽干，烦渴引饮，每天饮水 20 多升。曾去多家医院诊治，各项化验检查未见异常，亦从未间断治疗，服药无数，效果不佳，前来诊治。既往眠差多梦，胸闷心悸，喘促气短，纳呆，身困乏力，四肢发凉，大便溏泻，每日数次，小便清长。近年来腿浮肿，早泄。

现症：口渴咽干，烦渴引饮，每天饮水 20 多升，伴胸闷心悸，喘促气短，纳呆，身困乏力，四肢发凉，大便溏泻，每日数次，小便清长，眠差多梦，腿浮肿，早泄。舌质红、有龟裂，苔白腻微黄，脉弦数，右大于左。患者形体胖大，腹满，下肢浮肿，按之凹陷不起，颜面略浮，口唇红。

中医诊断：消渴，证候属三焦气化失司，饮停气滞，津液亏损。

治法：先予清热祛湿。

处方：以三仁汤加减。

杏　仁 9g（炒打）	白豆蔻 5g	薏苡仁 20g	佩兰梗 6g
茯　苓 15g	六一散 18g（包煎）	车前草 20g	厚朴花 9g
藿香梗 6g	石菖蒲 9g	木　瓜 12g	甘　草 6g

二十剂，水煎服。

二诊：12 月 17 日。服上方药近二十剂，喘促气短及浮肿已消，衣带渐宽，体重减轻 3.5kg，饮水亦减少三分之一，苔薄黄，改为滋阴润燥、凉血清热并用。

处方：

沙　参 15g	麦　冬 12g	玉　竹 15g	石　斛 15g（先煎）
玄　参 15g	牡丹皮 12g	赤　芍 12g	竹　茹 12g
莲子心 9g	夜交藤 20g	甘　草 6g	

十四剂，水煎服。

三诊：1月7日，又进药十四剂，口渴明显减轻，饮水量再减，睡眠较佳，四肢发凉缓解，早泄好转，大便每日1次稍软，脉弦稍数，苔薄白微黄少津，仍遵前法。

以上方去竹茹，加生地黄 20g、知母 9g，继服十四剂，以巩固疗效。

【按语】该患者为三焦气化失常，水饮内停，饮停则气滞，日久湿蕴化热，热伤阴，湿伤气，气阴两伤则烦渴引饮。原发于湿热，继变于阴亏。治之之法，当先清湿热。初诊方中，杏仁宣利上焦肺气，盖肺主一身之气，气化则湿亦化；白豆蔻芳香化湿，行气宽中；薏苡仁、茯苓甘淡性平，健脾渗湿；车前草、六一散甘寒淡渗，加强利湿清热之力；厚朴花、藿香梗、佩兰梗、石菖蒲醒脾化湿，理气开窍；木瓜化湿和胃，消食开胃；甘草补脾益气，调和诸药。诸药相合，三仁相伍，宣上畅中渗下，使三焦气机通畅，脾气健旺，水饮得除。

二诊时，患者湿证缓解，内热津亏未除，遂改养阴清热之剂投之。沙参、麦冬、玉竹、石斛甘寒养阴，生津润燥；玄参、牡丹皮、赤芍清热凉血，养阴增液；竹茹清热除烦；莲子心、夜交藤清心安神；甘草调和诸药。三诊时，去掉竹茹，加入清热凉血、养阴生津的生地黄和滋阴降火、生津止渴的知母。湿热与气阴两虚交织之时，治疗最为棘手。赵老临证层次分明，权衡虚实，遣方用药，恰如其分，切中肯綮，平淡之方，可起沉疴痼疾。

卑慄症治验

患者马某，男，46岁，某市工厂干部。

问诊：患者素来体质健壮，于8年前逢阴雨之夜，为救一被电击者，风雨袭身，感寒受惊。尔后即见头沉，乏力短气，胆怯懒言。复因工作紧张劳累，加之心情不舒，时常急躁易怒，病情日益加重。历年屡次延医诊治，多用补心肾益脾胃之药，久服罔效，随又改用泻火之品，亦不对症，缠绵至今，身体日益不支。遂于1984年8月来京延余诊治。

现症：心悸而烦，胸脘痞闷，胆怯易惊，夜间尤甚，喜居静室，不欲见人，呃逆少食，腰酸腿软，肛门坠塞，阴茎湿凉，睾丸酸痛，二便尚可。

望诊：面色晦暗，舌质暗淡，边有齿痕，舌苔黄白相兼而少津，舌中有轻度裂纹。

闻诊：语声稍低，呼气有轻度异味。

切诊：双手三部均弦滑，唯尺部稍弱。

辨治：四诊合参，病系"卑慄"。乃劳累过度，外感寒湿，加以受惊，内伤七情，外邪内陷与内伤相杂为患，致肝气郁结，脾失健运，肝脾同病，虚实夹杂。补不宜，泻亦不宜，应选用解郁化痰、健脾开窍法，以达邪祛正自复的目的。方用丹栀逍遥散合温胆汤化裁。

【处方】

当　归 10g	白　芍 10g	柴　胡 6g	茯　苓 15g
牡丹皮 9g	栀　子 6g	陈　皮 9g	法半夏 9g
竹　茹 12g	枳　壳 9g	石菖蒲 9g	甘　草 6g

每剂水煎2次，取汁混合后分2次温服，日服一剂。

上方药迭进十四剂，诸症缓解，后随症略有增删，又配制丸药以调理善后。八年之沉疴，经治两月余而获痊愈。

讨论：《类证治裁》中记载："卑慄症与怔忡类，其症胸中痞塞，不能饮食，心常有歉，爱居暗室，见人则惊避无地，病至数年，不得以癫症治之。"并附用人参养荣汤。

余在临床中曾治多例此类疾病，一般病程较长，缠绵难愈。有的靠长期服用安眠镇静剂维持，有的则久服补益药调养，但亦效果不佳。所治患者属虚证者不多，虚实夹杂者实属不少。因此。运用纯补或纯泻法多不应手。余认为此症多由肝郁脾虚所致，肝藏魂，性条达，肝气郁结失去条达之性，则魂不守舍，出现昼轻夜重、眠差多梦、心虚胆怯、喜居静室、不欲见人，甚则腰膝酸软、精疲乏力等一系列肝肾不足的症状。由于肝气郁结，横犯脾土，致使脾失健运，痰浊内生，日久蕴结化热，湿热阻滞中焦而见胸中痞塞、不思饮食、呃逆吞酸、心烦喜呕等一系列肝脾不和的症状。脾为肾主，脾失健运则肾无所主，肾阳失去温煦之职，加之肝脉绕阴器上行，而出现肛门坠塞、阳痿早泄、阴囊湿汗、睾丸酸痛等一系列下焦湿浊阻滞的症状。

根据这样的辨证分析，在治疗时，除年高体弱大虚大羸的患者须用补法调治外，一般要着眼于邪实但又不忘其正虚，实践证明运用和法较为适宜，运用得当往往收效颇佳。因为运用纯补法容易碍邪，运用纯攻法又易伤正，运用攻补兼施法又不易抓住矛盾的主要方面。

上述患者，在长达 8 年的治疗中，既用补药又用泻药，补久了病加重，泻过了病亦加重，几年来反复走了两个极端，犯了虚虚实实之弊，致病程日久，缠绵难愈。临证遇此，医者不可不慎也！

略论肾病治疗中的存精与去粗

《素问·六节藏象论》云："肾者，主蛰，封藏之本，精之处也。"指出了肾脏藏真阴、寓元阳、存精的作用。《素问·水热穴论》又说："肾者，胃之关也，关门不利，故聚水而从其类也。"从另一个角度又揭示了肾有分清浊、司开阖、去粗的作用。故邹澍在《神农本草经疏》的"山药"条下指出："肾气者，固当留其精而泻其粗也。"肾脏这种正常的双重生理功能，在人体是必不可少的。有了这种双重生理功能，肾脏就能开合适度，发挥正常的气化作用，维持人体的正常生命活动。

质言之，所谓"精"，是指肾脏所藏的元阴元阳，属于人体正气的范围。所谓"粗"，是指肾脏所管辖排泄的废物，属于邪气的范围。存精，即保养、扶持正气；去粗，即排泄、祛除邪气。这种存精与去粗的动态平衡，使人体在生命活动中不断地进行新陈代谢、自我更新。

若在病因的作用下，这种双重作用无论哪一方的失调，或存精不足而正气亏损，或去粗无能而邪气滞留，都可能产生病变。一旦产生病变，往往虚实夹杂。尤其是肾炎一类的疾病，常常在病程的某一阶段或全过程，出现肾阴亏虚与湿热不解并见的情况。肝肾阴亏是存精不足引起的，湿热不解是去粗无能所导致。

鉴于肾脏的这一生理病理特点，就必须把握好存精与去粗这一对立而统一的矛盾。前人立肾病名方六味地黄丸，已经注意到了这一点，给后人做出了典范。方中地黄滋阴补肾、生血生精，山茱萸酸能养肝益肾、涩精秘气，山药甘淡平和，补脾固肾，茯苓淡渗利湿，泽泻利水通淋，牡丹皮泻君相之伏热，十分切合肾病特点，成为后世脍炙人口的"三补三泻"名方。

　　我在临床对慢性肾炎有肝肾阴虚与湿热互结并见的一类患者，根据存精与去粗的原则，常选用知柏地黄汤与二至丸化裁，酌加败酱草、蒲公英、车前草、白茅根、金钱草等清热利湿之品。湿热过盛者，可去地黄。伴有气血瘀滞者，常配以当归、丹参、赤芍、白芍、泽兰、益母草。瘀重者用桃仁、红花等平和祛瘀之品。若阴损及阳，可加淫羊藿、仙茅、枸杞子、肉苁蓉、鹿角霜等补命门火而不燥之品。伴有湿浊上泛者，合以温胆汤。总宜权衡邪正，存精与去粗恰当，做到祛邪不伤正，清利不伤阴，滋阴不助湿，补阳而不燥。

　　患者吴某，男，32 岁，北京人，1982 年 10 月 4 日初诊，病历号 120587。1 年前始现腰痛，乏力，腹胀，呕吐，每 10 天发作一次，并伴有低热（37.8℃），烦躁，夜寐不实，不思饮食，便溏，小溲浑浊，面色萎黄，形体消瘦。于某医院做 CT 检查，发现"右肾外形明显缩小""白皮质萎缩""肾盂显示扩张，功能尚好""左肾外形代偿性增大"。腹部平片未发现结石阴影，诊为"右肾盂积水"。经多方中西医治疗效不显，遂来我院诊治。初诊时患者诸症同前所述，舌质淡红少津，苔白腻，脉弦数微细。证属肾阴亏虚，下焦湿热，方选知柏地黄汤与二至丸化裁。

【处方】

女贞子 15g	墨旱莲 15g	杭山茱萸 9g	怀山药 15g
茯　苓 15g	粉牡丹皮 9g	建泽泻 15g	甘　草 6g
川黄柏 9g	知　母 9g	车前子 12g（包煎）	

六剂，水煎服。

　　二诊：药后尿量少，呈酱黄色，低热，恶心，烦躁，夜寐不实，纳谷不香，便溏诸症仍存，舌质淡，苔白腻，脉弦细数。此为阳虚湿热，气不化水所致。于上方中加广肉桂 3g 焗服，再进六剂，清水煎服。

　　三诊：服上方药后，尿量明显增多，用肉眼观察小便已无沉淀浑浊现象，右腰疼痛减轻，周期延长，食纳增进，无恶心呕吐，余症同前，舌质暗红，苔薄白，脉弦微数。药见效机，宗前方去知母，加赤芍 9g、白芍 9g，再进六剂。

　　四诊：药后病情趋于稳定，腰痛减轻，尿内无浑浊现象，无恶心呕吐，体温已正常，但夜寐梦多，便干，1～2 日一行，小溲频而略黄，舌质暗红，苔薄白，脉弦数。

【处方】

女贞子 15g	墨旱莲 15g	杭山茱萸 9g	怀山药 15g
云茯苓 15g	牡丹皮 9g	泽　泻 15g	车前子 12g（包煎）
黄　柏 9g	赤　芍 9g	白　芍 9g	当　归 9g
甘　草 6g			

十四剂，水煎服。

五诊：因余外出开会，患者延他医诊治，服真武汤五剂后，于 11 月 5 日晚卒然腰痛难忍，剧烈呕吐，低热，汗出，唇口焦燥，不欲饮水，便微溏，舌红尖赤，苔白滑，脉弦数。拟于前方去甘草，加枳壳 12g，六剂。

六诊：药后病情好转，疼痛未作，饮食、睡眠、二便如常，舌红少苔，脉弦细数。再进上方药十四剂。

七诊：服上方药半月，病情稳定，续服上方药调理。

该患者为肝肾阴虚，夹湿热下注，此时滋阴则碍湿，清利则伤阴，唯有存精与去粗并行，寓清利于滋养之中，是为得当，故以知柏地黄汤与二至丸化裁。二诊所加少量肉桂，乃助其气化，并非补命门真阳，有热因热用之妙。

再如患者杨某，女，43 岁，于 1982 年 9 月 5 日来诊。因外受寒凉而发热，腰痛，晨起眼睑浮肿，伴头晕，纳差，口干渴，便干，溺短赤。于某医院查尿常规，尿蛋白（＋＋），诊为"急性肾炎"。舌红苔薄黄，脉弦细数。证属血虚血热，湿热下注，治以养血凉血、清利湿热，以四物汤变通，并加味治之。

【处方】

当　归 9g	赤　芍 9g	牡丹皮 9g	生地黄 12g
知　母 9g	黄　柏 9g	车前草 20g	败酱草 20g
白茅根 20g	泽　兰 12g	茯　苓 12g	甘　草 6g

七剂，水煎服。

二诊：药后体温降至 37.4℃，腰痛减轻，已无晨起眼睑浮肿现象，饮食增进，大便变软，小便量多，但仍有轻微头晕、颜面略浮，尿蛋白（＋），舌红，苔薄黄，脉弦细数。上方加蒲公英 15g、白薇 10g，七剂。

三诊：药后诸症减轻，但仍低热（37.4℃），伴乏力，血压不高，下肢微肿，尿中蛋白（＋），舌脉同前。阴虚湿热为患，拟滋肾养阴、清利湿热。

【处方】

女贞子 12g	墨旱莲 12g	当 归 6g	生地黄 12g
牡丹皮 9g	知 母 9g	黄 柏 9g	蒲公英 15g
败酱草 20g	车前草 20g	白茅根 20g	生甘草 6g

七剂，水煎服。

四诊：药后体温正常，下肢浮肿消失，尿蛋白（±），纳食增加，体力增进，舌质淡，苔薄黄，脉弦细稍数。宗上方加健脾之品调养善后。

本案初诊以变通四物汤养血凉血，加车前草、败酱草、黄柏等清利湿热之品，三诊以滋阴与清利湿热并用，一以存精而扶正，一以去粗而祛邪，治疗始终，不离此法，用药法度契合病机，故病趋向愈。

又如朱某，男，37岁，1982年9月12日初诊。患者因足部溃疡曾使用"庆大霉素"治疗，足部溃疡向愈。但继而感觉左肾区酸痛不适，痛甚时可见血尿（为无痛性），伴恶心欲吐、纳谷不香、口干不欲饮水、消瘦乏力、头晕眼花等症状，经某医院做腹部平片检查，发现右肾萎缩。患病5年余，经多方治疗，症状无明显改善，遂来诊。症见舌体胖，质暗红，苔腻黄干，脉弦数。素体脾弱阴虚，湿热内侵，气滞血瘀，治拟健脾养阴、清化湿热，佐以活血。

【处方】

白 术 9g	茯 苓 15g	陈 皮 9g	法半夏 9g
白豆蔻 5g	薏苡仁 20g	女贞子 15g	墨旱莲 15g
川续断 9g	当 归 9g	牡丹皮 9g	甘 草 6g

七剂，水煎服。

二诊：药后左腰酸痛减轻，痛甚时血尿偶见，无恶心呕吐现象，纳食渐增，精神转佳，舌质暗，苔腻略黄，脉弦数。药见效机，宗上方击鼓再进药七剂。

三诊：药后诸症消失，舌质淡红，苔薄白，脉弦微数。嘱再进上方药七剂，与六味地黄丸交替服用，调理善后。

案中患者，因素体脾弱阴虚，加以湿热内侵，湿热阻滞气机，故气滞血瘀。

方以白术、茯苓、薏苡仁、甘草健脾，以女贞子、墨旱莲、川续断滋阴，合而扶正以存精，以白豆蔻、法半夏、牡丹皮清化湿热，当归、陈皮以活血行气，合而祛邪以去粗，故仅三诊而诸症若失。

中医历来强调"谨察阴阳之所在，以平为期"，治疗肾病也同样如此。肾病的病理变化往往虚实夹杂，我在临床中观察，尤其是肾阴虚合并湿热下注的发病率越来越高，这就需要医者细审病机，察其同异，正确运用存精与去粗的具体方法，才能使之归于平衡而治愈疾病。

慢性肾功能衰竭从脾胃论治的体会

慢性肾功能衰竭，是肾脏排泄、分泌功能严重障碍而引起的一种临床症候群。多种慢性肾脏病均可导致本病的发生，是内科临床常见的危重症之一，目前尚缺乏令人满意的治疗手段。

近年来，我从事肾病的临床专题研究，有机会接触了不少肾功能衰竭患者，根据本病的病因、病机特点及临床表现，以中医学的脾胃学说为指导，运用健中运、和脾胃的基本法则，取得了一定的疗效。现不揣浅陋，将治疗体会予以总结，聊供同志们参考。

中医学虽无"肾功能衰竭"的病名，然在历代的医学文献中，类似的记载却十分丰富。早在《内经》一书中就有"关格""癃闭""哕逆""水肿"等近似病证的描述。《诸病源候论·关格大小便不通候》中，更为详尽地记述了"关格"一病的病因、病机、证候特点，并明确地指出本病的严重性，确属难能可贵。

中医学认为，肾为先天之本，藏真阴，寓元阳，为三焦之源，故"五脏之阳，非此不能发，五脏之阴，非此不能滋"（张景岳）。

肾病迁延不复，更加失治、误治、饮食劳倦、七情相荡、寒暑交侵，必然导致肾气衰败，从而引起机体的阴阳失调，水火失济，五脏六腑机能活动偏盛偏衰的病理变化。命火衰则肾不蒸化，火不生土则脾不运化，土不生金则肺不宣化……终致上下不并，三焦痞隔，升降出入之机失调，气化功能障碍，湿浊水毒潴留体内，水因气壅，气因水闭。正如《素问·汤液醪醴论》所说："五脏阳以竭也……精孤于内，气耗于外……气拒于内，形施于外。"湿浊水毒之邪，或上蒙清空，或下闭决渎，或寒化伤阳，或热化伤阴，致成本病病机中阴阳俱损、气血双亏、虚实互见、寒热错杂的复杂变化。然证虽万变，皆不离"脾肾衰败，湿浊壅滞"之宗。

我常以"诸湿肿满皆属于脾""脾胃为生化之源""中运乃升降之枢"等基本理论为指导，抓住调理脾胃，斡旋中运这一关键而标本兼顾，俾驱邪而不伤正，扶正而不滞邪，初步取得了改善症状，缓解病情，不同程度地改善肾功能而延缓或阻止肾衰的发展，制止出血倾向，提高血红蛋白和血浆蛋白含量，控制稳定血压等效果，使一些患者得以带病延年。

一、慢性肾功能衰竭与脾胃的关系

（一）诸湿肿满皆属于脾

脾主运化水湿，肾功能衰竭患者大都具有肿满的见证。现代医学认为，本病的发生必然导致机体物质代谢的严重紊乱，而中医学的基本理论认为，脾胃在人体的物质代谢过程中起着极其重要的作用。例如，水谷的纳化、精气的产生与转输等，使五脏六腑、四肢百骸皆得濡养。同时，代谢过程中的废水浊物，又通过脾之转输、肺之肃降、三焦之决渎、膀胱之气化而排出，从而维持机体的"气和而生，津液相成，神乃自生"的正常生理功能。这正如《素问·经脉别论》所说："饮入于胃，游溢精气，上输于脾，脾气散精，上归于肺，通调水道，下输膀胱，水精四布，五经并行。"精辟地论述了水液在人体内的代谢过程，这一过程虽然是通过五脏六腑、十二经脉的协同作用来完成的，但脾胃的运化转输、散精排浊的功能确是其中极其重要的环节，从而也就说明，诸种水湿肿满之证与脾胃功能失调的密切关系。盖脾主湿而恶湿，一方面，脾失健运则水精不布，滞而为湿；另一方面，水湿潴留，也必然困脾害胃，导致中运不健，水湿泛滥。因此，肾功能衰竭患者，临床证候大多表现出既有精气不布而产生的虚的一面，又有湿浊水毒潴留壅滞而导致的实的一面，即本虚标实、虚实夹杂。

脾为肾之主，肾为胃之关。《素问·水热穴论》云："肾者，胃之关也，关门不利，故聚水而从其类也。"又《素问·五脏生成》云："肾之合骨也，其荣发也，其主脾也。"肾为胃关，脾为肾主，决定了脾胃与肾在生理、病理过程中休戚与共的密切关系。

肾气的蒸化，是脾胃受纳、运化水谷精微、传导排泄水液糟粕的原动力，是关门之正常开合启闭的主宰。若肾气衰败，则关门失司，火不生土，水湿不得蒸腾运化，必然反侮脾土而成泛滥无制之势，从而出现少尿、无尿、严重蛋白尿和高度水肿，抑或小便清长、夜尿频多之变。是故《灵枢·五癃津液别》说："阴阳气道不通，四海闭塞，三焦不泻，津液不化，水谷并行肠胃之中，别于回肠，留于下焦……水溢则为水胀。"

肾为先天之本，脾胃为后天之本，先天促后天，后天养先天。脾之所以为肾之主，一方面是指脾胃化生精气以葆肾；另一方面是指土能制水，即脾胃以其升降转输、运化水湿的功能，保证肾脏水火既济的生理状态。若脾胃虚损，化源不济，肾精失充，则腰膝酸软，神疲懈怠。水不涵木，木少滋荣，则虚风内动，神昏瘛疭；脾肾阳虚，阳和不敷，血脉瘀滞，阴浊上逆，多致血压增高、脑转耳鸣；土不制水，肾邪反侮，水湿泛滥，形不与衣相保。这正是病理过程中的肾病殃脾和治疗学上肾病治脾的理论依据。因此，《素问·诊要经终论》指出："少阴终者……腹胀闭，上下不通而终矣。太阴终者，腹胀闭不得息，善噫善呕……不逆则上下不通，不通则面黑皮毛焦而终矣。"说明少阴终则脾气绝，故腹胀闭上下不通，太阴终则肾气泛，故面色黑而死，这与终末性肾衰临床上多表现为脾肾衰败、胀闭呕噫、上下不通的证候特点是十分相契的。

（二）脾胃为生化之源

举脾赅胃，皆属中土；脾居中央，化生精气营血而源源不断地溉濡四旁。是故《灵枢·邪客》云："五谷入于胃也，其糟粕、津液、宗气分为三隧，故宗气积于胸中，出于喉咙，以贯心脉而行呼吸焉。营气者，泌其津液，注之于脉，化以为血，以荣四末，内注五脏六腑……卫气者，出其悍气之慓疾而先行于四末分肉之间，而不休者也。"说明脾胃之生理功能，主要在于受纳、腐熟、运化水谷精微之气，上奉心肺，化气生血，在外则充养肌肤皮毛，在内则和调于五脏、洒陈于六腑，使五脏六腑十二经脉皆得滋养，府精神明，生气不竭。据临床所见，慢性肾功能衰竭患者多因脾气衰败而生化不及，谷不生精，血失化源而致阴阳俱损、气血双亏、身体极度羸弱、血红蛋白下降，血不荣心而惊悸失眠、面色㿠白无华、舌体胖嫩、舌质暗淡、脉细无神。脾主统血，全赖乎气，气不摄血则便下黑粪、鼻衄、齿衄、皮肤出血点及紫癜……脾气衰败，阳和不敷，血气失于温煦而瘀滞不行，又往往成为肾性高血压的主要形成机理。因此，临证从扶养脾胃入手，不仅可使羸弱之病体得以康复，且可强健中运、辅土制水，达到祛邪之目的。

（三）中运乃升降之枢

脾胃位居中央，职司健运斡旋、交通上下、溉濡四旁。水谷入胃，其精微上输心肺以滋养周身，其水液糟粕下输膀胱传导于大肠，从而维持"清阳出上窍，浊阴走下窍；清阳发腠理，浊阴走五脏；清阳实四肢，浊阴归六腑"的气化功能。若脾胃被伤，枢机滞塞，则清阳不升，浊阴不降，清浊相干，轻则呕、泄、痞、胀，重则肿满、关格。因此，临证凡遇机体升降之机障碍所引起的诸种病变，皆可区别不同情况，运用斡旋中运的方法获得疗效。是故尤在泾在《金匮要略心典》一书中指出："中者，脾胃也……中者，四运之轴，阴阳之机也。故中气立则阴阳相循，如环无端而不及于偏……是故求阴阳之和者，必于中气，求中气之立者，必以建中也。"

慢性肾功能衰竭的机制，总由脾肾衰败，升降之机失调，三焦决渎不利，湿浊壅滞，尿素氮、肌酐等代谢产物潴留，而致哕逆不食、腹满膜胀、便结或便溏。湿浊久郁化热熏蒸于上，则苔腻口臭；郁蒸肌肤，则皮肤瘙痒，出现尿霜。

二、慢性肾功能衰竭从脾胃论治的临床运用

如上所述，"肾衰"一病本虚标实、寒热错杂的病机，每使临证者攻补两难，治疗束手。我每于复杂纷纭的病情中，抓住健运脾胃、斡旋中焦、调整升降之机的方法，以香砂六君子汤、旋覆代赭汤、新加黄龙汤、小柴胡汤互相配合，加减化裁，因势利导，使中毒症状得以缓解。呕吐剧而大便不爽或秘结者，酌加焦大黄；呕吐剧而大便溏者，加大剂伏龙肝包煎；湿浊化热、脘痞剧吐者，先以黄连温胆汤苦降辛开、宣通中焦升降之机；胸胁苦满、呕吐不食者，可与小柴胡汤和解之法。然后健脾益肾，扶正培本。阳和不敷、血脉瘀滞而血压升高者，用健脾益气、活血化瘀之剂，每获良效。肾气衰败、下元虚惫之证候明显者，应在调理脾胃的基础上，选用温而不燥、补而不滞的益肾药物，如淫羊藿、菟丝子、枸杞子、川续断、女贞子、墨旱莲、巴戟天、桑螵蛸、桑寄生、沉香等；因为此类患者，多属病程绵长、气血双亏、阴阳俱损、虚实互见、寒热夹杂，故不适用大量辛热燥烈、滋腻蛮补之品，否则，每多引起血压上升、NPN升高、出血倾向加重等不良后果。

鉴于"肾衰"病机的特点，临证用药时应注意：清热勿过苦寒，以防伤阳；祛湿勿过渗利，以免伤阴，滋阴勿滞腻，益阳忌温燥；总以"保胃气、存津液"为施治原则。

尿毒症的基本病理特点是以脾肾气衰、湿浊留滞、精气化生不足为主。因此，根据《内经》"毒药攻邪，五谷为养，五果为助，五畜为益，五菜为充"（《素问·脏气法时论》）的基本精神，除了恰当的药物治疗而外，饮食上的调理也是很必要的。现代医学认为，尿毒症患者限制食入蛋白质，不仅可减少氮质分解代谢产物的潴留，还可减少因蛋白质分解而产生的有机酸类的积聚。因此，提倡每日蛋白的摄入量不宜超过 20～30g，并应挑选具有富含必需氨基酸的高生理价值的蛋白质类食物，如鸡蛋、牛奶、豆浆等，从而保证人体每日蛋白质代谢的需要，并增加蛋白质的利用，减少病体蛋白分解。这与中医在饮食上要求宜进清淡之品，避免重浊厚味滞留害胃的观点是一致的。

【例一】

吴某，女，25 岁，病历号 261677，初诊时间 1978 年 2 月 28 日。

患者 12 岁即罹患肾盂肾炎，拖延失治，病情视日有加。1977 年 9 月，因浮肿、呕恶、两目视物不清而收住某院治疗，诊为"慢性肾炎尿毒症"，住院四月余，殆无疗效，因于 1978 年 2 月 28 日来我院门诊求治。

证见全身浮肿，两目视物不清，头晕目眩，胸闷呕恶，心悸短气，口苦咽干，大便秘结，小便黄少，两腿筋脉时感拘急抽掣，脉细滑，苔黄腻。临床化验：尿素氮 103mg%；二氧化碳结合力 35.8voL%；PSP 酚红排泄试验 0%。中段尿培养，有金黄色葡萄球菌生长。诊为慢性肾炎尿毒症。其病缠绵日久，气阴两伤，湿浊久蕴，郁而化热，病至寒热错杂、虚实互见阶段，治必"急则治其标"，以和解少阳枢机、调理脾胃升降之法，俾"上焦得通，津液得下，胃气因和"，湿热浊邪得有出路为要。故采用小柴胡汤加味以和胃降逆、清化湿浊。

【处方】

柴　胡 6g	黄　芩 9g	半　夏 9g	党　参 9g
黄　芪 12g	白　术 9g	当　归 6g	大　黄 9g
竹　茹 9g	麦　冬 9g	石　斛 9g	败酱草 30g

白茅根 30g

本方加减迭进，治疗 3 月，浮肿基本消退，精神日觉健旺，两目视物清晰，呕吐止，饮食佳，形体逐渐恢复。化验检查尿素氮 60mg%；二氧化碳结合力 49.3voL%。小便增多，大便微溏，舌苔黄腻少津，脉象细滑而数。改用益气养阴、清利湿热之剂，仿清心莲子饮加减，标本兼顾，与服二十余剂，病情稳定，欣然返里。

【例二】

宋某，女，50 岁，初诊时间 1977 年 8 月 22 日，病历号 259819。

本患者自 1974 年以来，屡发支气管哮喘，下肢浮肿，神疲乏力。1970 年病情渐加，面色萎黄无华，多饮多尿，经海淀某医院检查尿蛋白（＋～＋＋），血红蛋白 8g/dL，并进而下降为 5.5g/dL，二氧化碳结合力 29voL%，尿素氮 70mg%，胆固醇 223mg%，确诊为慢性肾炎，并收住院治疗两月，曾使用激素（30mg/ 日）。

1977 年 8 月 22 日来我院门诊，面色萎黄浮肿，腰酸肢倦，短气畏寒，呕哕纳呆，溺少便溏，双下肢凹陷性浮肿，舌体胖嫩质暗，舌苔薄黄，脉象沉细。证属脾肾阳虚，湿浊停滞，三焦气化失常，中运升降之机被阻。拟用温补脾肾、化浊降浊之法，采用六君子汤加减与之。

【处方】

党　参 12g	炒白术 9g	茯　苓 12g	炙甘草 6g
半　夏 9g	白豆蔻 5g	桂　枝 6g	生薏苡仁 30g
川　断 12g	鹿角霜 12g	牛　膝 9g	宣木瓜 9g
丹　参 9g			

自 1977 年 8 月以来 2 年多时间，始终采用前方加减与服，病情渐趋稳定，呕恶消失，饮食转佳，浮肿减轻，血红蛋白 9.7g/dL，尿素氮 43mg%，二氧化碳结合力 56voL%，肾图示双侧分泌段及排泄均延缓，病情得以缓解。

【例三】

杨某，男，69 岁，干部，病历号 060719。

患者于 1972 年底，因双下肢浮肿，在外地某研究所门诊查有尿蛋白、红细胞，拟诊为"慢性肾炎"。住院治疗 3 月，浮肿、蛋白尿有好转。曾先后在三家医院门诊服用中药，病情时轻时重。1980 年 6 月，又在某医院住院治疗，住院期间查二氧化碳结合力 43voL%，尿素氮 36mg%，血肌酐 3.5mg%，酚红排泄第一小时 5%，第二小时 3%，共 8%，尿细菌培养阴性，血浆白蛋白 2.7g/dL，球蛋白 1.8g/dL。心电图（－）。肾图示：双侧肾实质损害。超声波：双肾下垂，右肾表面不光滑，有结节，肝脾轻度肿大。诊为"慢性肾炎，尿毒症"。1980 年 8 月 16 日来我院就诊。

患者面色萎黄无华，全身浮肿，下肢尤甚，按之凹陷不起，双腿沉重无力且发凉；胸闷气短，痰多白黏，咳咯不易，呕恶少食；大便日 1～2 次，时稀时干；小便清长，时有尿频尿急；动则汗出，偶有心悸、失眠、耳鸣；午后至夜间口渴，口中甜腻，舌质暗淡，苔白水滑，舌尖轻度龟裂，脉沉缓。血红蛋白（7.8～8）g/dL，血压 120/70mmHg。

脾不健运，秽浊阻滞，水湿不行。况年近古稀，肾气早亏，下虚之证已见，又有咳喘宿疾，故治法不特运脾，肺肾亦当兼顾。

【处方】

党　参 15g	白　术 12g	云茯苓 15g	甘　草 6g
陈　皮 9g	半　夏 9g	沉香粉 2g（分冲）	淫羊藿 15g
枸杞子 15g	杏　仁 9g（炒打）	菟丝子 10g	泽　泻 12g

另服鱼鳔丸一日 2 次，一次 2 丸。

二诊：药进七剂，浮肿较前有减，小溲畅通，痰较易咯出。法已合拍，再进原方药二十余剂，浮肿又减，两腿渐觉轻劲有力，气喘大减，咳痰少而稀，大便成形，夜能入睡，舌胖淡，苔薄白，脉弦缓。此后仍以前方加减，按证增损。手足发凉去甘草加广桂 2g，兼外感加桂枝 6g、白芍 9g；舌有瘀斑加赤芍 9g；心悸加远志 6g；咳喘加百部 9g、紫苏子 6g（炒打）；痰黄加鱼腥草 20g；嗳气有臭味加莱菔子 9g、生麦芽 15g；夜寐多梦加黄柏 9g、砂仁 4.5g、夜交藤 20g；舌红少苔则去淫羊藿、菟丝子，加北沙参 12g、女贞子 15g、墨旱莲 15g 以扶阴气；水肿甚加车前子 12g、益母草 15g；鼻孔、牙龈渗血加生地黄炭 9g。如法调理半年余。1981 年 1 月 19 日检查，尿素氮 40mg%，肌酐 4.7mg%，二氧化碳结合力 44voL%。1981 年 2 月 16 日在本单位医务室查尿常规：蛋白（＋＋＋），白细胞 0～2，颗管 0～2。同年 3 月 16 日查尿素氮 21.5mg%，二氧化碳结合力 36.4voL%。临床症状趋于好转，病情稳定，继续服药调理。

尿毒症治验

王某，女，58 岁，工人，1981 年 6 月 10 日初诊。

主诉：患肾炎 10 余年，加重伴恶心呕吐半年。

病史：患者患肾炎 10 余年，于 1981 年加重，经某医院确诊为慢性肾炎、尿毒症。除服用西药治疗外，已用人工肾血透，每周 2 次。查血尿素氮 25.0mmol/L，肌酐 353.6mmol/L。尿常规：尿蛋白（＋＋），白细胞少许。肾图示：双肾功能严重损害。血红蛋白 70g/L。1981 年 6 月 10 日来诊。

现症：患者面色苍白，腰酸乏力，恶心呕吐，口淡纳差，舌体微胖，质淡，边有齿痕，苔薄白，脉沉细无力。

中医诊断：关格，证候属脾肾阳虚、湿邪羁留。

西医诊断：①慢性肾炎；②尿毒症。

治法：健脾补肾，兼祛湿邪。

处方：

女贞子 15g	墨旱莲 15g	枸杞子 12g	菟丝子 12g
茯　苓 15g	白　术 9g	陈　皮 9g	法半夏 9g
柴　胡 9g	黄　芩 9g	甘　草 6g	薏苡仁 20g

七剂，水煎服。

二诊：6 月 17 日，上方药服七剂后，感觉不适，口干舌燥，胸满更甚，欲冷饮，不思食，舌脉同前。余认为是患者虚不受补，遂改用健脾利湿、和解少阳之剂。

处方：

党　参 12g	白　术 9g	茯　苓 15g	陈　皮 9g

白豆蔻 5g　　　　甘　草 6g　　　　柴　胡 6g　　　　黄　芩 6g

当　归 9g　　　　牡丹皮 9g　　　　车前草 20g　　　　黄　柏 9g

十四剂，水煎服。

三诊：7 月 2 日，上方药服十四剂后，诸症有减，呕止能食。药已对证，尔后随证稍加出入，调理半月余，诸症平稳。血透由每周 2 次改为每周 1 次，10 天 1 次改为 2 周 1 次，再改为 3 周 1 次，直至完全停止血透，至今已近 5 年（1986 年），生化检查已趋于正常，病情基本稳定，情况良好。

【按语】慢性肾炎久治不愈或失治、误治，转化为尿毒症，患者多表现出一派正虚邪实之象。此时，把握邪正关系实属重要。该患者罹病 10 余年，初辨为脾肾阳虚、湿邪羁留之证，用温补脾肾祛湿邪法。但患者虚不受补，便改弦更张，用健脾利湿、和解少阳之剂。方中党参、白术、茯苓、甘草健运脾胃；白豆蔻、车前草、陈皮、黄柏以利湿浊；柴胡、黄芩以和解少阳；当归、牡丹皮以养血活血。方药切中肯綮，药后获效。说明治学之道必须严谨，前诊存在不足，二诊则予矫正，一切从临床实际出发，以临床疗效作为检验思维正确与否的唯一标准，一定要实事求是，来不得半点虚伪。

薏苡附子败酱散治疗克罗恩病

克罗恩病是一种原因不明的慢性肠道炎性疾病，临床表现主要有腹痛、腹泻、发热、消瘦等。根据其临床表现，似可属中医"腹痛""肠痈""泄泻"等病的范畴。余在临床治疗本病，常选用《金匮要略》之薏苡附子败酱散加味投之，疗效尚好。

【例一】

史某，女，19岁，未婚，学生，蒙古乌兰巴托籍，住院号014144，1982年6月28日住院。

患者右少腹间歇性疼痛，痛剧时局部有物隆起，掣及胁腰，伴发热（39℃）。腹泻日3～4次（痛时即便，便后痛减，夹脓血黏液），胃脘胀满欲呕，喜温喜按，不思饮食，头昏心悸，自汗气短，肢倦乏力，日渐消瘦，病已5年余。病前至今有反复不愈的"口疮"病史10余年。患者于1978年4月在某医院经剖腹探查取病理组织活检（病理号344048），确诊为"克罗恩病"，行外科手术后，症状缓解。1980年10月旧症复发，10月25日在该医院做钡灌肠（X线号31189）示：右半结肠切除术后残留之结肠、回肠及回肠末端充盈缺损。10月28日做全胃肠造影示：盲肠卵石样充盈缺损及右半结肠短缩。均考虑为克罗恩病复发。1982年初上症又复发，该医院建议再行手术治疗，患者因体质极差而未同意，遂来我院要求服中药治疗。诊见大骨枯槁，大肉陷下（体重34kg）；面黄无泽，语音低微，屈膝抱腹，行动艰难，一派极度衰弱、痛苦难言之象；舌质淡、苔白腻，前半部剥脱；脉弦细数无力。初辨为脏腑湿热，升降失调，中气不足。先以温中补虚、调和升降、缓急理气止痛之法，方选黄芪建中汤合半夏泻心汤加减。

【处方】

半　夏 9g	干　姜 6g	人　参 6g（另兑）	炙甘草 10g
赤　芍 9g	白　芍 9g	川黄连 4.5g	炙黄芪 15g
延胡索粉 3g（冲）	当　归 9g	金铃子 9g	木　香 3g（后下）

药进六剂，欲思饮食，疼痛间断时间延长，仍感右少腹胀痛，夜间较著，且胀甚于痛，掣及胁腰，干呕无物，大便泻而不畅，左关脉弦细数，右关脉柔软而弱。证属肝强脾弱，改用扶土抑木法，方选痛泻要方加减。

【处方】

当　归 12g	金铃子 9g	延胡索 6g	木　香 3g（后下）
陈　皮 6g	白　芍 12g	防　风 3g	马尾连 6g
茯　苓 15g	党　参 12g	黄　柏 6g	

药进六剂，右少腹胀痛减轻，大便次数减少，精神渐佳，纳食增进，夜能安寐，但每于就餐前后右少腹拘急胀痛，局部灼辣有物聚起，按之濡软，重压痛甚，脉弦细数。此乃湿热蕴结、气滞血瘀，遂拟化湿清热、兼行瘀滞，辅以扶正理气止痛，用《金匮要略》薏苡附子败酱散加味。

【处方】

制附子 6g（先煎）	薏苡仁 30g	败酱草 15g	砂　仁 5g
党　参 12g	炒白术 9g	川楝子 6g	延胡索 6g
牡丹皮 9g	赤　芍 9g	白　芍 9g	生甘草 6g

药进六剂（配合中心静脉高营养疗法），腹痛大减，纳食增加，精神转佳，渐能自理生活，唯大便日行 2 次，伴有少许黏液。守方调治 3 月余，诸症基本消失（出院时体重增至 40kg）。后因夏季痢疾而诱发，仍用上法调治而安，至今未见复发。

【按语】患者痛在少腹，胀及腰胁，呕而无物，泻而不畅，显系上下阴阳逆乱，左右升降错行，有形之滞不去，无形之气壅滞肠道，是以诸症蜂起。又因幼时久患"口疮"，素体心脾积热，下移肠道，湿热蕴结，气血失和，加之病程迁延日久，脾土虚衰，肝木以乘，从而导致正虚邪实、寒热错杂的病理改变。在治疗上把握邪正、权衡标本、分清缓急，先用黄芪建中汤合半夏泻心汤扶助正气，温中补虚，降阳和阴，平调寒热。如尤在泾云："……中者，四运之轴而阴阳之机也……求中气之立者，必以建中也。"药后中气尚有回复之机，但肝脾尚未调和。《医方考》云："泻责之脾，痛责之肝，肝责之实，脾责之虚，脾虚肝实，故令痛泻。"于是，又拟以扶土抑木法，方用痛泻要方以补中寓疏，泻肝补脾，调和气机，兼清湿热。药后肝木条畅，脾土健运，然湿热蕴结，气血壅滞之主要矛盾未得以解决，遂用《金匮要略》之薏苡附子败酱散加味投治，以奏清热利湿、理气活血排脓之功。由于药证相符，诸症平息。后因痢疾诱发，又如法调治而安。

【例二】

张某，男，32 岁，文艺工作者，病历号 044406，1983 年 8 月 1 日初诊。

患者右少腹反复疼痛，大便不调 4 年。1980 年 9 月不明原因发烧（39℃）；腹泻，日行 5～6 次，便中夹有黏液，右下腹疼痛，大便常规发现白细胞。虽经治后热退，但仍大便不调，腹痛。1981 年 5 月住北京某医院，做过 3 次钡餐、2 次钡灌肠检查，检查结果：回肠末段稍有扩张，黏膜不规整，较粗大；盲肠充盈欠佳；回盲部移动尚好（X 线号 80～778）。诊断：①回肠末段改变，考虑为克罗恩病；②小肠功能紊乱。某医院内科亦诊为克罗恩病。经用激素、中药治疗效不显。患者又不同意手术治疗，遂来我院门诊。现右少腹疼痛而胀，稍劳累则痛胀俱甚，并牵扯肩背亦疼；大便稀溏，色深如酱，夹有黏液，日行 2～3 次，每次排便均有下坠之感；纳谷呆滞，易饥而少食，食后泛恶；易于疲劳，汗出，腰酸，小便数；视其面色苍白，嘴唇干燥，舌体胖大，质暗尖红，苔黄微垢；脉弦而细数。此为湿热蕴结、气血壅滞，治拟化湿热、调气血，予《金匮要略》薏苡附子败酱散加味投之。

【处方】

制附片 6g	生薏苡仁 30g	败酱草 30g	当 归 9g
赤 芍 12g	白 芍 12g	粉牡丹皮 9g	川黄连 3g
黄 芩 9g	炒枳壳 9g	竹 茹 9g	广陈皮 9g
甘 草 6g			

二诊：1983 年 8 月 8 日。药进六剂后，少腹疼痛已止；便软成形，颜色变浅，

日行 1 次，偶尔 2 次；纳食量增加，精神渐佳，但时有头昏头胀，睡眠较差，腹微胀满，舌体胖、苔白腻，脉细沉而小数。药见效机，原方出入。

【处方】

生薏苡仁 50g	败酱草 30g	当　归 9g	赤　芍 12g
白　芍 12g	牡丹皮 9g	川楝子 9g（打）	川黄连 3g
黄　芩 9g	枳　壳 9g	陈　皮 9g	竹　茹 12g
生甘草 6g			

三诊：1983 年 8 月 18 日。进上方药十剂，自觉体力增强，精神又振；纳食增加，每餐可食 3～4 两；便软成形，颜色更浅，日行 1～2 次；头晕头胀心悸好转；腹部仍胀满，睡眠不实，口干喜饮，舌尖红、苔白稍腻，脉细小数、左稍沉。续服 8 月 8 日方药。

四诊：1983 年 8 月 29 日。精神、体力、纳食均佳；大便成形，颜色转正，日行 1 次；唯食后脘腹微有胀满，时有心悸，夜寐不实，口干而不欲饮；舌质暗尖红，苔薄黄少津，中有裂纹；脉沉细而数。

【处方】

薏苡仁 30g	败酱草 30g	茵　陈 15g	黄　柏 9g
川楝子 9g	枳　壳 9g	粉牡丹皮 9g	赤　芍 12g
白　芍 12g	当　归 9g	麦　冬 9g	莲子心 9g
甘　草 6g			

恒守此方，继续服药，至今未复发。

【按语】患者表现为右少腹疼痛而胀，大便稀溏、色深如酱而夹黏液、便下不畅、苔黄垢腻等一派湿热蕴结、气滞血瘀之象。未见脾土虚衰，故不用扶助中气之黄芪建中汤。未见肝脾不调，故不用扶土抑木之痛泻要方。而径直施以薏苡附子败酱散加味，加当归、赤芍、白芍、牡丹皮以活血，枳壳、陈皮以理气，黄芩、黄连、竹茹以清化湿热，甘草调和诸药。通过化裁，切合病情，药进六剂而腹痛即止，说明郁滞渐通，但湿热未尽化。二诊即于上方将附片换为川楝子，加大薏苡仁、竹茹量。尔后略有增损，均不离清化湿热、活血行气以疏通郁滞。

对克罗恩病，目前西医尚无满意疗法，中医治疗亦颇为棘手。笔者认为从中医药方面来研究本病，力应做到如下几点。

1.谨守病机，辨证准确。本病总的病机是湿热蕴结大肠、气血壅滞，这是属邪实的一面。但是，大肠主传导有赖于脾胃的健运，大肠有病必延及中焦。少腹属肝，肝病必传之于脾，加之患者久病必虚多郁，所以往往易于形成肝脾不和、升降失司、寒热不调、正虚邪实的局面，这就必须加以全面地分析，准确地辨证。

2.证变法亦变，论治要周密。本病的病机多属湿热蕴结下焦，气血壅滞，正气虚衰。施治时，除紧紧抓住这个病机之外，还要具体分析正邪力量的对比，可运用祛邪为主、补虚为辅的方法，或补虚为主、兼以祛邪，或补消并用，做到证变法亦变。然药既中的又要有方有守，不要轻率改变，而犯庸人自扰之弊。

3.扶助胃气，饮食有节。胃为水谷之海，胃气一虚，则五脏六腑化源匮乏。本病属胃肠病变，扶助胃气是自始至终应重视的关键环节。务必要求患者做到饮食有节，不管在治疗期间或病愈以后，都不宜食硬食、冷食、油腻等不易消化、有损于胃气的食物。这是提高临床疗效的必备条件，否则会前功尽弃。

克罗恩病治验

刘某，男，29岁，已婚，工人，住院号020281。

因上腹部反复发作疼痛4年余，伴下腹部疼痛1年，于1984年7月23日来京治疗。

患者4年前即常于食后上腹胀痛，疼痛一般1~2小时后可自行缓解。1981年6月在大连某医院做胃肠钡造影，胃、十二指肠未见器质性改变。1983年8月25日，因左上腹部呈持续性疼痛6天，转移至右下腹疼痛近一天，伴寒热而入大连医院治疗，诊为：①急性化脓性阑尾炎；②不完全性肠梗阻，肠粘连；③克罗恩病（当时未做病理切片）。经手术后腹痛未减，又用激素（强的松15mg/日）治疗一月，腹痛缓解而停药。尔后，每日均有上腹部疼痛，大便稀溏，日行3~4次，便色暗如酱，服柳氮磺吡啶片，腹泻一度停止，但停药又复发。1984年2月13日在大连某医院做钡灌肠X线造影示：回肠节段性狭窄与扩张，肠壁有锯齿状龛影、肠壁线消失、病变多节段性，回盲部正常、无结核征。诊为克罗恩病。

现患者以左上腹胀痛为著，痛处喜按，时有恶心，无反酸嗳气，纳少，大便稀，色暗黑如酱，日行2~3次，便时有下坠感，小便黄，自汗，动则尤甚，夜间盗汗，心悸气短，头晕乏力，夜难入睡，多梦，口干而苦，饮水多，体重下降（病前70kg，现60kg），舌暗红，根部苔黄腻，脉沉细两尺稍浮。辨为脾虚湿热蕴积、气滞血瘀之证，立健脾益气、清化湿热、行气化瘀之法，拟方如下。

【处方】

党　参12g	茯　苓15g	薏苡仁30g	败酱草15g

| 当　归 9g | 杭白芍 12g | 牡丹皮 9g | 黄连粉 3g（分冲） |
| 黄　柏 9g | 广肉桂 3g（打） | 香　橼 9g | 甘　草 9g |

服药二十余剂，腹痛减轻，大便次数减少。

8月27日再诊：患者自述腹痛减轻，时有隐隐作痛，大便成形，每日 1 次，呈黄褐色，纳食增加，每日 7～8 两，精神转佳，小便调，舌质淡暗，边有齿痕，体胖，舌根部黄腻苔已退，脉沉细较前有力。患者以脾虚为主，兼有气滞，遂于上方将党参量加至 18g，另加延胡索 6g、防风 6g、莱菔子 10g。

9月15日三诊：患者腹痛又较前减轻，改方如下。

【处方】

党　参 15g	白　术 9g	茯　苓 15g	薏苡仁 30g
枳　壳 9g	沉香粉 2g（分冲）	肉桂粉 3g（分冲）	黄连粉 3g（分冲）
败酱草 15g	黄　柏 9g	当　归 9g	白　芍 15g
生甘草 9g

10月9日四诊：腹部疼痛基本缓解，大便成形，日行 1 次，体重增至 65kg，前方略事加减，并将汤剂改为丸剂。

【处方】

党　参 15g	炒怀山药 30g	薏苡仁 30g	连　翘 9g
黄　柏 9g	肉桂粉 3g（分冲）	黄连粉 3g（分冲）	败酱草 15g
三七粉 3g（分冲）	当　归 9g	白　芍 15g	生甘草 9g

以四剂量研末炼蜜为丸，每丸重 9g，每服 1 丸，日服 3 次。出院后一直书信随访，病未复发。

【按语】克罗恩病古无此名，"其病因病机多为寒温不适，饮食不调，情志过极，湿热蕴结肠道，气血瘀滞，病延日久，致正气不足，脾土虚衰，肝木乘虚克伐中州，形成正虚邪实，本虚标实之证"（《中医杂志》，(6) 33，1984）。该患者表现为腹痛喜按，心悸气短，头晕乏力，脉沉细两尺稍浮，体重下降，自汗盗汗，属脾虚不运，化源不足，正气内虚之象。恶心，泛酸暖气，纳少，便溏色暗黑如酱，便时有下坠感，舌苔根部黄腻，乃湿热蕴结肠道，中州升降失司。腹胀而舌暗红为气滞血瘀之征。故方用党参、茯苓、甘草健运脾胃；薏苡仁、败酱草、黄柏、黄连清化湿热；香橼、当归、杭白芍、牡丹皮以行气活血；少加肉桂以通阳散结，有热因热用之妙。由于方药切合病机，故药后症减，其余三诊，亦不过权衡正邪之势，略事增损，但仍不离健脾益气、清化湿热、行气活血之大法。对克罗恩病这点辨治经验，屡经验证，行之有效。

辨治慢性布鲁氏菌病的经验

慢性布鲁氏菌病（以下简称慢布），系由急性布鲁氏菌病未获彻底治疗转变而成。"慢布"具有病程缠绵、时轻时重、反复多变等特点，目前尚无特效疗法。所以，罹患此病很难彻底治愈，患者痛苦极大，影响劳动与健康。1969 年冬，余有机会参加山西稷山县"慢布"的普查普治工作，对此病有了一些初步认识，近几年又在京治了几例，现将初步体会整理如下，供向道们参考。

一、辨证要点

"慢布"是以多汗、乏力、周身酸痛为主要临床表现的，俗称"懒汉病"。其多汗，常见大汗淋漓、汗出如洗，但很少因汗出而出现脱水现象。其乏力，常伴见贫血、软弱无力，有类似神经官能症的症状，易于误诊。其周身关节酸痛、肌肉及骨痛，甚至关节强直，与风寒湿热痹相似。因此，对"慢布"的确诊，除根据临床症状外，还要结合现代医学的一些检查布鲁氏菌病的指标以及病史等，才能做出正确诊断。临证时再辨别寒热虚实、气血脏腑的不同。

（一）辨虚实

"慢布"病程多长达 2 年以上，病久多虚，以虚为主，故以多汗、神疲为主症，但常出现虚中夹实。若夹肝风内动，可见四肢抽搐，甚则晕倒；若夹湿邪困脾，可见腹胀纳差、便溏苔腻；若邪热郁结肝胆，可见往来寒热、胸胁苦满；若寒舍于肾，可见下肢酸痛、步履艰难、屈伸不利。此皆虚实夹杂，本虚标实之证。

（二）辨寒热

"慢布"常见寒热夹杂。若长期低热，发热如翕翕状，多汗，恶风，为营卫不和。寒热往来，口苦，咽干，目眩，为邪郁少阳。因患者禀赋之差异，或从热化而伤阴，出现阴津不足之证；或从寒化而伤阳，出现肢冷畏寒的阳虚证；或因肝肾阴虚，肝阳上亢而出现晕厥仆倒现象；或上热下寒，出现虚痞而泄泻的症状，等等。这些证候的出现均与身体素质和兼证有关。

（三）辨气血脏腑

"慢痹"病程长，多见气血同病。或营卫俱虚，汗出恶风；或气虚则短气；或血虚则心悸；或气血俱伤则神疲肢乏，面色萎黄。若脾虚则病湿阻气机，腹胀纳差；若肝旺则病头晕易怒；若舌质淡而体胖，则病多在脾在气；舌质红而体瘦，则病多在肝在血；气血痹阻，则关节强直疼痛。

二、治疗原则

"慢痹"大抵可按血痹虚劳病论治。宜遵循"调和营卫、和解少阳、健脾益气、柔肝息风"等治则。无论表现虚实寒热如何错杂，虚证总归是本证，故治疗应以补虚为主。但补虚之中不可峻补，只可于调中求补，要视虚实寒热的不同情况而予兼顾。如调和营卫，宜少佐辛散；和解少阳，要兼顾疏肝利胆；健脾益气，宜少配芳化；柔肝息风，要寓用潜降。

三、辨证论治概要

（一）营卫不和证

低热久久不退，多汗恶风，常兼神疲乏力，肌肉关节麻痹疼痛，舌质淡苔薄黄，脉寸口关上微弱而尺中小紧。治以调和营卫法，黄芪桂枝五物汤加减。心悸脉不整齐者，加丹参、石菖蒲、生龙骨、生牡蛎、远志以强心利尿，安神养血；脾湿纳差，食后腹胀者，加枳实、白术以消痞除满，健运中州；肝胆湿热明显者，加柴胡、黄芩以疏肝利胆；关节烦疼难以屈伸者，加防己、防风、威灵仙以祛风散湿。

（二）邪郁少阳证

寒热往来，胸胁苦满，心烦喜呕，劳累和情志抑郁病发尤甚，兼见口苦，咽干，目眩，喜叹息，舌尖红，苔多薄黄，脉沉弦小数。宜和解少阳、疏运枢机，以小柴胡汤加减变通。若气机郁滞明显，腹胀泛恶者，加枳壳、桔梗以升降气机；兼表虚明显、汗多恶风者，加黄芪、防风以益气护卫；兼肝气郁结、少腹疼痛者，加当归、川楝子以养血平肝；肝郁化火兼有血虚之证者，可加当归、白芍以护肝阴。

（三）脾虚气滞证

食后腹胀，纳差便溏，兼见神疲乏力，怕冷喜温，舌多淡红，舌边有齿痕，苔白或白腻，脉缓或细。治用健脾行气法，拟香砂六君子汤加减变通。若以脾阴虚为主，见口渴不欲饮、舌边红、苔薄黄者，以山药、白扁豆、沙参易白术、党参、甘草，免其壅补。若邪从热化、胸闷苔黄腻者，可再加黄芩、黄连、藿香、厚朴以苦温燥湿。若湿邪困脾、苔白腻、脘痞泛恶者，加苍术、陈皮、白豆蔻、藿香以芳化。总之，脾以守为补，胃以降为补，贵守贵通，是为治本。

（四）肝风内动证

四肢抽搐，甚则晕厥，移时稍苏，或一日三五次发作，或半月发作一二次，伴目眩耳鸣，怔忡不宁，寐寝不安，汗出如洗，舌红苔黄，脉细数。治用柔肝息风法，方选自拟柔肝息风汤（枸杞子、菊花、夏枯草、桑寄生、蒺藜、何首乌、当归、白芍、牛膝、玄参、钩藤、地龙、珍珠母）。若血热吐衄，加牡丹皮、赤芍活血凉血；抽搐眩晕、脉弦有力者，加生龙骨、生牡蛎、鳖甲以重镇潜降；肝肾阴伤，舌绛而干、五心烦热者，加女贞子、墨旱莲以培阴。

（五）历节疼痛证

关节肌肉剧烈疼痛，肢节屈伸不利，酸软气弱，或麻木不仁，兼见畏寒喜温，舌淡苔白，脉细弱。治以养肝肾、益气血法，方选独活寄生汤变通。痹痛日久，固定刺痛不移者，可加地龙、土鳖虫以活血通络；血虚甚者，宜加重四物汤用量，以养血息风；气虚甚者，加重参、芪、术、草用量；肝肾俱虚者，牛膝、杜仲、桑寄生等品可倍之。

据临床所见，上述辨证中尤以营卫不和、邪郁少阳、肝风内动者为多见。由于邪从体化，病随人异，因而证候常虚实寒热错杂出现，故临证时不可用简单的分型辨证去机械地硬套，而应根据证的变化，随其标本虚实、脏腑相兼的不同形症进行调治，才能提高疗效。

四、治法用药特点

（一）善调营卫气血，贵在条达

"卫之后方言气，营之后方言血。"举气以赅卫，言血以赅营。"慢布"病程多长，可由营卫不调而病及气血失和。气血贵流通而恶郁滞，和则俱和，损则俱损，因此，重在调达气血。因肺主气属卫，偏表则和其肺气，故用黄芪桂枝五物汤以协调营卫。偏邪郁少阳，则和解少阳枢机，以平寒热，使气机运转，则血脉流畅，营卫调和，小柴胡汤变通，调气血以和肝胆。唐容川说："小柴胡原是从中上疏达肝气之药，使肝气不郁，则畅行肌腠，而营卫调和。"（《血证论·吐血》）若肝旺血热，或气虚血瘀，宜清肝凉血，或益气化瘀。总之，调整营卫气血之偏，才能达到邪去正安的目的。

（二）权衡脾胃升降，润燥得宜

"脾以升则健，胃以降为和"，脾升胃降，为机体中运升降之枢。"慢布"因脾失健运之常，可致胃不降浊，清浊失司，治宜权衡脾胃升降。脾阳不振，升理清阳，香砂六君子汤增减；胃阴不足，治宜濡润，益胃汤变通。若湿邪困脾，宜从寒湿、湿热证以分别治之。寒湿宜温化，湿热宜清化。

（三）协调肝之体用，清养结合

对于肝风内动者，宜协调肝之体用。肝之体用失调是肝风内动之主要病理环节。肝以血为体，以气为用，是以肝风内动，多系水不足以制火、阴不足以制阳所致，故养阴以治其本。但邪热鸱张，火浮风动，风火交扇，应以潜降以治其标。滋水可选生地黄、何首乌、女贞子、墨旱莲、黄精、当归、白芍等品；潜降宜用夏枯草、珍珠母、地龙、钩藤、蒺藜、龟甲、鳖甲等。兼痰火者可伍温胆汤以清化。内风之证，切不可作外风论，误以辛燥发散则病反加剧。

五、典型病例

冯某，男，47，病历号 132911。

【主诉】多汗，抽搐，双下肢行走困难 2 月余。

患者于 1959 年被诊为"布鲁氏菌病"，当时用链霉素及金霉素治疗近 2 年，病情趋于平稳，但抽搐，多汗不除。近 2 月来，大抽搐反复发作两三次，小抽搐频繁，乃于 1978 年来我院就诊。

【主要症状】抽搐，多汗，继则双下肢行走困难，严重时抽搐之后继而晕厥、意识丧失，约十几分钟始苏，伴纳呆，乏力，耳鸣，头麻，寒栗，肢冷，口干苦，失眠，腹胀满，腰痛以左侧为甚，大便量少而干，小便黄。

【查体】神清，面色萎黄，自动体位，无黄疸，BP 为 120/80mmHg，HR 为 72 次 / 分，律齐，无杂音，腹平软，肝右肋下 2cm，质中，无触痛，脾未触及，双下肢不肿，四肢活动尚好，病理反射（－），生理反射如常，舌尖红，边有齿痕，苔薄白，脉沉细弦而重取无力。西医诊为"布鲁氏菌病（慢性期）"。

【辨证】邪郁少阳，兼见肝肾不足。

【立法】和解少阳，佐以滋养肝肾。

【处方】

柴　胡 9g	黄　芩 9g	党　参 12g	清半夏 9g
甘　草 6g	生　姜 6g	大　枣 6 枚	当　归 12g
郁李仁 9g	桑寄生 15g	川续断 9g	白　芍 9g

二诊：守前方服药十四剂纳食增加，晕厥不再作，睡眠较前好转，行走始感有方，不需搀扶，口已不干苦，但纳后脘胀发堵，仍抽搐，双手汗出，肢软，偶有耳聋感，大便干，小便黄少，舌质嫩边有齿痕，苔薄白，脉细弦，重取无力。仍宗前法出入。

【处方】

柴　胡 9g	黄　芩 9g	清半夏 9g	党　参 15g
当　归 9g	牡丹皮 9g	白　芍 9g	钩　藤 9g
桑寄生 15g	桔　梗 9g	枳　壳 9g	石菖蒲 9g

三诊：上药十四剂后病情稳定，小抽搐未再犯，腰痛以左侧为甚，腿软，夜汗偏多，纳谷不香，大便干，二三日一行，溲黄，舌红苔薄黄，脉沉弦细。药见效机，仍守上法出入。

【处方】

| 柴　胡 9g | 黄　芩 9g | 半　夏 9g | 党　参 15g |

当 归 9g	赤 芍 9g	白 芍 9g	牡丹皮 9g
钩 藤 9g（后下）	桑寄生 15g	生麦芽 30g	白豆蔻 6g
甘 草 6g			

四诊：服上药十四剂后诸症减轻，抽搐已止，纳谷亦增，二便调，腰痛消失，偶感耳鸣，汗较多，舌质尖红苔黄，脉沉细而弦，仍守上方出入。

【处方】

柴 胡 9g	黄 芩 12g	半 夏 9g	党 参 15g
生龙骨 30g	生牡蛎 30g	葛 根 9g	桑寄生 15g
钩 藤 9g	杭白芍 12g	浮小麦 30g	甘 草 6g

五诊：服上药十四剂后诸症消失，守方调理而安。

痹病分虚实

痹者，闭也。正气不足，邪犯机体，致使风寒湿热痰浊瘀血阻滞经络脉道，气不得行，血不能通，营卫不周，从而发生肢体关节疼痛，或红肿，或重着，或麻木，或屈伸不利，或步履艰难，或骨节畸形诸症。《内经》有三痹、五痹、五脏痹之述，《金匮要略》有"历节"之称，后世有"历节风""白虎历节""痛风"之名。现代医学的急性的和慢性的风湿性关节炎、类风湿关节炎均属于痹病范畴。本病多发常见，地不分东西南北，人不分老幼男妇，皆可罹患，严重影响人民健康。

余业医近50年，每遇痹病，细心揣摩，日积月累，偶有心得。爰不揣浅陋，分叙如下，望高明者正之。

一、究病因着眼邪正

《灵枢·百病始生》云："风雨寒热，不得虚，邪不能独伤人。卒然逢疾风暴雨而不病者，盖无虚，故邪不能独伤人，此必因虚邪之风，与其身形，两虚相得，乃客其形。"研究痹病之因，亦不外此。《内经》论痹病病因，既强调邪的一方，又重视正的一面。《素问·痹论》说："风寒湿三气杂至，合而为痹也。其风气胜者为行痹，寒气胜者为痛痹，湿气胜者为著痹也。""其热者，阳气多，阴气少，病气胜，阳遭阴，故为痹热"，指出风寒湿热之邪是痹病的主要外因。《素问·痹论》又云"饮食居处，为其病本"，阐明了由于饮食居处失当所致的正气不足是痹病的主要内因，离开了内外因的相互作用，就不会发生痹病。《金匮要略》进一步指出："此病伤于汗出当风，或久伤取冷所致也。"（《金匮要略·痓湿暍病脉证》）同时特别强调肝肾不足在痹病病机中的决定性作用，如《金匮要略·中风历节病脉证并治》中说："寸口脉沉而弱，沉即主骨，弱即主筋，沉即为肾，弱即为肝。汗出入水中……故曰历节。"都说明痹病是由饮食不节、起居不慎、将息失调，致正气内虚，营阴不足，卫阳不固，腠理空疏，风寒湿之邪乘虚袭入，侵淫筋骨，流注关节，滞于血脉，壅于经络，气血不得畅通、营卫不能运行而成。

然风、寒、湿三气杂至，若遇阳旺之体，则易郁而化热，如尤在泾云："脏腑经络，先有蓄热，而复遇风寒湿气客之，热为寒郁，气不得通，久之寒亦化热，则瘰痹燠然而闷也。"日久则风热伤阴耗血，寒湿戕阳损气，气血阴阳均受挫败，往往波及脏腑，故痹病与脏腑关系也不可忽视。肝藏血，心行之，人卧则血归于肝，动则血运于诸经，心肝受邪，痹阻不通，血液凝泣。脾与胃以膜相连，为胃行其津液，脾为湿困，失其散精之职，津液反聚而为饮，凝而为痰，由是久则瘀血，痰饮生焉。肝主筋，肾主骨，脾主肌肉，心主血脉，筋附于骨，肉系于筋，脉行于肌肉筋骨之间。由此观之，脏腑在痹病病机中占有重要的位置，故唐容川云："业医不知脏腑，则病源莫辨。"

二、辨证候务抓虚实

前贤论痹，大都按风痹、寒痹、湿痹、热痹或风寒湿痹、风湿热痹进行分类辨治。然据临床实际所见，因患者资禀有厚薄、形体有刚柔、耐毒有大小、正气有强弱、邪气有盛衰、病程有长短、病变有浅深，故痹病也就有由实转虚、虚实夹杂的病机转化规律。

痹病初起，以邪实为主，故常见症状有肢体关节疼痛、屈伸不利、步履艰难。唯其邪气有胜，故疼痛性质及其他机体反应状态亦有所差异，临床不可不辨。如风气偏胜，则疼痛而酸，且痛无定处而四肢游走、上下左右无所留止，常伴恶风发热，舌苔薄白或腻，脉多浮弦。寒气偏胜，则血泣不能流，疼痛似掣，宛如锥刺，状如虎咬，痛有定处，痛处发凉，得暖得摩稍适，遇冷尤著，昼静夜剧，舌苔白润，脉呈弦紧。湿气偏胜，则疼痛重着，痛有定处，肌肤麻木不仁，甚则关节肉膜肿胀，苔多白腻，脉呈濡缓。风、湿、热兼备者，则疼痛灼热，复兼红肿，得冷则舒，关节周围或延及小腿部均发生红斑结节，或发热汗出，烦闷不安，口干少饮，舌红苔黄腻，脉呈滑数。

邪留日久，损伤正气，或痹病患者因产后体虚，或久病不复，或年高体弱，往往表现为虚实互见之证。如阴虚者，关节疼痛而局部常有热感，春夏重，秋冬轻，且形体消瘦，口干咽燥，五心烦热，甚则潮热盗汗，舌质红绛瘦小，脉多细数。女子则经期提前，经量多、其色鲜红。血虚者，关节疼痛伴有肌肉麻木不仁，面色少华，头晕目眩，心悸怔忡，夜寐多梦，舌质暗淡，脉多细涩，妇人则月经愆期，经行量少。阳虚者，关节疼痛发凉，昼轻夜甚，时时畏寒，口淡不渴，小溲清长，甚则阳痿滑精，舌质淡嫩，脉多沉迟。气虚者，关节疼痛酸软，肢体乏力，少气懒言，时时自汗，舌质多淡，脉虚无力。肝肾虚者，关节疼痛多在腰部以下，屈伸不利，且腰膝酸软乏力，或两目昏花，或头晕耳鸣，舌多淡红苔薄白，脉多细弦。夹痰者，疼痛可局限在某一两个关节，麻木重着酸胀，可有纳少，腹胀，呕恶，舌苔多腻，脉多弦滑。夹瘀者，关节疼痛时有如针刺，常于活动后减轻，或面色黧黑，甚则唇甲青紫，舌暗或有瘀斑，脉多弦涩，妇人经来腹疼，其色紫黑而有血块。

痹病久延，关节畸形，肌肉枯削，肢体痿废不用，与痿病极为相似，宜细心辨认。鉴别二者之要点在于关节之痛与不痛，痹病关节疼痛，痿病则一般不痛。大凡痿病多虚，痹病多实。基于此，余在临床治疗痹病后期所出现的肢体痿废，多参痿病之治，寓祛邪于补正之中，安内攘外，选用《金匮要略》治"虚劳诸不足，风气百疾"之薯蓣丸调理，多获良效。

三、施治疗宜分补泻

祛邪之法，乃针对痹病初起、风寒湿热诸邪痹着而设。余临床常用大秦艽汤、桂枝芍药知母汤、四妙散、痛风方等随证化裁。若风气偏胜，则选用大秦艽汤。因风为阳邪，易化热伤及血分，临床应用时多以生地黄易熟地黄，牡丹皮易川芎，赤芍易白芍，以增强凉血清热之力，寓有"治风先治血，血行风自灭"之意。若寒气偏胜，则选用桂枝芍药知母汤。对于此方，不少医家认为是治热痹方，拙见不然，因全方偏于辛热，用知母、甘草二味仅监制之也，并非热痹所宜，故本方仍是治寒气偏胜的痹病。若湿气偏胜，则选用四妙散加味，临证常加秦艽、防风以祛风，少加桂枝通阳，且助膀胱气化，俾湿有出路。若风、湿、热兼备，则选用痛风方加减，加忍冬藤以增强清热通络之功，方中苍术、白芷、胆南星性偏温燥，用之宜慎。

如患者杨某，男，35 岁，河北深泽人，农民。因久居卑湿之地，某年夏在田间浇地，汗出入水，当风取凉，下午即感恶寒头痛，周身酸楚，当晚病情加重，次日家人延余往诊。视之，病者恶寒无汗，虽覆厚被仍寒栗而振，全身骨节痛如虎咬，以肩肘膝为著，四肢不能屈伸，步履艰难，身如被杖，难以转侧，头痛如裂，语音重浊。然按其皮肤则热如火炽，六脉浮紧，舌质暗淡，苔白微腻。脉证合参，为风、寒、湿三气杂至，正气受阻，急宜达邪外出，以防他变。拟桂枝芍药知母汤加减予服。

【处方】

麻　黄 9g	桂　枝 9g	附　子 9g（先煎）	白　术 9g
羌　活 9g	独　活 9g	白　芍 9g	云茯苓 12g
党　参 9g	甘　草 6g	生　姜 9g	大枣 5 枚（劈）

药下一剂，恶寒、身痛、骨节痛悉减。前方药再进一剂，遍身得汗，诸证大减，改用祛邪扶正并行之法，处独活寄生汤原方，继服三剂而愈。

祛邪扶正并用之法，乃针对痹病久延致虚实夹杂的病机特点而设。其虚者无非阳气、阴血、肝肾不足；其实者仍风寒湿热滞留不去，或夹痰，或夹瘀。实的一面仍用祛邪药物，因其正气已虚，宜选散而勿过、温而勿燥、利而勿伤、寒而勿凝之品，加于扶正方中。散风选防风、荆芥、秦艽、桑枝类；温寒选桂枝、巴戟天、淫羊藿属；利湿选木瓜、薏苡仁、泽泻辈；清热则选黄柏、知母、忍冬藤等。若夹瘀者，则合以桃红四物汤，或加丝瓜络以通络；夹痰者，加服指迷茯苓丸或二陈丸。虚的一面则宜扶正，阳气虚者选用黄芪桂枝五物汤；偏于脾气虚则合以四君子汤；偏于肾阳虚则加淫羊藿、川续断、菟丝子等；肝肾阴血虚者，选用归芍地黄汤或二至丸加味；伴心悸低热者，则合以天王补心丹；若气血两虚者，则选用薯蓣丸；若气血、阴阳、肝肾皆虚者，则用独活寄生汤，此方扶正祛邪、标本兼顾，立方颇为缜密。

曾治患者李某，男，7 岁，病历号 053499，初诊日期 1980 年 7 月 3 日。

患儿于 1979 年 11 月参加体育活动，因全身汗出而当风乘凉，夜晚即咽痛（扁桃腺肿大），发烧，体温达 40℃，继而髋关节疼痛并渐延及全身关节，游走不定，寝不安席，溅溅汗出。遂往某医院门诊，查血沉 55mm/h，予服激素（10mg/日），观察治疗半月，症状稍减，激素一停，则手指关节肿疼。1980 年 2 月至 4 月，住某医院，住院期间查血沉 118mm/h，采用激素（强的松 20mg/日）、解热止痛药（阿司匹林 2g/日）治疗，出院时血沉 9mm/h。现在左手指及手背、双拇趾关节肿胀时痛，夜卧不宁，汗出，惧风畏寒，纳谷尚可。患病至今，极易感冒泄泻，半月前查血沉 83mm/h，舌淡苔薄白而干，脉细数。

稚阴稚阳之体，运动汗出，腠理开豁，当风乘凉，邪犯机体而发病。然因施治未当，病延数月，邪气痹着不去，正气已受挫损，虚实夹杂之证明矣。惧风畏寒，极易感冒，大便泄泻，夜卧汗出，皆脾阳不振、营卫不和、表气不固所致。拟黄芪桂枝五物汤变通，益气固表，调和营卫。

【处方】

黄 芪 6g	党 参 6g	当 归 5g	白 芍 5g
桂 枝 3g	秦 艽 5g	威灵仙 3g	云茯苓 6g
黄 柏 5g	丝瓜络 9g	甘 草 3g	葛 根 5g

水煎分 3 次服。

二诊：1980 年 7 月 7 日。药下三剂，手背关节胀疼，恶风寒均减，夜寐稍安，仍寝汗，纳食、二便正常，舌脉如前。于前方去葛根、丝瓜络，易桑枝 9g、生龙骨 6g、生牡蛎 6g。服药后汗出减少，睡眠转佳，恶风畏寒大减，夜卧不需盖被，关节疼痛肿胀消失。尔后一直恒守此方，8 月 25 日查抗链"O"100U，血沉 8mm/h。10 月 6 日起改用薯蓣丸，一次 1 丸，一日 2 次，巩固调理两月，病情得以控制。

四、重预防须和寒温

对于痹病，治疗虽属重要，然预防亦不可忽视。预防，《内经》名曰"治未病"，其含义有二：一则未病先防，二为已病防变。痹病，内因为正虚，外因为风寒湿热，病机转化可由表入里，由浅入深，由肌肤到筋骨，由实转虚。其病变特点是风、寒、湿、热、痰、瘀滞留肢体关节，痹着筋骨肌肉，壅于经络脉道，气血不得畅达。《灵枢·本脏》云："寒温和则六腑化谷，风痹不作，经脉通利，肢节得安矣。"故痹病患者，宜顺应四时阴阳消长，春夏养阳，秋冬养阴。春夏阳旺于外而阴伏于内，勿寒凉太过；秋冬阴盛于外而阳伏于内，勿温热太甚。寒暑交易，气候变迁，宜适当增减衣物，勿过温，勿太寒，寒温适宜。运动或劳累过度，腠理开豁，涔涔汗出之时，勿挥扇取凉或当风而立，防风邪凑之。勿久涉冷水或久居湿地，防湿邪侵入。勿盛夏露宿户外，防寒凉外犯。虚邪贼风，避之有时。预防得法，未病者，邪不中人；已病者，病不再增；疾瘳者，不再复发。反之，不和寒温，不重预防，"病已成而后药之，乱已成而后治之，譬犹渴而穿井，斗而铸锥，不亦晚乎！"（《素问·四气调神大论》）

痿躄从痰瘀论治一得

《素问》论痿，从"肺热叶焦"立论；《景岳全书》则以"精虚不能灌溉，血虚不能营养"为说；后世医家多采用滋养精血、补益脾肾为主要治疗原则，但对于痰瘀互结、交阻经脉者则少论及。余在临床上对于因痰瘀互结所致的痿躄病，从痰瘀着手治之，疗效尚称满意，现举验案一则，聊供参考。

梁某，女性，19岁，贵州人，住院号018164。

患者左侧偏瘫2月余，于1983年12月15日入院治疗。

始因胃脘部突然剧烈酸痛，4天后伴有发热（39℃），经治后体温稍有下降，继又突感全胸闷痛，口唇青紫，经抢救后好转。但渐感左侧肢体麻木，活动不便，以至发展到左侧肢体瘫痪，感觉消失，伴有前额头痛，恶心呕吐。经外院用激素、甘露醇等药治疗无效，遂来京诊治。在某院做CT检查，报告未见异常密度，但双侧脑室偏小，可能为慢性脑水肿所致。脑脊液常规及生化、免疫球蛋白、胸透、心电图等检查均未见异常。最后确诊为脱髓鞘性病变（多发性硬化）。

入本院时，患者神志清楚，面色红润，形体丰满，左侧上下肢软瘫，手不能握，腿不能抬，活动受限，肌肤发凉，感觉消失，左上肢肘以下呈紫红色，头闷胀痛，双耳重听，耳鸣，口渴而不欲饮，痰多、色黄而黏稠，纳可，二便调，舌质淡红，苔白腻而微黄，右脉滑数左脉沉涩。辨证为湿热内蕴、痰浊瘀阻络脉之证，先以清热化痰、活血通络为法。

【处方】

| 胆南星6g | 陈　皮9g | 茯　苓15g | 枳　实9g |
| 半　夏9g | 桃　仁9g | 红　花4.5g | 地　龙9g |

当　归 12g　　丝瓜络 12g　　竹沥水 30mL（分 2 次冲服）

二诊：服上方药五剂后，左上肢转温，痰量明显减少，但左半身仍痿躄不遂，口干不欲饮，吐痰，苔转薄黄，脉涩。治痰瘀互结之症虽初获微效，但胶结之态难以骤复，故仍守前法，稍加调整。

【处方】

当　归 12g　　川　芎 6g　　　赤　芍 15g　　牡丹皮 9g

丝瓜络 10g　　瓜　蒌 15g　　桑　枝 15g　　甘　草 9g

胆南星 6g

三诊：进上方药十五剂后，左侧上下肢痛、温觉恢复，肘关节活动较灵活。但手仍不能握，下肢屈伸仍受限，双耳重听，舌质偏红，苔薄白，根部稍厚，脉涩。前方增入理气通达下焦之品，原方去瓜蒌，加制香附 9g、怀牛膝 12g、木瓜 12g、石菖蒲 12g，迭进十四剂。

四诊：进上方药后，左上肢活动自如，手能握，左下肢已能屈伸。但近两日视力有所下降，舌脉同前。痰湿之邪虽有大挫，但肝郁气滞、痰郁交阻之证未能彻底好转，乃以和肝解郁、理气活血为法。

【处方】

当　归 12g　　川　芎 6g　　　赤　芍 12g　　牡丹皮 9g

柴　胡 9g　　　制香附 9g　　石菖蒲 9g　　丝瓜络 10g

钩　藤 9g　　　蒺　藜 12g　　菊　花 9g　　甘　草 6g

五诊：药进七剂，视力恢复，但因故恼怒而突然双耳完全失听，失语，胸闷胀痛，左侧下肢活动障碍，舌质暗红，苔薄黄，脉涩。此由郁怒伤肝，肝失疏泄而横逆，血随气逆，气滞血瘀，蒙蔽清窍所致。拟通窍活血佐以理气化痰。

【处方】

赤　芍 3g　　　桃　仁 10g　　红　花 10g　　川　芎 10g

制香附 9g　　　柴　胡 9g　　　大　枣 7g　　牡丹皮 9g

黄　连 3g　　　生　姜 6g　　　麝　香 0.3g（分 2 次冲服）

药进四剂能言语，十剂后语言流利，听力正常（时有蝉鸣），左下肢活动自如，仅行走时稍有跛行，时有恶心。后守原方去麝香加石菖蒲 12g、代赭石 20g，进退出入二十剂后，四肢活动自如，能跑步，打羽毛球，语言流利，听力正常，肌力恢复而出院。

体会：痰瘀同源、同病、同治的理论，前人早有论述，但从痰瘀同治立论以疗痿躄者则鲜矣。近代医家张锡纯氏曾提出痰瘀互结可致痿躄之病，但仍以大气虚衰为致病之主要病机，为此痰瘀同治立论治痿，值得进一步探讨。

本案病起外感湿热之邪，湿热蕴结，三焦气化不利，以致肝失疏泄、脾失健运，使水不化津，渐聚成痰。痰随气而至，无处不到，流窜经络则气血运行不畅而瘀滞。瘀久又可生痰，痰滞又可致血瘀，日久痰瘀互结，阻滞经脉络道，以致气血津液不能濡养筋脉，出现手足痿废不用等症。

对本案辨证时，始终抓住痰瘀互结这一病理症结。该患者为女性青年，起病突然，病势较快，并无明显虚象，也没有"肺热叶焦"之证，相反，在肢体痿废的同时即见吐痰黄稠、恶心呕吐、苔白腻、脉滑数等湿热之象，又见左上肢红紫、肢体麻木、活动不灵、肢凉、脉涩等血瘀之征，所见痰瘀互结甚显。

辨证时既抓住痰瘀互结的病理环节，论治自然宜痰瘀同治。但临床上如何使化痰和活血配伍得当，是遣方用药中值得重视的问题。本案所以取得较好的疗效，关键在于：①化痰与活血兼行不悖，化痰兼顾活血，活血不忘化痰。但在病程中，化痰与活血可据证有所侧重，如初期则侧重化痰，佐以活血；后期则以活血为主，佐以化痰，这对于解决痰瘀互结矛盾能做到有的放矢。②化痰活血皆兼顾理气。气与痰、瘀关系十分密切，前人有"治痰先治气，气顺痰自消""气行则血行，气滞则血瘀"之说。因此，无论是痰是瘀皆宜兼顾理气以调畅气机，这是提高疗效不可忽视的一环。本案三诊后加入调理气机之品，患者肢体功能很快得到恢复，就说明了这一点。

病毒性坏死性淋巴结炎治验

周某，男，28 岁，工人，1987 年 11 月 11 日初诊。

主诉：全身淋巴结肿大 2 月余。

病史：全身淋巴结肿大 2 月余，时有高烧（40℃左右），经活组织病理切片检查，确诊为"病毒性坏死性淋巴结炎"。曾到多家医院诊治，2 次住院，更医数人，用过多种中西药，未见明显疗效而前来诊治。

现症：周身淋巴结肿大，发热头昏，心烦失眠，口苦咽干，四肢困倦，大便秘结，小溲短赤，舌质红绛，苔白厚腻微黄，脉细弦数。患者精神萎顿，面红目赤，壮热，颈部、颌下、腋下、腹股沟等处均有杏仁至蚕豆大小的淋巴结，质地较硬，可移动，触之疼痛，口唇暗红干裂。

中医诊断：瘰疬，证候属热毒内蕴、气营两燔、痰气互结。

西医诊断：病毒性坏死性淋巴结炎。

治法：清热解毒，凉血散结，化痰通络。

处方：

金银花 15g	连　翘 15g	蒲公英 15g	牛蒡子 9g（炒打）
牡丹皮 12g	赤　芍 12g	紫　草 6g	橘　络 9g
瓜蒌仁 9g（炒打）	茯　苓 15g	车前草 15g	六一散 18g（包煎）
甘　草 6g			

二十一剂，水煎服。

二诊：12 月 3 日。服上方药二十一剂，体温下降至正常，淋巴结明显缩小变软，诸症好转。脉细弦数，颜面潮红及口唇暗红有减，舌质红，苔微黄根腻。效不更方，以上方紫草增到 9g，再加知母 9g、木通 6g，继服。

三诊：1988 年 1 月 18 日。再进药二十九剂，淋巴结始终未见肿大。1 个月前因劳累受凉，一度高烧，继而出现日晡发热，周身乏力，心悸气短，脉细弦数，面红目赤，口唇红，舌质深红，黄褐苔。治以清热泻火，滋阴退热。

处方：

大青叶 15g	龙 胆 6g	知 母 9g	莲子心 9g
木 通 6g	竹 茹 12g	炒枳实 10g	牡丹皮 12g
赤 芍 15g	白 薇 9g	地骨皮 12g	天 冬 9g
甘 草 6g	南沙参 15g	北沙参 15g	

四诊：2 月 1 日。又服药十四剂，低烧已除，诸症向愈。脉细弦数，颜面及口唇红均有减，舌质红，黄褐苔仅余四分之一。上方加薏苡仁 20g，再服。不久病家告知，又进药十四剂，病即痊愈。3 年后随访，经过良好。

【按语】病毒性坏死性淋巴结炎，临床较为少见，其发病机理还不十分清楚，现代医学对此病没有特异疗法，目前多采取对症治疗。案中用金银花、连翘、蒲公英清热解毒；牛蒡子疏散风热，解毒散结；牡丹皮、赤芍、紫草清热凉血；橘络、瓜蒌仁理气通络，化痰润肠；茯苓、车前草、六一散利水渗湿，开门祛邪，导热下行，药后迅速地控制了病情。三诊时，患者因外感月余，邪正相持，余邪久留，出现日晡潮热等症，乃余热未清，且欲伤阴，治从清热滋阴，标本兼顾。经过前后 3 个月的治疗和善后调理，用药凡七十八剂，病情告愈。

加味金铃子散治疗术后肠粘连

腹部手术后引起肠粘连者并不罕见，临床上多见便闭、腹痛、呕吐等症。该类患者因苦于手术，多求治于中医。余临床每遇此症，屡用加味金铃子散治之，疗效颇佳。

从中医角度看，肠粘连多因术后创伤、正气不足、肝脾不调、气滞血凝而成。治之之法，当疏肝以畅脾，行气以活血，俾肝脾得理，气血运行，瘀滞得化，疼痛缓解。方以古方金铃子散为基础，加广木香、当归而组成。金铃子散出自《太平圣惠方》，原为治肝胃气痛而设。《保命集》云："金铃子散治热厥心痛或作或止。"川楝子一药，苦寒疏泄肝热，有泻导小肠、膀胱湿热之功。李东垣谓之入心及小肠，止上下部腹痛。延胡索辛温，为行血中气滞、止痛散瘀之要药。《本草纲目》记载："延胡索主治破血，妇人月经不调，腹中结块……"《本草备要》云其可治"癥瘕崩淋……为活血利气第一药"。当归助延胡索活血调血，广木香助川楝子疏利气机。此方乃遵《内经》"补下治下制以急""急则气味厚""结者散之"之旨而制，虽药味不多，但味厚、性急、力专，诸药协同，使气顺、血调，则结可散而痛可止。

肠粘连引起的症状较多，病情较急，治疗中要有胆有识，有常有变，应根据其主症之异同辨证施治。使用此方亦应视临证具体病情稍事变化加减。但总的治疗大法、常法应不离调气血。人之所有者，血与气耳。"气血不和，百病乃变化而生。"（《素问·调经论》）唐容川云"气为血郁则痛"，"凡活血者必调气，使气不为血之病而为血之用，斯得之矣"（《血证论·卷四·便脓》）。这对于治疗肠粘连的立法、处方均有一定的指导意义。

曾治陈某，男，42岁。患者于1978年因胃溃疡在某医院做胃肠吻合术，术后经常大腹胀痛，伴呕吐、便秘。又于某医院就诊，诊断为"粘连性肠梗阻"，曾3次手术治疗，梗阻症状有所缓解，但腹痛仍反复发作，患者不愿再行手术治疗，要求服中药。诊时症见恶心欲吐，腹部阵发性掣痛，纳呆，口干喜饮，大便干结，2～3日一行，舌体瘦，质紫暗红，苔薄黄少津，脉弦数。此乃气滞血瘀之证，治拟行气活血。

【处方】

川楝子9g	延胡索9g（打）	甘 草6g	当 归12g
赤 芍12g	白 芍12g	牡丹皮9g	炒桃仁9g（打）

广木香3g（研冲）

六剂，水煎服。

二诊：药后腹痛、呕吐、便结诸症均有所减轻，舌脉亦有起色，上方药再进七剂。

三诊：诸症消失，食欲增进，再服上方药七剂调理善后。

又治孙某，男，53岁，高级工程师。患者于3年前因患浸润性多发性膀胱癌，在某医院手术后，常发左少腹疼痛，呈阵发性掣痛，近半年明显加重，某医院诊为"肠粘连"。来诊时（1983年9月8日），症见左少腹阵发性掣痛，大便时稀时干，便干时疼痛尤为明显，眠差，纳可，舌质淡尖部稍红，苔中后部白腻，脉弦细。

【处方】

当 归9g	赤 芍12g	白 芍12g	牡丹皮9g
川楝子9g（打）	延胡索6g（打）	广木香3g（研）	茯 苓15g
泽 泻9g	陈 皮9g	白 术9g	黄 柏9g

生甘草6g

二诊：服上方药十四剂后，小腹疼痛明显减轻，但停药后又出现疼痛，疼痛时间长短不定，大便不调，一日二行，腹疼即欲大便，便后疼痛稍轻，纳食尚可，夜睡多梦，舌红，苔中部白腻，脉细弦。于上方去广木香、泽泻，加沉香粉2g（分冲）、生麦芽15g，十四剂。

三诊：药后疼痛消失，大便调，纳食增进，舌淡红，苔薄白，脉来徐而和。

半年后随访，连服上方药四十余剂，半年之内疼痛未发作。

还有李某，男，50岁，干部。因手术后肠粘连，经常腹胀痛，便秘艰难，终年吃软食，每月几乎均发生肠梗阻，十分痛苦，求治于余，余投以加味金铃子散，服后腹部疼痛明显消失，其他症状亦随之好转。

尚有方某，男，40岁，工人。因化脓性阑尾炎术后感染，并发肠粘连，时便闭、呕逆、腹痛，服加味金铃子散获愈。

余以为小方治大病，难在识病脉，病与药只要相符，处方虽简而疗效仍佳。但由于时代不同，我们宜师古而不泥古，既要继承、学习古方，又要根据现代疾病活化古方，发扬古方，这样才能化古方为新方，治疗今病才能取得较好的疗效。

破伤风治验

破伤风是因外伤感染而发的一种常见传染病，采取有效预防措施是可以避免发生本病的，既已发病，要治疗及时得当。一般重症患者，死亡率还是很高的。余前几年用中医药为主治疗几例效果尚称满意，今不揣浅陋介绍如下，供同道参考。

【例一】王某，男，58 岁，河北晋县田村公社东曹村社员，初诊日期 1956 年 7 月 2 日。

主诉：牙关不利，项背强痛而拘紧 2 天。

病史：患者于 7 天前涉水时不慎右脚拇趾划破，伤后 3～4 天，开始两腿发软无力，全身肌肉发紧，逐渐加重，牙关不利，张口困难，面肌拘急，呈哭笑面容，项背强痛拘紧，肉瞤筋惕，开始有小的抽动，全身有汗，抽搐时汗多，二便正常，睡眠安好，饮食尚可。

检查：右脚拇趾有一伤口约 3cm×2cm，已结黑痂，周围皮肤不红略肿，有压痛，稍有波动感，似有少量脓汁，呈哭笑面容，全身肌肉发紧而硬。体温正常，脉弦微数，舌红苔薄白。

诊断：破伤风。

辨证：风毒在表，表虚自汗，证属柔痉。

治则：祛风解肌，止痉。

处方：（仿余无言经验方）：蝉衣 30g，一味研粗末，黄酒文火煮数沸去渣顿服，服药后 1 小时全身出汗发黏，气味腥臭，此后汗出较多，全身感轻松。

二诊：风毒嚣张，来势凶猛，初诊用药量较小，有杯水车薪、病重药轻之弊，进药后病势未能得到控制，继续恶化，出现牙关紧闭，角弓反张，颈项强直，卧不着席，胸腹肌肉板硬，全身强直，抽搐频繁，遇声光尤甚，抽时汗多，不能进食，饮水即呛，大便干燥，数日未行，足趾伤口紧闭结痂，体温 38°C 以上，脉象弦数有力，舌不详（口噤），神志清，呼吸急促。

证属：风毒入里，充斥脏腑经络。

治则：息风解痉，活血通络，通便解毒。

处方：

桂　枝 10g	白　芍 10g	葛　根 30g	鸡血藤 30g
全　蝎 10g	蜈　蚣 5 条	僵　蚕 15g	天　麻 10g
红　花 10g	大　黄 6g	天花粉 45g	

水煎 250mL 鼻饲，服药 3 小时后，另服蝉衣 60g，黄酒加水研粗末，水煎数沸，滤去渣，顿服。

三诊：经加重剂量救治，风毒渐除，病势已退，病情好转，大便已通。但咳嗽增多，痰鸣，痰黏稠不易咯出，下午身热，体温 37～38°C，咳则胸痛，口干喜饮，不思食，舌红嫩少苔，脉细数。

证属：肺胃灼津，气阴两伤。

治则：益气生津，养阴清肺和胃。

处方：生脉散与养阴清肺汤化裁。

太子参 30g	麦　冬 15g	五味子 6g	生地黄 30g
牡丹皮 10g	玄　参 15g	川贝母 10g	白　芍 15g
薄　荷 6g	金银花 25g	鱼腥草 25g	僵　蚕 10g
甘　草 6g			

外伤伤口由专科医生处理，兹不详述。药进数剂，诸症悉减而治愈。

【例二】王某，女，6 岁，河北晋县田村公社东曹村，初诊日期 1957 年 9 月 13 日。

主诉：家长代诉，牙关紧闭、颈项强直、角弓反张 3 天。

病史：患儿于 9 月 20 日出现恶寒发热，无汗身热，全身酸楚发紧，牙关不利，项背拘紧，肌肉有小的抽搐震颤，经用偏方（黄药面）服药 3 天，不但未愈，病情反而加重，并出现颈项强直，角弓反张，卧不着席，抽搐阵作，全身无汗，胸腹肌板硬，大便干，小便黄赤。

检查：右踝上部有 3cm×5cm 疮面，结黑痂，周围不红而肿，有压痛和波动感（内有脓），呈哭笑颜面，全身肌肉板硬，脉浮弦数，舌不详（口噤）。

诊断：破伤风。

辨证：风毒在表，表实刚痉。

治则：表里双解，息风止痉，活血通络。

处方：五虎追风汤加味。

蝉　衣 30g	葛　根 25g	全　蝎 6g	蜈　蚣 3 条
僵　蚕 10g	天　麻 6g	大　黄 6g	赤　芍 10g
钩　藤 12g	胆南星 6g	天花粉 30g	羌　活 8g

水煎 150mL 鼻饲，两煎混合分为 2 次温服。

疮面进行彻底清创，其中坏死组织发黑，脓汁极臭，将疮口开放，用浸透双氧水纱布松填。

二诊：按上方汗下并用集中药力，使患儿表解汗出，大便通利，全身肌肉较松活，抽搐稍轻，张口较大，因汗下两法使邪排泄有出路，故身热减，但尚有咳嗽痰多，口渴喜饮，纳呆无味，舌红少苔，脉细数。

证属：风毒渐解，气阴两虚。

治则：拟益气养阴，润肺化痰，少佐止痉。

处方：生脉散与清燥救肺汤化裁。

桑　叶 6g	炒杏仁 6g	生石膏 24g	麦　冬 15g
太子参 10g	五味子 3g	玄　参 6g	川贝母 6g
僵　蚕 10g	全　蝎 3g	白　芍 10g	甘　草 3g

水煎 150mL，一次顿服。

三诊：患儿全身肌肉疏松，抽搐基本缓解，遇声光仍有小的抽动，张口较松活，咀嚼较差，已能吃流食，口干喜饮，痰亦减少，脉数而细，舌红少苔。

证属：正虚邪退，津液耗伤，肺胃阴虚。

处方：叶氏养胃汤加味。

麦　冬 20g	玉　竹 10g	沙　参 10g	甘　草 6g
石　斛 6g	乌　梅 5g	生鸡内金 10g	川贝母 6g
天竹黄 6g	橘　红 6g		

水煎服，此方加减继服数剂善后。

【例三】王某，女，7 岁，河北晋县田村公社庞村，初诊日期 1975 年 9 月 13 日。

主诉：家长代诉，口噤、颈项强直、角弓反张 3 天。

病史：患儿于 1975 年 9 月 5 日推碾，把左手小指轧伤，过 5 天伤指已结痂，出现下肢无力酸痛，随即张口不利，逐渐全身发紧，身热汗多，大便干。经本村保健站医治无效，病情加重，牙关紧闭，颈项强直，角弓反张，呈哭笑面容，全身肌肉板硬，抽搐频繁，神志清楚，脉沉弦有力而数，舌不详（口噤）。

诊断：破伤风。

辨证：热毒伤津，属阳明燥痉。

治则：清泻燥热，解毒止痉化痰。

处方：调胃承气汤与五虎汤化裁。

大　黄 9g（后下）	芒　硝 4.5g（冲服）	天花粉 45g	甘　草 6g
竹沥膏 10g	胆南星 6g	天竹黄 6g	蝉　衣 30g
全　蝎 6g	蜈　蚣 3 条	僵　蚕 10g	葛　根 15g

水煎 150mL，黄酒为引，2 次分服。急性期结合西药治疗。

二诊：服药后便通，热减汗少，自感全身松活，抽搐较缓，张口灵活，角弓反张等症均有好转。但出现寒战发热，体温 39°C，咳嗽胸痛，痰鸣气促，鼻翼扇动，脉象细数，舌红少苔，两肺听诊有干湿性啰音。

证属：正虚邪恋，气阴两虚，邪热袭肺（合并肺炎）。

治则：清热宣肺，益气养阴法。

处方：竹叶石膏汤加味。

竹　叶 6g	西洋参 6g	生石膏 30g	半　夏 5g
麦　冬 20g	粳　米 10g	川贝母 6g	金银花 15g
赤　芍 10g	鱼腥草 15g	甘　草 3g	瓜　蒌 10g

水煎 200mL，2 次温服。

三诊：服药两剂，身热已减，体温 37°C 左右，咳嗽减轻，痰较多，全身痉挛好转，前方增减继服数剂，诸症消失而停药观察。

体会：通过上述病例治验，本人有如下粗浅体会。

1. 三例均诊断为破伤风病，并有共同的病史和症状，如破伤史，以及口噤、抽搐、角弓反张、卧不着席、全身肌肉板硬、哭笑颜面等症状，这是三例共同点，因此在治疗上都离不开解痉这一治疗原则。

2. 根据中医辨证论治原则，三例虽有共同点，但又有不同点，它的不同就在于证候的不同，因此在治疗上也就各异。

如第一例，自汗出，而且汗出较多，从证候来分析系风毒在表，表虚自汗，属于柔痉。施治配方以桂枝加葛根汤与五虎汤化裁。桂枝加葛根汤具有解肌调和营卫的作用，配以五虎汤祛风解痉，再加鸡血藤、红花活血通络，加天花粉生津益阴，用大黄通便排毒，全方具有解肌调和营卫、息风解痉、活血通络、利便排毒、益阴之功，进药数剂，诸症悉减，直至痉愈。

第二例除共同症状外，而有发热恶寒无汗、全身酸楚疼痛、大便干燥的症状，从证候分析为表实，属刚痉，施治方法则以发汗透表、祛风解痉、利便排毒为主，使表解里通，毒邪有出路，服药数剂，诸症缓解，直至痉愈。

第三例除共同症状外，出现大热多汗、大便燥结、神昏谵语等症状，从证候来分析此系阳明燥痉。故柯氏曰："六气为患，皆足以致痉。然不热则不燥，不热则不成痉矣。今用大承气者，盖夺实之下可缓，而存阴之下不可缓。"《医宗金鉴》谓："痉病用承气，是攻阳明之热，非攻胃实之实。"此例患儿角弓反张，抽搐频繁，卧不着席（仰卧背下能容两个拳头重叠）等症严重。在病程中出现两个高峰，一是阳明燥热，以调胃承气为主，急下存阴而缓解，二是太阴燥热而夹新感，以竹叶石膏汤加味，清肺胃，益阴津而治愈。

总之，经过治疗此三例，在临床治疗过程中进一步体会到紧紧把握住辨证论治这一原则的重要意义，同时对同病异治、异病同治的道理有了较深入的认识。在临床实际工作中就是要具体问题具体分析，具体对待，绝不可用千篇一律的对号入座的思维方法去处理患者，我认为用中医理论指导临床就是突出中医的特色。

　　上述三例按中医理论来认识都是属于痉病，因此在治疗上均用直接、间接的解痉方药，但又有柔痉、刚痉、燥痉之分，所以在治疗法则及选方用药上又各异。在临床中无论对何种疾病，都要很好掌握和运用辨证论治这一原则，方可取得预期的效果，当然有些疑难大症，目前医疗水平还无能为力，这正是世界医学界努力研究的大课题。

梅核气治验

崔某，女，30 岁，1987 年 10 月 24 日初诊。

主诉：咽部有异物感数月。

病史：患者数月前因幼子丢失多日，而后患有眠差多梦，头晕头痛，胸闷气短，心悸怔忡，耳烦厌声，周身骨节酸痛，腰痛较重，头背窜痛，颈项酸痛发紧，转动不利，咽部如有异物，咯之不出，咽之不下，吞咽不畅，纳谷不香等症，今前来诊治。

现症：咽部如有异物，咯之不出，咽之不下，吞咽不畅，伴胸闷气短，心悸怔忡，眠差多梦，头晕头痛，耳烦厌声，周身骨节酸痛，腰痛较重，头背窜痛，颈项酸痛发紧，转动不利，纳谷不香，面容憔悴，舌质红，苔薄黄，脉涩稍数。

中医诊断：梅核气，证候属肝郁脾虚、痰气交阻。

治法：疏肝解郁，健脾理气。

处方：以逍遥散合半夏厚朴汤加减。

柴　胡 9g	当　归 12g	白　芍 12g	白　术 9g
茯　苓 15g	生　姜 9g	薄　荷 3g（后下）	法半夏 9g
厚朴花 9g	紫苏梗 6g	甘　草 6g	莲子心 9g
菊　花 9g			

十四剂，水煎服。

二诊：11 月 7 日，服药十四剂，头晕、头痛、咽堵、胸闷、气短均有减，纳食量增。脉滑数，舌质红少苔。

上方去生姜、厚朴花，加黄芩 9g、竹茹 12g，继服十四剂。

三诊：11月21日，又进药十四剂，睡眠好转，头背窜痛已除，仍时有咽喉发堵。脉细滑数，口唇红，舌质红，尖边甚，苔薄白少津。脾土渐复，气郁化热略显。改用养血清热、疏肝理气之法治之。

处方：

当　归 12g	白　芍 12g	牡丹皮 12g	玄　参 15g
葛　根 12g	紫苏梗 6g	厚朴花 9g	桔　梗 9g
枳　壳 9g	柴　胡 9g	黄　芩 9g	莲子心 9g
甘　草 6g			

十九剂，水煎服。

四诊：12月21日，服上方药十九剂，颈、腰酸痛不显，双腿微觉不适，晚间咽喉偶尔有堵塞感，月经提前7天。脉弦数稍滑，口唇红，舌质红，苔薄白。诸症向愈，调整前方以善其后。

处方：

当　归 12g	白　芍 15g	牡丹皮 12g	玄　参 15g
炒栀子 9g	莲子心 9g	石菖蒲 9g	紫苏梗 6g
桔　梗 9g	枳　壳 9g	防　己 9g	木　瓜 12g
甘　草 6g			

【按语】病缘于忧思过度，情志不畅，肝失条达，脾土乃伤，气机升降失常，痰气互结，以致头痛胸闷、神疲食少、梅核气等症随之而起。先以养血疏肝、健脾化痰、理气解郁之法治之，方用逍遥散、半夏厚朴汤加味，随着患者脾气渐复而气郁化火、阴虚血热脉证明显的情况，遂改用养血柔肝、凉血清热、理气化痰法以竟全功。半夏厚朴汤虽为古代治梅核气之专方，然其辛温苦燥于斯证不符。证变法亦变，理应随机而行，不可拘泥。

阳痿遗精治验

肖某，男，26 岁，工人，1987 年 9 月 16 日初诊。

主诉：阳痿、遗精 1 年余。

病史：阳痿、遗精、肝功异常年余，多处求医未效。素日眠差梦多，每周梦遗两三次，神疲乏力，腰膝酸软，纳差，便涩溲黄。既往有手淫史。欲在近期结婚，对自己的病证甚为忧虑，精神压力较大。

现症：阳痿，遗精，每周梦遗两三次，眠差梦多，神疲乏力，腰膝酸软，纳差，便涩溲黄，体瘦神疲，面色晦暗，脉细数，舌质暗淡，舌根苔白腻。肝功能化验：谷丙转氨酶 320U。

中医诊断：①阳痿；②遗精。证候属肾精亏损，肝经湿热下注，相火妄动，虚实夹杂。

治法：扶正固本，清热利湿。

处方：

女贞子 15g	墨旱莲 5g	桑螵蛸 12g	白　术 9g
茯　苓 5g	陈　皮 6g	当　归 12g	白　芍 15g
蒺　藜 12g	茵　陈 15g	白茅根 15g	甘　草 6g

七剂，水煎服。

二诊：9 月 23 日，服药七剂效果平平。脉沉细稍数，口唇、舌质暗红，舌根苔白腻。病程较久，难于速效，守法易方，以求缓图。

处方：

女贞子 15g	墨旱莲 15g	桑螵蛸 12g	生龙骨 20g(包煎先下)

生牡蛎 20g（包煎先下）　　茯　苓 15g　　炒薏苡仁 20g　　砂　仁 5g（后下）

当　归 9g　　　　　　　　牡丹皮 12g　　　丹　参 12g　　　茵　陈 15g

黄　柏 6g　　　　　　　　甘　草 9g

十四剂，水煎服。

三诊：11 月 14 日，服上方药十四剂，诸症好转，未再就诊。现病又反复，脉沉细，口唇红，舌质红，苔薄白。药已中的，调方继服。

处方：

女贞子 15g　　　　　　　墨旱莲 15g　　　桑螵蛸 12g　　生龙骨 20g（包煎先下）

生牡蛎 20g（包煎先下）　当　归 12g　　　白　芍 12g　　牡丹皮 12g

丹　参 12g　　　　　　　茵　陈 15g　　　黄　柏 9g　　　莲子心 9g

甘　草 6g

十四剂，水煎服。

四诊：11 月 28 日，服药十四剂，纳增，睡眠好转，仅梦遗 1 次。脉沉细稍数，口唇红，舌质红，苔白根腻。

上方生龙骨、生牡蛎增至各 30g，加金樱子 12g、茯苓 15g，继服十四剂。

五诊：12 月 14 日，又服药十四剂，未再遗精，体力倍增，阳痿已愈。肝功化验：转氨酶已正常。并欣喜告知，将在近日完婚。嘱患者：调情志，慎起居，节房事，以养精蓄锐。为巩固疗效，调方再服药十四剂善后。

处方：

女贞子 15g　　　墨旱莲 15g　　　桑螵蛸 12g　　　金樱子 12g

茯　苓 15g　　　炒薏苡仁 15g　　当　归 12g　　　白　芍 12g

牡丹皮 12g　　　丹　参 12g　　　茵　陈 15g　　　炒栀子 6g

黄　柏 9g　　　　莲子心 9g　　　甘　草 6g　　　　生龙骨 30g（包煎先下）

生牡蛎 30g（包煎先下）

【按语】 阳痿、遗精多与肝肾有关。此例患者，肾之精气亏损，阴阳俱虚，兼有肝经湿热下注，温阳则助火，滋阴又碍湿，只可平调阴阳，阴中求阳，缓缓图之。湿虽为阴邪，其性黏滞、趋下，湿从热化，湿热互结，缠绵难愈，肝经湿热不除，则下扰精室，相火易动。如此虚实夹杂，只能全面权衡，妥善下药。药用女贞子、墨旱莲平补肝肾，养阴而不滋腻助湿；桑螵蛸为血肉有情之品，补肾填精，助阳固涩；生龙骨、生牡蛎平肝潜阳，固涩止遗，兼以安神；茯苓、薏苡仁健脾渗湿；当归、白芍养血柔肝；牡丹皮、丹参凉血祛瘀，泻热宁神；茵陈、黄柏祛肝经湿热，坚肾平相火；其他药物，不过是随病证的变化而增损。诸药合用，俾肾精得填，肾气得固，湿热乃除，阳痿遗精遂愈。

乳房胀痛治验

妇人月经前乳房胀痛，多由肝脾不和或冲任失调、气滞痰凝而致。虽系小疾，久而失治可渐积成乳核、乳癖，甚则有变乳岩之可能。中药调治可防微杜渐。

疏肝解郁为治疗乳房胀痛之常法，丹栀逍遥散亦为临床广泛使用之有效方，每遇此症，吾喜用之。此类乳房胀痛如《杂病源流犀烛》所云："乳痛，肝气横逆，脾气消沮病也。乳房属胃，乳头属肝。人不知调养，忿怒所逆，郁闷所过，厚味所奉，以致厥阴阴血不行，遂令窍闭而不通。阳明之血壅沸，更令热甚而化脓，是以结核而成乳症。"常病用常法常方，不可猎奇，遵东垣之语"用药之际，勿好奇，勿执一，勿轻妄，勿迅速"，治慢性病尤当注意。

治病用药之法，贵乎明变。若乳胀痛甚，多因血瘀气滞而致者，可重用夏枯草、泽兰二药。夏枯草苦辛寒，清火散结，治乳胀痛极佳。《本草纲目》云其"主治寒热瘰疬，鼠瘘头疮，破癥结气……"朱震亨曰夏枯草"有补养厥阴血脉之功……若实者以行散之药佐之"。泽兰辛微温，入肝脾，活血行水，又可行血中之气。凡体盛血瘀之乳胀痛者，单味用之亦佳。余早年在故里行医，某乡妇救会主任经前乳胀如茄状，色红，痛不可及，走路要提起上衣，求治于余，以泽兰叶一两煎服，三剂而愈。唐代名医甄权曰泽兰可治"产前产后百病，通九窍，利关节，养血气，破宿血，消癥瘕"，确是一味无毒性而疗效可靠的药物。

热毒上攻之乳胀痛虽少见，亦偶有患者，临此证要急投解毒通窍之剂。早年余同乡周大娘，夜里突然两乳胀痛难忍，家人请余诊视，见其两乳胀满色红，伴高烧，无汗，脉浮，此乃热毒痧证也。余用雷击散五分，先以少许搐鼻取嚏，余药冲服，少顷汗出痛止，乳胀消而病愈。考雷击散一药又名雷公救疫丹，原为清代陈修园撰评治诸痧证之方。药有牙皂、细辛、朱砂、雄黄、薄荷、藿香、枯矾、白芷、桔梗、防风、青木香、贯众、陈皮、半夏曲、甘草，为清解疫毒之有效成药，用于疫毒上壅之乳胀痛，疗效颇佳。

乳癖（乳腺增生）可由气滞血瘀引起，也有由药物副作用所致，小金丹治此，疗效甚佳；小金丹软坚散结力著，也可用治瘿瘤。史某，男，干部，患前列腺增生症，服乙底酚后两乳胀痛，渐积成块，某医院诊为乳腺增生，疑其有癌变可能，劝其手术治疗，患者惧手术而求治于余，余投以小金丹，服后得愈。

总之，乳房胀痛一病，临床屡见，原因不一，要审证求因，辨证施治，不可泥于一方一法。

调经种子刍议

中医药治疗非先天性生理缺欠引起的不孕症确有独到之处。历代医家对种子养胎论述颇详。早在秦汉，医家就已认识到不孕一症与男女均有关，强调不孕有多种因素，与精神情志、饮食、起居、生活环境等关系密切。习惯上把不孕症归于妇科种子门。随着明、清中医学的发展，妇产科也形成较完整的体系，治疗不孕症的方法亦愈加丰富。《傅青主女科》列种子十法，理、法、方、药均齐备，诸方至今仍为临床妇科医生所喜用。

傅氏承先贤所论，结合临床实践，发展了中医妇产科学，堪称一代名师。

细析其种子十法，九法均可归属于补益之类，确宗《内经》之旨，种子先调和阴阳也。《内经》曰："女子二七天癸至，任脉通，太冲脉盛，月事以时下……""男子二八肾气盛，天癸至，精气溢泻，阴阳和，故能有子。"

傅氏种子十法，有以肾阴虚为主的"养精种玉汤""清骨滋肾汤"；有以脾（胃）肾不足引起带脉拘急或气虚湿盛或膀胱气化不利的"并提汤""温胞饮""温土毓麟汤""宽带汤""加味补中益气汤""升带汤""化水种子汤"；只有"开郁种玉汤"为解郁之法。考之前九方，用药亦以助阳益阴之品为主，多有人参、黄芪、白术、茯苓、巴戟天、肉苁蓉、菟丝子、补骨脂、枸杞子、山药、附子、肉桂，以及当归、熟地黄、白芍、山茱萸、覆盆子、麦冬之属。重视调和阴阳，补益脾肾，为种子第一大法。

余临证也常仿其意立法组方取效，时以男女同治，不孕之症非独在女，亦多在男。余常用"五子衍宗丸"化裁令男子服之，二人配合治疗。

属女子病者，除上述助阳益阴法外，仍需多考虑妇女的生理病理变化特点。《金匮要略·妇人杂病脉证并治云》"妇人之病，因虚、积冷、结气"，多有月经失调之征，可引起"血寒积结，胞门寒伤，经络凝坚"的病理变化。余以为治疗不孕症之妇女，以首先调治其月经为主，只有经血畅达，种子才可有望，此即"不治而治"之义也。

调经必疏气，气通血则行。妇人肝血多亏，易郁而为患，郁可致百病。论郁之说余以为王履之"五郁论"所述甚佳，尤为治疗妇人所宜。其论曰："凡病之起也，多由乎郁，郁者，滞而不通之义，或因所乘而为郁，或不因所乘而本气自郁，皆郁也。"治秉《内经》"木郁达之""火郁发之""土郁夺之""金郁泄之""水郁折之"。王履谓"治疗郁证有常有变，有主有次，要审病者之虚实、久近浅深"，"顺其性而从治之"。

"调其气"，亦为治郁主要大法。王履曰"五郁之病，固有法治之矣，然邪气久客正气必损……苟不平调正气，使各安其位，复其常，于治郁之余，则犹未足以尽治法之妙"，故又曰"然调其气，犹或过而未服，则当益其所不胜以制之，如木过皆当益金，金能制木……则木斯服矣……"

解郁调经种子法亦为余临床所常用。妇人郁病，五脏各有其属，当细辨之。凡木郁之证，风之属，其脏应肝胆，经络循胁肋，可克土伤血。当分其标本虚实，调气血而达之。余脏准此。

王履治郁诸法为治疗妇科疾病开拓了思路，调经种子亦当循之。下面例举余以疏肝解郁调经法治疗一不孕症案。

崔某，女，28岁。婚后2年未曾怀孕，男女双方经医院检查均未见明显异常。年轻夫妇盼子心切，1982年冬求治于余。症见：月经经期提前，多见经血色鲜红，量中等，伴有口苦咽干，胸满闷，时有腹胀，乳房亦胀，眠差多梦，纳食及二便尚可。望其面色红润，舌质边红，舌苔薄白。切诊双手三部脉均见沉细而数。证属木郁火盛，冲脉被扰。宜先调经解郁，经调方可种子。拟用丹栀逍遥散加黄芩、莲子心平剂调之。

【处方】

当　归 15g	白　芍 15g	柴　胡 6g	黄　芩 6g
茯　苓 12g	白　术 9g	牡丹皮 9g	炒栀子 6g
薄　荷 3g	生　姜 6g	甘　草 6g	莲子心 9g

嘱之每经行前服药七剂，月经来潮即停服，下月仿此。连服3月，诸症均减，月经渐至正常，1983年夏即怀孕，足月顺产一男婴。

重症逆经一例治验

刘某，女，40岁，农民，辽宁省林西县人，初诊日期1972年4月。

病妇近2年来每月逢经期口吐大量鲜血，经血一滴未见，并伴高烧，心中烦热难忍，须直躺在冷水拌土的泥滩中，才可稍安。还有口干不欲饮，大便干燥，小便色黄而短少，胸闷气促诸症。其婚后月经正常，曾生育两胎，孩子均康健。患病后跑遍东北三省几大城市及天津等地医院，确诊为"逆经"，延医诊治，疗效欠佳。来北京后西医院诊断同前，经人介绍求余一诊。

望其而色萎黄，唇赤舌红，苔白少津，切脉双手寸关沉滑而数，两尺沉细无力。四诊合参，似属血瘀血热之重证逆经。邪热夹肝火上逆，冲脉失养，肺失宣肃之功，初拟以凉血活血、利气降逆平法试之。投变通桃红四物汤。

【处方】

当归尾 12g	赤　芍 12g	生地黄 15g	牡丹皮 12g
红　花 9g	桃　仁 9g（炒打）	桑白皮 9g	枳　壳 9g
炒杏仁 9g	龙　胆 6g	甘　草 6g	

桃红四物凉血活血，桑白皮、炒杏仁清金宣肺调气，配枳壳、龙胆泄肝经之火逆。

考虑病家经济拮据，嘱之带药返里，随时来信调方治之，患者欣然同意。

服上方药十剂后，患者稍见经血，胸闷等症有减，但经期仍口吐大量鲜血，高烧不退。虽取小效，病重药轻，有杯水车薪之势，血热极甚妄行之标象显现。继循《内经》正治之法，"热者寒之"，在上方基础上加重清凉之品，合"四生丸"，加生荷叶15g、生侧柏叶15g、生艾叶15g治之。

二方药连服三十剂，经期吐血大减，经血量渐增，高烧降。守法嘱之继用。

半年后，患者信告说病虽大好，但时有反复，精神稍受刺激不仅病情加重，还哭笑无常，并有抽搐、晕倒之状。余闻之心中顿时豁然，"逆经"一证，大凡多从凉血降逆施治，虽标症见减，病本未除，此患者为肝郁气急，扰动冲脉失和，患者之热痫并非与此证无关。"经前吐衄为热壅"（《医宗金鉴·妇科心法要诀》）只是其一，其本在肝。方随法变，遂以《金匮要略》除热痫之"风引汤"，原方稍为变通投之。

【处方】

大 黄12g	龙 骨12g	广 桂5g	甘 草6g
牡 蛎6g	寒水石18g	滑 石18g	赤石脂18g
白石脂18g	紫石英18g	生石膏18g	怀牛膝12g

按分量取四剂配蜜丸。原方去干姜乃恐其燥烈助火，桂枝改广桂减半，加怀牛膝引热下行，导血归经。

服上方药后，患者大便日行三四次，除稍感乏力外，别无他苦。渐次月经按期来潮，吐血全止，高烧退，康复如初。而后患者亲自上山摘杏取仁寄吾以示谢情。

"经行吐衄"，《医宗金鉴》又称"逆经"。各家医书多有涉及，奈于诸论过简，临证之时难以择从。余以为"逆经"一证虽属妇人血证范畴，首要与内科杂病之吐血证相别。除治血常法外，要考虑其妇人之生理特点，以调理冲任、疏利肝气为要。清代名医吴鞠通论治吐血颇为详备，在其医案卷三吐血门中论云："大凡吐血，左脉坚搏，治在下焦血分，右脉坚搏，治在上焦气分。又有心血、肝血、大肠血、小肠血、胃血、冲脉血各种不同，岂一概见血投凉所可治哉。无怪乎室女童男，劳瘵干血甚数。体厚色白，少腹痛，小便短赤，咳吐瘀紫，继见鲜红血，喉中咸，此冲脉袭受寒邪，致经不得行倒逆而吐耳。大忌柔润寒凉，议温镇冲脉，行至阳之瘀浊，使经得行而血证愈矣。苦辛通法……"吴氏治杂病之吐血先分上下，辨气血，别五脏六腑；治妇人经期吐衄重调治冲脉，其以为冲脉袭受寒邪可致逆经，用温镇冲脉祛寒化浊之法取效。余循其意而反用之。热盛气急亦可扰动冲脉，使血涌上逆而出，当以清镇冲脉、凉至阴之热以解血海火急气逆之势，必以清凉重坠大剂方可灭肝中龙雷之火。吾以"风引汤"疗热痫之方治疗重证逆经一案即仿此意，凡热壅气急吐衄症均可试之。

本例血证以气药收功，亦即临证中抓病本，重原发病实例。如见血证从血分治而罔效者，一定要考虑气血的关系。常谓"吐血火病也"，"火者气之极也"。《内经》亦云："怒则气逆……甚则呕血……"要从火从气辨析求本而治之。妇人"经行吐逆"，更要从气郁化火，上逆为患着眼。

清代医书《辨证奇闻》论此病曰："妇人有行经之前一二日忽然腹痛而吐血，人以为火盛之极也，谁知是肝气之逆，不顺行而上吐乎！夫肝之气最急，宜顺而不宜逆者也。顺则气安，逆则气动，血则随气而俱行。气安则血安，气动则血动……此等吐血不同各经之吐血也，各经之吐血乃因伤而成者也（按：所论甚明）。逆经而吐血者，乃内溢而激之使出者也。其症虽有异同而逆气则一也。治之法似乎治逆而平肝……以行其顺气之法也。方用顺经汤。"

从此例中药治疗重证逆经一案可看出：临床辨证抓主证，明标本，师古而不泥古，方可取得较好的疗效。

论治小产

　　小产，又名半产，属胎产病之一种。最早提出半产病名的是张仲景，他在《金匮要略·血痹虚劳病脉证并治》中说："虚寒相搏，此名为革，妇人则半产漏下，男子则亡血失精。"后世医家遵仲景意，亦多沿用半产之名，又概称小产。现在具体指胎儿未成形、不足月而产下皆谓之小产。妊娠3个月前产下谓之堕胎，妊娠7个月前产下谓之小产，其实堕胎亦应属小产范畴。

　　中医学对于胎产疾病的诊治源远流长。甲骨文记载在商代已经可以计算预产期，到了春秋战国时期又有了相当发展，出现了逐月养胎的专书《胎产书》（马王堆汉墓出土帛书）。然而和中医很多古典医籍一样，胎产专著专论亦大多散失于战乱及时代变迁，只能从现存少数古典医书中得见其一斑。

　　秦汉时期的妇产科诸论，多混杂于临床诸书及有关方书之中，但在理论上已渐趋完备，重视了妇科疾病中妇女经带胎产的生理特点，在《内经》关于女子生理病理论述基础上更进一步完善了妇科学的理论。张仲景《金匮要略》中的妇科三篇，把理法方药更系统化，是妇产科疾病分科的雏形。妇人妊娠篇第4条明确提出以调冲脉、固经血的胶艾汤治疗半产漏下，这一汤方至今仍被妇科临床医生所喜用。唐宋以后妇产科的发展具一定规模，对于半产病的治疗从病因病机方面已甚为详尽。现存的当时产科专著昝殷的《经效产宝》对小产的认识可谓精湛，指出其原因有二："因母病以动胎，但疗母疾，其胎自安；又缘胎有不坚，故胎动以病母，但疗胎则母瘥。"既看到母病可致流产，又认识到胎儿先天发育不良亦可使胎坠，与现代的认识多么相似。唐代另一著名医家孙思邈，素以贵人体著称，他更加重视妇人疾患，在《备急千金要方》中除引徐之才"十月养胎法"外，还拟了十八首逐月养胎方。所列方剂皆为养血、安胎、益阴、补肾之品。后有李师圣之《产育宝庆集》、陆子正之《胎产经验方》等妇产科专著，惜现已失传。上述诸书大抵卷帙简略，直至宋代陈自明撰《妇人大全良方》，可谓采撷诸家，集妇产科诸论之大成，对于小产病的病因所论较详。《妇人大全良方》曰："夫胎乃阳施阴化，营卫调和，经养完全，十月而产。若血气虚损，不能养胎，所以数坠也。""有妊之人经水所以断者，壅之养胎，蓄之以为乳汁也。冲任气虚，则胞内泄，不能制其经血，故月水时下，亦名胞漏血，血尽则人毙矣。"陈自明所论小产病因为冲任不固、气血虚弱。因此，固冲任、补气血这一治疗小产的方法，成为传统治则延续下来。陈氏也论及其他因素而致小产者，如劳役喜怒，哀乐不节，饮食生冷，触冒风寒，亦可致胎动漏下；或者其母有宿疾，子脏为风冷所乘、气血失度，也可致胎漏下血。

元代朱丹溪对小产病的认识又进了一步，除指出"血气虚损，不足营养"外，还强调"劳怒伤情，内火使动，亦能坠胎。推原其本，皆因火热消物，造化自然"。一反过去片面强调"风冷伤于子脏"的说法，但又失之过偏，受其"阳有余，阴不足"理学思想之影响，过分强调坠胎因内热而虚者，于理为多。但丹溪指出的劳怒伤情、内火动坠胎，则是前所未有的，也符合于临床实际。

明、清两代医家对本病的认识，多承前贤之理，以虚损见长。张介宾指出"夫胎以阳生阴长，气行血随，营卫调和，则及期而产。若或滋养之机，多有间断，则源流不继，而胎不固。譬之种植者，津液一有不到，则枯槁而剥落矣"（《景岳全书》），并举《内经》"根于中者命曰神机，神去则机息；根于外者命曰气立，气止则化绝"，从理论上阐发之所以数见坠胎是由于生根立命之"气脉亏损而然"。更可贵者，张氏还提出小产之证"有禀赋""由禀赋者，多以虚弱"的论点，指出了小产亦有遗传因素。《济阴纲目》更明确指出："至有既孕而小产者，有产而不育，有育而不寿者……则亦精血之坚脆，分为修短耳。世人不察其精血之坚脆已定于禀受之初，乃以小产专责之母……不亦谬乎？"我国早在公元5世纪对遗传现象就有了一定认识，指出小产也有遗传是绝非偶然的。

由于漫长的封建社会中种种因素的影响，中医妇产科学发展缓慢，浩如烟海的古典医籍中妇产科专著寥寥无几。迄至明、清之后，在中医第三次大的飞跃时期，妇产科学才有了新的突破。王肯堂《证治准绳》中的女科、武之望的《济阴纲目》、万全的《万氏女科》，以及清代《傅青主女科》诸妇科专著相继问世，大大丰富了中医妇产科学。

综上所述，妇产科中小产之由不外内因、外因促成。内因多由素体虚弱，肾气亏损，或因房事不慎，相火冲动，耗精伤气，胎失所养；或因命火虚衰，胞寒不利，冲任不固，胎失所系；或由脾胃虚弱，化源不足，气血虚少，胎乏滋养；或痰湿化热煎熬阴血；或病后失调，阴血亏耗；或中气不足，冲任不固；或暴怒伤肝，气血逆乱，损伤胎元。外因多系跌仆外伤，影响胎儿生长，或因攀高颠簸，使带脉不固，胞系受损，等等。总之，五脏六腑之功能失常，经络冲任失调，气血虚损或紊乱，均可使胞宫受到影响而致半产漏下之病。《医宗金鉴·妇科心法要诀》载："气血充实胎自安，冲任虚弱损胎元，暴怒房劳伤肝肾，疾病相干跌仆颠。"可谓言简意赅。病因病机以及临证分型的明了，为进一步辨证论治打下了基础。临床小产有偶然一次者；也有连续小产几胎者，此谓之习惯性小产，也称"滑胎"。

在预防及治疗小产时，要视其病位、病性，特别要注意先兆之征，治之于病初起才能收到良好的效果。小产之先兆，常见有妊娠下血并伴有腰痛、胎动不安，严重者伴有腹痛。下血之因如前所述，而腰痛妊妇多坠胎，已被多年临床所验证，要格外警惕。《内经》云："胞络者，系于肾。"临证见之不可不查，见微知著，才能防患于未然。另外，小产漏下还应与"激经"有别。那种妊娠后月经不停，经来不多而饮食精神如故，六脉和缓滑大无病者称之"激经"。"激经"，系妊妇血盛有余，至妊娠四五个月自然消失，无须治疗，若误作漏胎而强以药滋之，可谓虚虚实实，反而坠胎，不可不戒。

临证上妊妇偏于气虚者，往往见不时下血，伴一派气虚之象，脉浮滑无力或沉弱，舌质淡尤显，并有面色㿠白、精神萎靡、腰酸、腹部胀坠等症状，甚者流血量多，其胎欲坠，当急补气以安胎，用参、芪、术、草之属加杜仲、菟丝子、桑寄生类助之。血虚者，则见胎动下坠、腰酸、小腹坠胀、心悸失眠、神疲乏力、皮肤欠润、脉虚而缓或沉细而数，当补脾益血，以归脾汤加减治之。偏于血热胎漏者，不可泥于培补之法，当清热养血安胎，可以"当归散"中术、芩为主加凉血之生地黄、芍药等治之。偏于肾虚者，则见胎漏伴有腰酸膝软、头晕耳鸣、小便频数、遗尿、足胕肿等症，尺脉沉弱，当治以固肾安胎，可选用狗脊、桑寄生、川续断、杜仲、菟丝子、阿胶、艾叶等药。若由于跌仆闪挫或震荡受颠后而引起胎漏者，要以扶气养血安胎法治之。

下举几例治验，供同道们参考。

【例一】彭某，26 岁，河北深泽人。结婚 2 年。婚后 1 年怀孕，至 5 个月时因劳动过度，加之情志不遂、暴怒，不久便流产。第 2 次怀孕至 5 个月时复腰酸见红，怕再流产，求余诊治。症见腰酸，小腹有重坠感，腹胀胁痛，胸闷，善太息，口苦咽干，饮食无味，脉弦数，舌质嫩红，苔薄白。此乃暴怒伤肝，相火上炎，不能生气化胎，反食气伤精，胎失所养也。妊娠五月正属少阳火动之时，加之性躁急引之而发，故欲坠，宜养血止漏、平肝解郁为治。

【处方】

当　归 9g	白　芍 9g	柴　胡 6g	黄　芩 9g
砂　仁 6g	紫苏梗 6g	川　芎 6g	熟地黄 12g
艾叶炭 6g	阿胶珠 9g	炙甘草 9g	

连进上方药五剂，血止胀痛消，饮食渐增。后改服归脾丸，每日 2 次，每次 1 丸，调理二月而安，足月顺产。

一般妊娠胎漏，多不用疏肝之药，以其辛燥伤血。余独以为因肝郁化火，多动肝藏之血。冲为血海，而肝司血海。肝郁不除，血海亦不藏。《傅青主女科》所谓"性急怒多，肝火大动而不静"，故拟养血而调其肝气。但此方不宜久用，中病即止。继以健脾养血之丸药养其胎，随安。

【例二】王某，28 岁，北京宣武区住户。婚后 3 年小产两胎，1982 年又怀孕二月，担心再小产，求余保胎。症见面色萎黄，周身无力，带下量大清稀，不时腰酸痛，纳差，泛酸，大便偏稀，脉沉细，舌质淡，苔薄白。此属素体阳虚、胞宫寒、中气不足之习惯性流产，宜补益中气、温暖胞宫法。

【处方】

| 党　参 15g | 白　术 12g | 茯　苓 15g | 炙甘草 9g |
| 陈　皮 9g | 砂　仁 6g | 炒艾叶 9g | 当　归 15g |

川　芎 6g　　　　肉　桂 3g　　　　川续断 9g

进上方药七剂诸症皆平，嘱勿过劳，勿受凉，禁进生冷食物，将汤剂加五倍量配丸药服用，调理数月而安，足月生产。

习惯性流产，多缘胎坠频繁，气血耗甚，胎无滋养，故数坠。《济阴纲目》说："气血不足乃中冲脉有伤，中冲脉，即阳明胃经，供应胎孕。"十二经皆禀气于胃，故以香砂六君子汤补中，以营出中焦，土生万物，则血自荣。佐以炒艾叶、肉桂以温暖胞宫，川芎、当归、川续断以养血安胎，诸症悉除，又以丸药缓缓固之。按上方配制之丸药为治胞寒滑胎之良剂。

【例三】李某，32 岁，北京市公共汽车售票员。已婚 5 年，首次怀孕 3 个月即坠胎，今又怀孕二月，为防再流产，愿服中药固胎，求余诊治。无任何症状，体质尚好。余考虑再三，认为可能是与职业有关，因其随车颠簸，使带脉受损，应用补中益气兼养血安胎法，以加味补中益气汤治之。

【处方】

当归身 12g　　　炙黄芪 15g　　　党　参 15g　　　白　术 9g

陈　皮 6g　　　　炙甘草 9g　　　柴　胡 3g　　　升　麻 3g

川续断 9g　　　　熟地黄 12g　　　川　芎 6g　　　白　芍 9g

每月连服上方药十剂，调理数月，后其足月安全生产。

此例由颠仆闪坠致气血损动，轻则胎动不安，重则坠胎，故主以补中益气汤，补益中气，气升则胎不坠。

治疗小产还要重视生活起居、饮食、情志的调理，加之合理用药方可收效。正如《济阴纲目》所说："《集略》云：母之肾脏系于胎，是母之真气于之所赖也。受妊之后，宜令镇静，则血气安和。须内远七情，引薄五味。大冷大热之物，皆在所禁，使雾露风邪，不得投闻而入。亦不得交合阴阳、触动欲火，务谨节饮食……苟无胎痛胎动泻痢及风寒外邪，不可轻易服药，不得已，再审度疾势轻重，药性高下，不必多品。"

小产之后，"将养十倍于正产可也"。至于妊娠下血过多、小腹坠胀特甚者，或胎儿已死腹中不能安者，又当速促其流产，以免其祸。

假孕一例治验

王某，女，42岁，河北深泽县人。婚后十余年未曾怀过胎，夫妇盼子心切，不断延医求治，曾服中药数百剂，多为八珍汤、养荣汤类，诸医均以气血亏损不能坐胎而论治。其素体胖，突然某月月事未能如期而行，并喜食酸食，全家欣喜，以胎而养，又服中药安胎药物维持。时过6个月，小腹逐渐膨隆饱满，状若6个月胎儿无异，但未见胎动，而后又出现恶心纳差、气闷无力等症状。1954年春延余诊治。症见：腹满气促，小腹如墩，但按之无硬块，大便黏滞不爽，纳差，面红，舌绛，苔黄，舌有瘀斑，双脉沉滑有力。看过前医诸方，均是补品，当即与其家属交代，余之看法与前医有别，余以为此非胎也，乃痰瘀互结胞宫之假孕症，患家愕然，苦思良久，后说依吾之见治之，死而无怨，请余大胆处方救治。余以活血化痰开结之法投之，用桃红四物汤与二陈汤化裁，加大黄调气血合之。

【处方】

当归尾 12g	赤　芍 15g	牡丹皮 12g	桃　仁 9g
红　花 9g	桂　枝 6g	茯　苓 15g	橘　络 9g
半　夏 9g	枳　实 9g	炙大黄 9g	甘　草 6g

服上方药五剂后，大便通畅，腹部觉舒适。药既中病，宜加大祛瘀散结之力，在上方基础上加三棱9g、莪术9g、土鳖虫5个。再进药七剂后，月经下大量黑色血块，大便泻下物夹杂黏液，日三四行。自此，胃满消，饮食增，小腹虽较前平软，但仍显饱满，病已去七八，不可再破再攻，应由其自复，半年后痊愈，康复如初。

假孕一证，历代文献记载较少。由于其状酷似怀孕，常以假乱真，故智者千虑，犹有一失，轻忽致误者不以为奇。假孕多由情志不遂，气血凝结于内，或五志化火，灼液成痰，或素体湿盛等而气血痰浊结于胞宫所致。此病大致包括历代医家所述的鬼胎（伪胎）、气胎、假胎及蓄血似孕等病证，从广义上亦可概括在癥瘕之内。

所谓鬼胎，多见于妇人因思虑无穷，所愿不遂，为白淫白浊流于子宫所致。由于"本妇之气质弱，或以邪思蓄注，血随气结而不散，或以冲任滞逆，脉道壅瘀而不行。故呈血癥气瘕之类耳"（《景岳全书·妇人规》）。鉴于病者胸腹胀满俨若胎孕，且多见于寡居或未婚之女，故人们鄙之曰鬼胎，实为伪胎。因此，张介宾说："凡鬼胎之病，必以血气不足而兼凝者多有之，但见经候不调而预为调补，则必无是病。"已成病者，"亦当以调补元气为主，而继以去积之药乃可也"。张氏对其预防和治疗阐述精辟，医者仿此，病者无忧矣。

《续名医类案》载钱国宾曾治一假胎。吴山之妻怀孕八月，胎形渐大，脉浮沉长短状，去来至止，上下不一。由当经受惊，其痰由心包络流入血海，腹如妊状，经闭，活动身安，知痰而非胎。以清痰活血轻剂，数月后愈。该书又载农夫朱言之妻，当经着气伤肝，久郁冲于血海，似怀胎至十月不生，病者平日寡言，凡有气恼皆不肯发，肝火久郁而致上症。其腹大如孕，十月后突发终日矢气，如此两月腹大消，古人谓之气胎，与气瘕颇似，唯经闭不行以别之。

至若"蓄血似孕"一证，首见于《明史·盛寅传》。仁宗时，妃张氏经期不至十月，众医皆以妊身贺。寅独谓不然，云其为蓄血所致，投以破血之剂，东宫怒而不用，但病益甚，妃令进药，东宫尤恐堕胎，"械寅以待"，已而血大下，病旋愈。足见此与真孕何等相似，若非医者有洞垣之见，往往误治。

本例假孕之妇素为肥胖湿盛之体，丹溪所谓"肥盛妇人禀受甚厚，不能成胎，谓之躯脂满溢，闭塞子宫。宜行湿燥痰"。而医者未能洞察其微，囿于阳施阴化，精成其子，血成其胞之说，以补气血近乎人情，而妄施以补剂，病家求子心切固易受之。《诗》曰："妇人和平，则乐有子。"此例痰湿困脾又复以滋腻之品灌之，实实虚虚，阴阳不平，气血不和，久而成瘀，痰瘀互结，阻于胞络，故经亦不行。邪居胞宫，日以益大，状如怀子，加之心理因素，亦可见有嗜酸食等假象。胞宫居下，痰瘀互结其中，则见小腹亦如墩，气机升降受阻，故见胃气上逆而恶心纳差。胸阳受阻故有胸闷气促之证，痰湿浊气在下而腹气不通、大便不爽。痰瘀之久将成燔灼之势，而见面赤、苔黄、舌绛有瘀斑，脉沉滑有力亦痰瘀邪盛之象。

经云，"大小不利治其标"，"先病而后生中满者治其标"，腹胀日久，必先通其腹气，故借大黄斩关夺门之力，泻其积滞，亦能载药由气入血除其瘀结。故尔不落前人之窠臼，以活血逐瘀、下气化痰为治，后加破血祛瘀之重品，瘀血得下，积滞得清。余遵《内经》"大积大聚其可犯也，衰其大半而止，无使过之"的原则，病去七八即停药，嘱其以菜谷调养，俟其正气自复而愈。

疳积治验

1955 年某月的一天，余到崇文区一友人家作客，友人邻居一患儿李某，男，3 岁，因久病不愈，经友人介绍邀我诊治。

其家长代诉：患儿年余来日见消瘦，面色萎黄，精神不振，饮食减少，喜吃甜食，喜静厌动，大便偏稀，小便清白。曾经某医院检查，大便中有虫卵，服用西药后，泻下蛔虫数条。再化验大便，仍有虫卵，再服西药驱虫则无效，不再泻下蛔虫，病情仍无好转。视小孩骨瘦如柴，肚大青筋，面色无华，手足心热，指纹淡白，当即诊为疳积，嘱服中成药"一捻金"。事过数目，问及友人，友人曰：购了些"一捻金"，只花了两角钱，服完后三日泻下蛔虫十数条，自此患儿逐渐康复。

疳积又名疳疾或疳证。多因小儿恣食生冷不洁之物，虫卵滋生体内，吸吮消耗气血，或过食肥甘厚味之品损伤脾胃，脾失健运之职，致虫积、食积体内，积久不运，气血日耗，遂成此症。故前人有"无积不成疳"之说。证之该案，患儿病延年余不愈，形体羸瘦，腹大青筋，饮食少进，面无华色，并化验有虫卵，乃至虚有盛候，虫积致疳使然。虫积所致，非攻下积虫则疳症不可愈，故用"一捻金"，服后果效。"一捻金"在《医宗金鉴》中用治婴儿因腹中恶秽、瘀血未净、脐粪未下所致之不吮乳症。但方中之牵牛子、槟榔有驱虫之功，大黄有通肠祛瘀之力，人参补中，防他药攻伐太过，全方贵在推陈以致新，缓中而补虚。窃思之，亦该方引申应用之一得。

慢脾风治验

　　赵某，女，3 岁，河北安平县人。某年夏，赵女正在院内玩耍，突被一喜鹊惊吓，继则腹泻，日十数行，便中杂有青色黏液。病延已五日，非但不减轻，反日益加剧，泻下不止兼有干呕，并时有四肢抽搐。一日黄昏，其家长邀余往诊。见家人已将女孩用布包垫放在屋中地下（此系当时村里习俗，孩子快死时不让死在炕上，避免不吉利），余揭布视之，见女孩面色㿠白，形体消瘦，口如鱼口，昏睡露睛，四肢厥冷，气息奄奄，指纹已不显，脉搏尚有一丝之存，用乳汁滴入口中尚能咽下。余谓：此乃慢脾风症也，小孩未死。遂令病家急将女孩抱回炕上，用棉被包裹取暖，急煎红糖姜水徐徐滴入口中，并疏书：制附子 3g、干姜6g、白术 9g、人参 3g、姜半夏 3g、炙甘草 3g。急煎一剂仍徐徐滴入口中，时至半夜，四肢转温，干呕止，泄泻明显减少，吞咽较前有力。翌日晨续进二剂，患儿逐渐复苏，调理数日而安。至今已长育成人，体质健壮。

　　慢脾风症属慢惊风的范畴，又称虚风。多因吐泻过度、中气虚馁、脾土衰败、虚风内动所致。由于小孩属稚阴稚阳之体，阳气未实，阴气未充，因而发病容易，变化迅速。后天脾土一衰，即患此病。《幼科释迷》说："慢脾风，由慢惊后吐泻损脾，病传已极，总归虚处，唯脾所受，故曰脾风。"对于该病的治疗，因"风无可逐，惊无可疗"，大抵用温补脾肾为法。古人认为，"慢脾风用药，乃不得已也，其危如灯无油"，若用之得当，庶可十救一二。可见本病来势之险恶，预后之不良。该案患儿为惊恐伤肾、真阳受损，火不能生土，脾土失运，一发病即泄泻无度。泄泻过多，中州虚馁，土不能生金，则金气不足，金气不足则不能制木，肝木失制，一则动风，一则进一步克伐脾土，后天不能供养先天，脾肾俱衰，以致患儿出现抽搐、形体羸弱、睡卧露睛、气息奄奄等一派极度虚弱之症。我在诊治患儿之时，抓住脾肾衰败这一症结，方用附子以温补肾中真阳，人参、白术、甘草、干姜以温补中焦脾阳，姜半夏以和胃降阴气之上逆，且方中附子、干姜、炙甘草相伍，乃四逆汤，善回阳返本救逆。由于配合得当，一剂即见效机，二剂则病儿复苏，不治风而风自灭，沉疴之疾得以痊愈。

医论医话

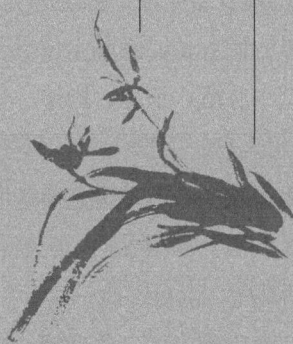

论《内经》之"治痿独取阳明"

"治痿独取阳明"，语出《素问·痿论》，是为"痿病"而提出之治疗大法，古今治"痿"莫不宗之。然其法之真正含义，则不止治"痿"之一端。何谓"独取阳明"，亦有含混之处。为探求经旨，窥其全貌，得其真谛，俾临床正确使用，爰将学习体会简述于下，以就正于诸同道。

痿病乃四肢软弱无力、肌肉萎缩之证，临床颇为常见，《素问·痿论》专篇做了细致、深入的阐述，并以五脏立论。因肺主皮毛，心主血脉，肝主筋膜，脾主肌肉，肾主骨髓，遂有痿躄、脉痿、筋痿、肉痿、骨痿之分，名目虽多，其实则一。然篇中所述由于"思想无穷，所愿无得，意淫于外，入房太甚，宗筋弛纵"而致之筋痿，则并非手足痿软、筋脉弛缓之痿病所属。宗筋者，阴器也，男子房事不节，纵欲太过，真元大伤，肾精亏损，阴器衰弱，则阳事不举，显属阳痿之证。是以两种病证皆囊括其中，岂可固执一端！

痿之为病，有外感之因，有内伤之由。外感邪气以温毒为最，温邪上受，首先犯肺。肺合百脉，其承受脾上输之精以遍布全身，濡养四肢百骸。温热袭肺，热灼肺津，高源化绝，水涸津乏，筋脉失濡，"肺热叶焦，发为痿躄"。内伤五脏，肺不布津，脾失健运，心不营运，肝不藏血，肾不作强，皆可致痿，然尤以肺、肝、肾、胃关系至为密切。肝合筋，司藏血，乃罢极之本；肾合骨，主藏精，为作强之官。乙癸同源，精血互生，充骨髓、养筋膜，则筋骨劲强，活动自如。倘久病体虚，元气败伤，或房劳竭乏，肝肾两损，精血亏耗，则发为痿病。胃与脾互为表里，运化水谷，长养万物，外合肌肉。苟中运不和，升降失调，胃不能受纳，脾不能健运，化源不足，精气匮乏，无以润养肌肉，或饮食不节，膏粱之变，脾胃运化失常，必致湿热内蕴，壅塞脉络，凝滞气血，均可致痿。是以痿病见证相似，缘由各别，病机有异。在肺多由外邪而致肺热叶焦，气阴两伤；在肝肾则为精血内耗，阴阳俱损；在脾胃总属运化失司，更虚更实。

　　肺脏之津气，由健运之脾胃以化生；肝肾之精血，赖敦阜之土气以培之。故治之之法，唯"独取阳明"，调畅脾胃以安五脏，斡旋中焦以和四维，则何痿之有？然并非纯以补益后天为事，必须通过清肺热、益肺阴、润肺燥、养胃汁、补脾气、化湿热、滋肝肾等法，"各补其荥，而通其俞，调其虚实，和其逆顺"，则脾胃健运，升降如常，脾气散精，上归于肺，肺通百脉，布散全身。心得之以营血脉，肝得之而濡筋膜，脾得之以养肌肉，肾得之以充骨髓，而痿可向愈。

　　一般而论，前阴属肾。但《素问·厥论》云："前阴者，宗筋之所聚，太阴阳明之所合也。"明确指出前阴也与脾胃具有密切关系，同时也提出了调理脾胃治疗前阴疾患的立论依据与重要意义。因脾为后天，肾为先天，先天促后天，后天养先天，后天不健，则先天何立？诸如饮食劳倦内伤，脾胃大伤，化源不足，或湿热不攘，中焦郁遏，阳气不达而致前阴之阳痿疾患者，临床不乏其见。采用补脾胃以益损，或化湿热以通阳之法以治，常可获得疗效。是以《临证指南医案》云："更有湿热为患者，宗筋必弛纵而不坚举，治用苦味坚阴，淡渗去湿，湿去热清而病退矣。又有阳明虚则宗筋纵，脾胃为水谷之海，纳食不旺，精气必虚。况男子外肾，其名为势，若谷气不充，欲求其势之雄壮坚举，不亦难乎！治唯有通补阳明而已。"这正是"独取阳明"之原意，有"通"有"补"，实为临证经验之谈。

　　由斯以观，《素问·痿论》之"痿"包括了前阴疾患的"阳痿"病。然痿病的病理变化并非皆虚，既有实证，也有虚实相杂，故治疗痿病切不可专事补益。"治痿独取阳明"，既是全篇治痿的大法，无疑也包括通过补脾胃、调后天以治"阳痿"病的方法在内。

浅论《伤寒论》中之"死证"

　　伤寒是外感热病的总称，具有由太阳→阳明→少阳→太阴→少阴→厥阴的传变规律，也是疾病由此及彼、由表及里、由浅入深、由轻至重的发展过程。在这一发展过程中，人体正气的强弱、外来邪气的盛衰，均可决定着疾病的或向愈、或恶化，甚至沉疴不起而形成"死证"。《伤寒论》397 条（条文总数及序号均按上海科学技术出版社 1964 年版《伤寒论讲义》）中，死证占 22 条。细玩《伤寒论》"死证"条文，其死因是有一定规律可循的。

　　综观伤寒的整个传变过程，始终存在着正邪斗争这一主要矛盾，正胜则邪却，其病可愈，如第 341 条云："伤寒发热四日，厥反三日，复热四日，厥少热多者，其病当愈。"反之，若邪气猖狂，正气不支，正不胜邪，则病情加重。第 342条又云："伤寒厥四日，热反三日，复厥五日，其病为进。"接着，张仲景进一步解释其病理为"寒多热少，阳气退，故为进也"。

　　从 22 条死证条文的分布情况来看，太阳篇有 3 条，阳明篇有 4 条，少阴篇有 6 条，厥阴篇有 9 条，数字是递增的。太阳初起，正气尚足，一旦有邪气犯之，太阳之气奋起抵抗，驱之外出，即便有死证，亦多为误治后转化的变证。病至阳明，病情又深入一步，邪正斗争剧烈，邪热炽盛，易于耗液夺津，死证略多于太阳。少阴为心肾虚衰，厥阴为正邪斗争的最后阶段，历经一战再战，阳气亏损过重，病情凶险，死证最多。唯独少阳与太阴没有死证，何故？少阳位于阴阳表里之间，病至少阳，正邪分争，结于胁下，往来寒热，休作有时，在正胜于邪的情况下，机体转枢，可"上焦得通，津液得下，胃气因和，身濈然汗出而解"。太阴为三阴之表，病变单纯，治疗得当，易于痊愈。我在临床上见到的少阳证，死证极少，有的通过表里分消，和解枢机，正胜于邪，战汗而解。有的病期较长，病程缠绵，说明邪正斗争僵持不休，用和解之法是因势利导，扶正祛邪。即使是危重症，在某一阶段只要出现少阳证，往往有一线生机。如尿毒症患者，常见恶心呕吐的中毒症状，我喜用小柴胡汤进治，不少患者症状改善，带病延年。太阴脾胃虚寒证，临床中死证确属罕见。由此可见，死证与人体的正邪斗争是十分密切的，正能胜邪则生，为常；正馁邪盛则亡，为变。太阳病变证中的结胸证，是因"病发于阳而反下之"（第134条），痰热水邪互结于胸中，临床特征为寸脉浮，关脉沉，心下痛，按之石硬；或便闭，舌上燥而渴，日晡小有潮热；从心下至少腹硬满而痛不可近，或项强如柔痉状。其死证，太阳篇中有载，第136条云："结胸证，其脉浮大者，不可下，下之则死。"第137条云："结胸证悉具，烦躁者亦死。"结胸证属阳属实，清下之可愈，为何还出现死证？这是病情已经发生了质的改变，条文中的脉浮大是整个寸关尺浮大而无力，并非"寸脉浮，关脉沉"的正脉，而是正气已经虚极，下之则虚其虚，故气脱而死。烦躁是病邪扰及神明，真气散乱，下之则伤正，补之则助邪，攻下两难，病情危笃。

正不胜邪是《伤寒论》死证总的根结，细析之，有阳气衰脱、阴津耗竭、胃气败绝之异，它们构成死证的病理特征。阳气、阴津、胃气，都属于《伤寒论》中所言及的正气范畴。

阳气在人体内有着温煦脏腑、推动血循、抵御外邪等重要功能。《素问·生气通天论》说："阳气者，若天与日，失其所则折寿而不彰。""阴阳之要，阳秘乃固。"阳气犹如天之红日，为人身之一大宝，宜周流不息，如环无端，率领人体脏腑进行新陈代谢，不断地除旧布新。倘一旦失调，轻则为疾病，重则夭人性命。伤寒从始至终贯彻一个"寒"邪为患，寒属阴，阴盛则阳虚，且易损伤阳气，而阳气的存亡决定着病情的预后。五脏皆有阳气，阳气一损，五脏俱伤。心为君主之官，主一身之血脉，而血脉之运行全赖阳气以推动。第216条："发汗多，若重发汗者，亡其阳，谵语、脉短者死。"汗为心液，一汗再汗，心阳受损，神明失养则谵语。脉上不至寸，下不达尺谓之短，乃心阳无力运行之故。第298条之"脉不至"，是少阴病心阳不达所致。第299条："少阴病六七日，息高者，死。"人之阳气，肺主出之，肾主纳之，肾气下绝，肺气上脱，故如斯。第172

条："病胁下素有痞，连在脐旁，痛引少腹入阴筋者，此名脏结，死。"足厥阴肝脉环阴器，抵小腹，布胁肋，寒邪凝滞，肝脉结聚于阴，阳气衰竭，以致出现上述诸症。第296条是阴寒独盛，阳不胜阴，虚阳欲脱。第297条是阴竭于下，阳脱于上。第300条为阴盛阳脱，阴阳俱竭。第344条、第345条、第346条乃内真寒而外假热，阴盛于内，阳脱于外。正如张仲景在第346条中所说的"有阴无阳故也"。总之，肾主一身之阳，心阳、肺阳、脾阳、肝阳总督于肾。病损阳气，穷必归肾，阳存则生，阳亡则死。由于耳为肾所主，故常见老年人久病不愈而现耳郭塌陷，贴手耳后乳突不起者，多是肾气已绝，其病多危。此亦可说明阳气衰脱是"死证"的病理之一。

人之阴阳贵在协调，阳气与阴津在人体务必保持动态平衡。阳胜则热，阴盛则寒。阳胜则阴病，可致阴津耗竭；阴盛则阳病，亦可致阳气衰脱。《素问·生气通天论》就指出，阴阳"两者不和，若春无秋，若冬无夏"，必须"阴平阳秘，精神乃治"，否则"阴阳离决，精气乃绝"。因而，不特阳气衰脱能导致死证，阴津耗竭也可产生同样的后果。这在《伤寒论》中也有很好的例子，如阳明篇第215条："夫实则谵语，虚则郑声。郑声者，重语也。直视谵语，喘满者死，下利者亦死。"第217条："伤寒，若吐若下后，不大便五六日，上至十余日，日晡所发潮热，不恶寒，独语如见鬼状。若剧者，发则不识人，循衣摸床，惕而不安，微喘直视，脉弦者生，涩者死。"何以然？阳明为多气多血之府，主纳化水谷，凡水饮谷肉果菜，莫不先入于胃，胃进一步游溢精气，上输于脾；脾气散精，上归于肺，肺才能通调水道，下输膀胱，俾水精四布，五经并行。阳明包括大肠，大肠行传导之职而主津液所生病。邪入阳明，正邪斗争十分剧烈，表现为邪热炽盛之证。若无形之热尚未与肠中糟粕互结，浮盛于经，则为经证；若已与燥矢相裹结，深入于里，则为腑证。无论经证、腑证，邪气盛则实，故"阳明之为病，胃家实是也"（第185条）。邪热炽盛，如燎原之火，津液焉能不伤？津液一竭，初则出现一派神明不主之象如谵语、独语、如见鬼状、循衣摸床、惕而不安；进则五脏六腑之精不能上注于目，心灵之窗户大失灵敏之性，目不识人，睛不活而直视；更进一步，燎原之势不减，邪热鸱张，久羁阳明中土，克伐少阴癸水，下吸肾中之元阴，致肾不能主纳，真元上奔，喘而胸满，肾不能司二便，则下利不止。此时再见如轻刀刮竹之涩脉，说明机体生机告竭，阴阳已无力自和，其死必然。此种病者，急腹症多见，我早年悬壶故里，每遇此症，常遵《内经》"发于机先"之训，见病者神志错乱的苗头稍露，即用大承气汤釜底抽薪，急下以存阴，确能逆流挽舟，使患者转危为安。至于第347条："伤寒五六日，不结胸，腹濡，脉虚，复厥者，不可下，此亡血，下之，死。"是仲景启津液耗竭而见脉虚禁下之另一端，不可不慎。

胃者，平人之常气也。在疾病的发展过程中，有胃气则生，无胃气则死，《伤寒论》亦充分体现了这一点。请看仲景对除中证的判断。第333条云："伤寒脉迟，六七日，而反与黄芩汤彻其热，脉迟为寒，今与黄芩汤除其热，腹中应冷，当不能食，今反能食，此名除中，必死。"除中证是患者先有脾胃虚寒的基础，经医生误用苦寒之品而大损中焦之阳，本不能食，而反能食，外表的现象与病变的本质不相一致。然而再结合脉象及病史，以外揣内，就知道它是一种歪曲病变本质的假象，其实是一种胃气败绝之候，犹如残灯复明，死期很快就会来临。但是，不能食而反复食者，不完全都是除中证，这就需要在观察脉象和细问病史之外，还得留心观察其食后的反应，才能做出判断。若食后不发热，为有胃气的象征；倘食后暴热而又很快去除，则是胃气将绝之征，必死。胃气败绝与大便密切相关，观察大便也可测知胃气的存亡。如第210条云："阳明病，心下硬满者，不可攻之，攻之利遂不止者死，利止者愈。"大便下利不止而有脉证不符者，即虚证表现为实脉，也是胃气将绝之征，必死。如第368条云："伤寒下利四十余行，脉反实者，死。"我在临床中常观察到久病不愈的患者，鼻唇沟深陷者，多是胃气败绝的征兆，其病多危。

基于上述，足见《伤寒论》自始至终贯穿着扶阳抑阴、存津液、保胃气的治疗大法是非常科学的。可以说，伤寒病包括了今天的很多急症，《伤寒论》不仅是一部辨治外感、内伤疾病的专书，而且也是一部治疗急症的书。我们今天要很好地开展中医急诊工作，必须认真研读《伤寒论》，研究其中的死证，从失败中找出教训，把前人认为的死证变为可治之症。

临床诊脉三议

"微茫指下最难知"，这是前贤对诊脉深有体会的见解。中医的诊脉要达到炉火纯青的程度，确非易事，需要多临证，既了解平人之常脉，也要能测患者之变脉。尤其患者处生死关头时，更要细心诊察，方可起沉疴于指际之间。有的不同脉象，主病却相同，或同一脉象也可主病各异，这就一定要有娴熟的辨证功夫。

一、脉证从舍当辨

脉证从舍，是指当临证时，患者的脉与证不相符合，要分清脉证的真假，或舍证从脉，或舍脉从证。《医碥》指出："凡脉证不相合，必有一真一假，须细辨之。如外虽烦热而脉见微弱者，必虚火也。腹虽胀满尚脉见微弱者，必胃虚也。虚火、虚胀，其堪攻乎？此宜从脉之真虚，不从证之假实也。其有本无烦热而脉见洪数者，非火邪也；本无胀滞而脉见弦强者，非内实也。无热无胀，其堪泻乎？此宜从证之真虚，不从脉之假实也。如寒邪内伤，或食停气滞而心腹急痛，以致脉道沉伏，或促或结，此为邪闭经络而然。既有痛胀等实证可据，则脉之虚乃假虚，当从证不从脉。又若伤寒四肢厥逆，寒战而脉见数滑，此由内热格阴。何以知之？以病由传经渐致，并非直中阴经，从无热证转寒之理，既有数滑之脉可据，则外证之虚为假虚，亦从脉不从证也。"这一段论述很精彩，在辨识真假虚实方面示人以规矩。我的体会是：当外有烦热、内有腹胀满而脉虚者时，应注意真虚假实的问题；当外无烦热、内无胀满而脉实者时，应注意真实假虚的问题。有热象而脉迟者，应考虑真寒假热的问题；反之，有寒象而脉数滑者，应考虑真热假寒的问题。总之，在脉的从舍问题上要注意。

（一）密切观察患者正气的强弱，邪气的盛衰，分清标本缓急，决定脉证的从舍。正气真虚，即便是脉证不符，也要首先考虑正气而从脉为主。

（二）标证急时即便有虚象也要先考虑从证。因此，决定脉证从舍，要全面运用四诊，四诊合参才能从舍得宜。余在临床辨别中风闭脱疑似之证时，外证突然昏倒，手撒遗尿，继而神志昏愦，而双手脉沉伏于筋骨，但却和柔有神，即可考虑舍证从脉，要注意是否为真闭假脱。假如患者牙关紧闭，两手紧握，而双手三部脉象浮芤而大，重按空虚无根，凡遇此种情况，应考虑舍证从脉，要注意是否为真脱假闭。要透过表面现象抓住疾病的本质，而抓住本质的关键是密切观察病情，了解邪正虚实的客观情况，这样才能做到有的放矢。脉证从舍不当，虚实真假不明，就会治无准的，祸不旋踵。

二、浮脉非皆主表

浮脉是"举之有余，按之不足"，说明脉搏显现部位表浅。李时珍认为"浮脉为阳表病居"，多数医家便一见浮脉即断之为表证。其实，"浮为阳脉"是可信的，这说明正邪相争于浅表较激烈，更多的反映是正气尚盛，所以《伤寒论》中的厥阴病都是见"微浮"脉为欲愈，这就是说"微浮"脉代表正气来复。因此，脉诊见浮脉，要分清见于何部、有力无力等情况。余曾治贵州一干部达某，男，60岁，肺癌手术后，仍咳嗽，咯痰，痰中带血，舌质淡暗，脉弦细，初诊以培土生金法，佐以活血养阴，方用六君子汤加归芍、百合、百部、重楼、杏仁等味为丸，服药八个月。1983年6月复诊，诸症俱好转，唯脉右浮大于左，并无表证存在，亦未见中空之芤象。左浮大于右可作外感医，今右浮大于左，说明病邪仍潜伏在里，但正气尚能抗邪，遂从阴虚内热论，拟养阴清肺法，药用南沙参、北沙参、玉竹、天冬、百合、炒杏仁、重楼、当归、炒桃仁、决明子、赤芍、白芍、甘草、竹沥水为丸，调治半年，迄今仍很健康。临床上还可见到，七八岁的患儿出现右大于左的浮大脉，不到一天就会发生吐泻，多数是邪陷入里。因而，不可一见浮脉即认为是表证。

三、涩脉也主气滞

"往来艰涩不畅，有如轻刀刮竹"，谓之涩脉，多主"血少""精伤"，亦主血

瘀。但由于脉为血府，血赖气运，气不运则血必滞，所以因气滞不畅而血循缓慢
致脉涩者亦不少见。如孕脉多数见滑象，但亦有见虚涩不调者，系因胞阻气滞而
影响血循。因情志抑郁，或忧思过虑，或大怒血郁而影响肝之疏泄功能，亦常可
见到涩脉。如韩某，女，54 岁，有慢性肾炎病史，但因与其儿媳妇吵架后生气，
见涩脉，细察之却有力，并伴口苦、咽干、轻度浮肿、溲黄、苔黄腻，余以小柴
胡汤佐入调气之枳壳、瓜蒌、薤白、当归等品，竟数剂而涩脉即转细弦，后以补
肾清湿热而渐安。

肝主疏泄管见

肝脏以血为体，以气为用，血属阴，气属阳，故又称体阴而用阳。肝脏要达到阴平阳秘、气血和调，其疏泄功能起着十分重要的作用。我认为，敷和生发、疏达气血、调节情志是肝主疏泄功能的三种主要表现形式，兹分述如下。

一、敷和生发

肝属木，为五脏之一。五脏应四时，肝通于春气。春为岁首，此时阳气初生，阴气渐消，万物复苏，始有生机，一派欣欣向荣之象，故《素问·五常政大论》说"木曰敷和"，即"敷布和气，物以生荣"（王冰注），指出了肝脏具有敷和生发之性。"敷"有敷布、布散之意；"和"为正常阳和之气；"生"意味着始生，生机勃勃；"发"指性情畅放条达。肝的敷和生发之性在人体内是极其重要的，正常情况下能鼓舞、促进全身阳气，从而使人体顺应四时的规律，有条不紊地进行生长化收藏的更迭循环。这种功能一旦受到影响，就会产生病变。《素问·四气调神大论》中就谈到用"被发缓形，以使志生，生而勿杀，予而勿夺，赏而勿伐"等具体方法来保养肝脏的敷和生发之性。特别是"以使志生"的"志"，细玩其意，乃指精神情志而言。如果保养不好，就会"逆之则伤肝"，以致"夏为寒变，奉长者少"，引起一系列不利的连锁反应，进一步说明了肝脏的敷和生发之性的重要性。敷和与生发，相辅相成，相互为用。人体阳和之气能正常地敷布是生发必须依赖的条件，而正常地生发又有利于阳和之气健运敷布。

二、疏达气血

肝用为气，血为其体，且属"罢极之本……以生血气"（《素问·六节藏象论》），故肝脏与气血的舍藏、运转、化生均有着密切的关系。

气之与血，如影随形，不可须臾相离。气主煦之，血主濡之，内贯脏腑，营阴阳，濡筋骨，利关节，外行经络，温分肉，充皮肤，肥腠理。血行脉中，气行脉外，周流不息，阴阳相贯，如环无端，以奉生而周于性命者也。气血之所以能正常运行，除了心的载运、肺的治节、脾的统摄而外，肝脏的疏泄条达功能亦起着极其重要的作用。所谓"疏其血气，令其条达"（《素问·至真要大论》），就是强调气血两疏的双重性，肝脏既疏气又调血，气血得以不停地运转。

气为血之帅，血随之而运行；血为气之守，气得之而静谧。气非血不和，血非气不运。肝脏疏泄条达的功能正常，使气机调畅，血脉流通，二者有机配合，相互协调，从而又能维持肝脏的"人卧血归于肝，肝受血而能视，足受血而能步，掌受血而能握，指受血而能摄"（《素问·五脏生成》）等正常机能，以达"阳和布化，阴气乃随，生气淳化，万物以荣"（《素问·五常政大论》）之目的。故朱丹溪说："气血冲和，万病不生。"反之，肝脏疏泄功能异常，木失条达之性，则首为气机紊乱，继而血脉不和，或气滞血瘀，或血瘀气结，"一有怫郁，诸病生焉"。秦伯未氏曾指出："肝脏病变主要是血和气两个方面……不仅引起本身发病，也能影响各组织功能异常及其他内脏为病。"（《谦斋医学讲稿》）因而，人体气血的健运与肝脏的疏泄条达功能存在着休戚与共的关系。

三、调节情志

人体的情志是在五脏的精气之上产生的，其变化亦与五脏紧紧相连。然而，五脏当中，除了主宰精神情志的心脏，就要算肝脏对精神情志的影响最大了。所谓肝"主谋虑""肝藏魂"等，就是指人体在正常情况下的某些精神情志活动，这些活动都必须通过肝脏才能实现。

无疑地，七情过用，必伤肝脏。肝与情志在疾病的发生与发展上也就存在着因果关系。一方面，精神情志的异常变化是原因，而影响肝脏以致产生的病变是结果。肝在志为怒，怒气太盛则往往容易伤肝。如大怒不止，肝不能尽其疏泄之能，反横逆上冲，血随气逆，并走于上，导致气逆、吐衄，甚则猝倒昏厥，故肝脏常号为"将军之官"。忧思郁结，木不条达，疏泄无权，必致肝脏气机结聚而不得发越，可见精神抑郁、寡言少语、胁痛脘胀、纳呆食少诸症。《灵枢·本神》中还说："肝悲哀动中则伤魂，魂伤则狂妄不精，不精则不正当人，阴缩而筋挛，两胁骨不举，毛悴色夭，死于秋。"并指出这些严重的结局都是"因悲哀动中者竭绝而失生"所导致。另一方面，肝脏本身的活动异常成为原因，所引起的精神情志改变则为结果，特别在肝之气血变化时尤为明显。肝之气血不足，往往会产生恐惧状态，而肝之气血有余则产生愤怒的表现。临床常见多种慢性疾病，由于长期难以治愈，都不同程度地具有肝之气血紊乱，或太过，或不及，或气有余而血不足，或血有余而气不足，或气血郁滞的病机共性。如肝阳上亢的患者，就有典型的心情烦躁、时时易怒、头痛眩晕如坐舟车、脉弦紧等表现。妇人七七之年，冲任脉衰，肝之气血紊乱，阴阳失调，常可见情绪焦虑、急躁、忧郁，甚则喜悲伤欲哭。故《灵枢·本神》说："肝气虚则恐，实则怒。"《素问·调经论》也说："血有余则怒，不足则恐。"这些通过调理肝脏气血阴阳，都可以使异常的情志改变得以恢复正常。因而，肝脏具有调节人体精神情志的重要功能。临床如能正确地把握这种因果关系，分清孰主孰次，有的放矢地运用药物与精神疗法，对于疾病的治疗无疑是大有裨益的。

　　要之，肝之敷和生发、疏达气血、调节情志，三位一体、相互联贯。敷和生发之性的具备，有利于气血疏达，血气的调畅又为调节情志提供了良好条件，正常的情志活动又能葆其敷和生发之性，有机协调，共同完成肝的疏泄职能。其他如辅助消化、分泌胆汁、疏利三焦、通调水道，均在此基础上而实现，兹不赘述。

漫话治郁与疏肝

朱丹溪云："气血冲和，百病不生，一有怫郁，诸病生焉。"又云："郁者，结滞而不得发越也，当升者不升，当降者不降，当变化者不得变化。"六气著人，皆可致郁。然细考临床所见，因七情而致郁者居多，七情过极，首害气机。《素问·举痛论》云："余知百病皆生于气也，怒则气上，喜则气缓，悲则气消，恐则气下……惊则气乱，劳则气耗，思则气结。"所以说，六郁之中，气郁为先，气滞则血瘀，气郁则化火，气滞则湿不化。湿滞则蕴结为痰，气机不利，饮食亦不得运化……六者相因为病，多有兼夹，初在气分，久延血分，初起多实，久则伤气耗血，传为郁劳、沉疴。

肝主疏泄，恶抑郁而喜畅达。所谓"疏泄"，即是肝脏通过调节气血的运行而实现的对机体的精神情志、饮食运化、水液代谢等诸种生理活动的燮理作用。《素问·奇病论》云："夫肝者，中之将，取决于胆。"故五脏、六腑、十二经脉之气化，都必借肝胆春升之气的鼓舞疏泄，方可维持正常的生理活动。

相反，若七情过极、气机郁滞，首先受到损害的是肝胆的疏泄机能，因木郁而致其他各脏气机之郁。据临证所见，肝气郁于本经，则胸胁满而痛、喜太息；肝郁乘脾，则脾运不健，中满少食、呕恶痛泻；肝郁侮肺，则咳逆喘息；肝气冲心，则惊悸怔忡、胸痹心痛；肝病及肾，则封藏、施泄失度，而见淋闭不通、遗精阳痿、月事不调诸证。是故我认为：木郁是五郁之首；气郁乃六郁之始；肝郁为诸郁之主。

由于气郁为六郁之始，肝郁为诸郁之主，肝主疏泄，取决于胆。故治郁必须以疏利肝胆气机为主，即顺其达畅之性，伸其郁、开其结、行其气、化其血，俾春气升而万物化矣。且肝为刚脏，体阴而用阳，最宜苦泄而凉润，大忌燥涩呆补，我在临床上常选用小柴胡汤、逍遥散两方，灵活化裁，或气血兼顾，或寒热并用，或攻补兼施，或调理肝脾，或和降胆胃……从而达到和解内外、交通上下、疏通气血之目的。方虽寻常，往往以平淡制胜，此正"以一方治木郁，而诸郁皆散"之意也。

小柴胡汤乃和解少阳的主方，素称"和方之祖"。后世之逍遥散、柴胡疏肝散、柴平汤等和解之剂，皆遵本方之义衍化而成。

少阳之脉历三焦、布胸胁而属胆络肝，柴胡证虽病属胆与三焦，但由于其经脉的络属关系，及其主持枢机的生理功能，而使其病理变化得以波及阴阳、表里、上下、内外，且具有发作有时、病情多变的临床特点。观《伤寒论》小柴胡汤证的"或然证"甚多，这不仅说明本方证之复杂多变性，同时也证明本方治疗效用之广泛性。

我常将本方加减活用，取其调肝胆、和胃气、谐营卫、行气血、畅三焦气机、通表里上下之功，治疗热入血室、不饥不食（胃神经官能症）、气郁胃反、顽固性呕吐（神经性呕吐、妊娠呕吐）、癃闭（泌尿系统感染、肾盂肾炎及慢性肾衰）等症，皆获得满意的疗效。

如曾治石家庄某少女，因在校考试成绩不佳，教师当众批评，羞愧莫及，遂患气郁胃反之症，凡朝食之物，暮皆徐徐吐出，吐尽乃止。当地某中医以柴胡疏肝散投之获效。然停药则复作如故，因来京求治。据其病史、脉症，改用小柴胡汤合旋覆代赭汤加吴茱萸治愈。据临证体会，柴胡入少阳而升清，吴茱萸行厥阴以降浊，二者升降相因、激荡溃邪，然服后出现一过性不适，必须事先告诉病家。

逍遥散乃小柴胡汤变化方，功主理肝脾而调气血。本方遵"木郁达之"之旨，疏肝解郁以条达气机，养血和营以柔肝缓急，更伍益脾健运之品，培土以御木侮。气血兼顾，肝脾同治，组配缜密，义理环周，被历代推为解郁诸方之首。

临床上，以本方为基础加减变通方甚多，如"黑逍遥散"治肝郁血虚、"丹栀逍遥散"治气郁化火等。临证尚多见逍遥散证备，而舌红少苔者，我每以玉竹代白术，改燥脾为润脾施治，获得良效，但不失理肝脾、和气血之方义。

　　我执本方灵活化裁，曾治愈乳癖（乳腺小叶增生）、顽固性呃逆（膈肌痉挛）、眩晕（高血压或低血压）、头风（血管神经性头痛）、脏躁病（癔病）、梅核气等。如曾用加味逍遥散一方，治愈眩晕二例：赵某，女，年 40 余。因郁怒难伸，肝气郁结，气郁化火，郁火上冲，发为眩晕（血压 155／95mmHg）。据其病机，我用理气解郁、清热平肝之法，以丹栀逍遥散加夏枯草治愈。李某，男，晋中榆次人也。患徇蒙招尤之症数年（血压 85／55mmHg），屡服滋阴潜阳、补气之剂无效。询问病史，知病起于肝气不舒、阳郁不达，故嘱其耐心守服加味逍遥丸。越半年，血压恢复正常，诸症消失。

　　以上两例患者，病情虽有高血压、低血压之异，但由于抓住了"肝气郁结"这一相同的病机，行疏肝解郁之法，故令高压得降、低压得升，使逍遥一方，发挥出双向作用，结合前述各种病症的临床治验，充分体现了治郁要在疏肝的道理，及辨证论治的优越性。

小议温胆汤

我在临床善用温胆汤。此方首载《备急千金要方》："治大病后虚烦不得眠，此胆寒故也。"

"温胆"之旨，历来颇多议论。根据自己的临床体会，认为胆禀少阳春升之气，对调理机体之阴阳、气血、脏腑功能有着重要的作用。故《素问·六节藏象论》云："凡十一脏，取决于胆也。"本方之立意，在于肃肺抑木、降胃化痰、升清降浊，以中平之剂，恢复胆腑温和之气，从而实现调理人身阴阳、气血、脏腑功能的作用，故以"温胆"名方。

本方医疗效用极为广泛，我参考前人的有关论述，结合现代实验及临床研究成果，综合分析，认为本方的适应证大致不外与植物神经功能失调有关的心血管、消化、呼吸、内分泌，乃至机体免疫和各种应激失常的病症。我常用以治疗的病症有以下几种。

1. 咽痛（慢性咽炎）：有温胆脉证而咽痛无明显红肿者，用甘桔温胆汤；若咽痛而兼痰多脉滑、胸闷不舒者，用瓜蒌温胆汤；若咽痛发红、胸闷、脉滑者，用温胆汤加牛蒡子、赤芍、牡丹皮、连翘；火盛者再加木通，亦可酌加僵蚕、玄参。

2. 咳嗽：病因痰湿内蕴、风寒外束者，用三拗温胆汤；咳嗽、身有微汗者，用杏苏温胆汤；肺有痰热敛而有汗者，用桑杏温胆汤；咳嗽，内有痰湿，外见少阳证者，用柴芩温胆汤；百日咳久治不瘥者，用连麦温胆汤。

3. 癫狂：失眠、脏躁而有"痰气"见证者，区别不同证候，分别选用温胆汤合甘麦大枣汤加龙骨、牡蛎，或用白金温胆汤。

4. **失眠、心悸、自汗**：相当于现代医学所谓之"神经官能症""心脏神经官能症""植物神经功能紊乱"等病症，采用《证治准绳》的十味温胆汤。

5. **胸痹、眩晕、头痛**：胸痹心痛，多与茯苓杏仁甘草汤、瓜蒌薤白半夏汤等方揉和加减，或酌加归、芍、丹参诸种活血通络之品，用治少阳不升、痰浊阻痹、气血瘀滞所致的眩晕（高血压病，美尼尔氏征等），也多中鹄。若头痛呕吐者（类似血管神经性头痛），用柴芩温胆汤，也不乏治验。

6. **中风**：用桑钩温胆汤（见经验方）。

本方中平稳妥，药简价廉，适应证广泛，故进一步对其进行临床及实验研究是十分必要的。通过此方的临床应用，也足以看出，学习现代有关科研成果，即可开拓古方运用的思路，更准确地掌握方剂的适应证，继承前人，超过前人，古为今用。

温病的两种辨证方法及其相互关系

温病的辨证方法，主要有卫气营血辨证与三焦辨证两种，它们在临床上是行之有效的，这是医界一致公认的。现谈谈这两种辨证方法的基本内容及其相互间的关系。

一、卫气营血辨证的基本内容

卫气营血的概念最早见于《内经》，是指人体的生理功能及物质基础而言。如《灵枢·本脏》说："卫气者，所以温分肉、充皮肤、肥腠理、司开合者也。"《灵枢·决气》说："上焦开发，宣五谷味，熏肤，充身，泽毛，若雾露之溉，是谓气。"主要指功能活动。又《素问·痹论》说："营者，水谷之精气也，和调于五脏，洒陈于六腑。"《灵枢·邪客》云："营气者，泌其津液，注之于脉，化以为血。"主要指物质基础。

清代温病学家叶天士，将《内经》的卫气营血生理概念代表温病所在的不同浅深层次、归纳证候和作为治疗的依据，发展了卫气营血学说，首创卫气营血辨证，与《内经》的卫气营血概念名同而实异。

邪在卫分，主要表现为发热微恶寒，头痛身痛，鼻塞咳嗽，无汗或少汗，微渴，倦怠无力，脉多浮数，舌苔薄白，相当于手太阴肺的症状。"在卫汗之可也"，治宜辛凉轻剂，解肌透表。需要指出的是，此处的汗是辛凉微汗，忌辛温大汗。

邪在气分，主要表现为发热不恶寒，但恶热，汗出，气粗，口渴。若久郁不解，可出现白㾦，也可出现胃肠症状，如懊㛴呕吐、胸腹胀满、二便不调、脉象洪大或滑数、苔黄或厚燥。"到气才可清气"，治宜辛凉重剂，若气分热炽而成里实证，可用承气剂通阳明之腑，慎用苦寒过剂。

邪入营分，主要表现为壮热，烦躁，夜寐不安，小便短赤热痛，甚则小便如血，热势持续不退，可出现神昏谵语，甚则还可出现斑疹，脉数，舌绛少苔。温热入营，治以甘淡，如清营汤。若邪气既入营分，尚有部分邪气留在气分，宜透热转气法，在甘淡的清营汤中加宣化清气之品。若邪在营分，部分邪气已入血分，宜在清营剂中加甘寒濡润之品。

邪气深入血分者，主要表现为在外见发斑，在内则见吐血、便血，小便自利，昼静夜躁，谵语发狂，或有痉挛、昏厥现象，脉细数或弦数，舌绛少苔。治宜凉血活血、育阴潜镇，用甘润咸寒之品。

卫、气、营、血表示病情轻重层次的不同，但临床实际情况并非那么典型，即温病的传变过程绝不是机械的。人体感邪后是否发病，与体质、气候有关，因而也就有新感与伏邪、顺传与逆传之不同。邪气可由浅入深，由气到血，还可由营转气和气血两燔。善知常达变，才不致错诊误治。

二、三焦辨证的基本内容

三焦的概念亦最早见于《内经》，如《灵枢·营卫生会》云："上焦出于胃上口，并咽以上贯膈而布胸中，走腋，循太阴之分而行，还至阳明，上至舌，下足阳明……中焦亦并胃中，出上焦之后……下焦者，别回肠，注于膀胱而渗入焉。"又说："上焦如雾，中焦如沤，下焦如渎。"指出了三焦在人体具有一定的分布区域和生理功能。后世虽有无形三焦、腔子三焦、胃部三焦、油膜三焦、三段三焦等说法之争，但基本上都承认三焦具有行气利水的功能。

清代温病学家吴鞠通把三焦作为温病辨证论治的依据，使三焦有了新的意义，成为温病的主要辨证方法之一。吴鞠通说："温病从口鼻入，鼻气通于肺，口气通于胃，肺病逆传，则为心包。上焦病不治，则传为中焦，脾与胃也。中焦病不治，则传为下焦，肝与肾也。"

三焦辨证的基本内容可主要概括为二。其一，三焦表示上中下三个部位的病变所在。上焦包括手太阴肺与手厥阴心包络的病变。若邪犯手太阴肺经，则表现为发热微恶寒、头痛身热、有汗或无汗、口渴咳嗽、脉两寸浮数；若邪犯手厥阴心包络，则表现为烦躁口渴、神昏谵语、舌蹇肢厥、舌绛脉数。中焦包括足阳明胃和足太阴脾。若邪犯足阳明胃，则表现为发热不恶寒、反恶热、日晡热甚、汗出面赤、语声重浊、呼吸气粗、小便赤涩、脉洪大、舌苔黄厚、甚则舌起芒刺；若邪犯足太阴脾，则表现为头胀身重、腹胀不饥、恶心呕吐、大便溏或不爽、小便不利、脉缓苔白腻。下焦包括足少阴肾和足厥阴肝。若邪犯足少阴肾，则表现为身热面赤、手足心热、口干舌燥、小便短赤、心烦不安、齿黑唇裂、脉沉数或涩等一系列水亏火旺的现象；若邪犯足厥阴肝，则表现为热深厥深、手足蠕动、舌卷震颤等正虚邪实、肝风内动的现象。

　　其二，三焦代表温病的发展过程和病情的轻重，并作为治疗的准则。上焦是温病的早期，多数病情较轻，治疗得当可以速愈。治疗原则应轻清宣透，切忌寒凉之剂，反之会使表邪内陷，极易逆传心包。如误用寒凉剂或病情自行传变者，可用清心利窍剂如安宫牛黄丸或清营汤之类。中焦是温病的中期，由于温邪在上焦阶段未能及时治疗或治疗不当，病情持续发展，高烧不退，这时多数患者已伤及津液，应采用甘寒清热或承气剂急下存阴。在这一阶段也不宜过用苦寒之品，以防苦寒化燥之弊。下焦为温病的晚期，乃病由中焦持续发展，温热之邪久留，以致阴液受耗、真阴欲竭。此时急宜扶正祛邪并用，扶正主要指的是养阴。病在下焦，很少出现阳虚之证，切忌轻易采用补气壮阳之品，如出现震颤抽搐，也不要轻易采用辛燥除风之品，否则误治可致不救。

　　温病在三焦的传变，有顺传与逆传的不同，一般可按上中下顺传，若是逆传则有上焦由肺逆传心包与上焦直传下焦，但多数是在上焦或中焦治愈。

三、卫气营血辨证与三焦辨证的关系

　　卫气营血辨证与三焦辨证，是治疗温病赖以辨证论治的手段，两者含义虽不同，实质上并无矛盾，临床上若能有机地结合，取长补短，庶可相得益彰，两者互参，就更能把温病的病位及传变过程搞得更深、更详细。三焦是指上中下部位而言，卫气营血是指浅深层次而言，一纵一横，可以说是个经纬关系。如新感温病，初起属上焦的症状，但又可按卫气营血的层次来辨证，恶寒甚者属卫分，不恶寒身热重者为气分，逆传心包神昏舌謇者为营分，热迫血溢或发斑者为邪入血分。当然，上焦的层次与中下焦的层次并不完全相同，但可以看出两者的关系是互为补充的。

温病临床五辨

温病的临床表现千姿百态，病理机转亦复杂多变，施治之先，必须准确地辨证，方能获效。而正确的辨证，又必须抓住要领，否则，千头万绪，无所适从，茫茫无所指归。如何抓住要领进行辨识，我认为有以下五个方面。

一、辨类别

临证温病，应首辨其类型，方可知其大体，为进一步辨析打下基础。关于温病的分类，各家看法不一。吴鞠通在《温病条辨》中分为九种，即风温、温热、温毒、温疫、暑温、湿温、秋燥、冬温、温疟。但若细玩吴氏原文，则不止九种，暑温中有伏暑，湿温中有寒湿，还附有疟、痢、疸、痹，这样就有十五种之多。我认为这样分类太繁杂，既不容易记忆，又不容易掌握，可按病因和主证分为三大类，即温热类、湿温类、秋燥类。

温热类，系单纯由温邪引起，风温、温热、温疫、温毒、冬温、温疟均属于此。其临床表现以头痛身热、口渴、小便黄赤、大便干燥、脉浮数、舌边尖红、苔薄黄等为主要特征。

湿温类，系由温邪夹湿引起，湿多热少者为湿温，热多湿少者为暑温。其临床表现以头身重痛而恶寒、胸闷不饥、午后身热、口干不欲饮、脉数而濡、舌苔白或腻等为主要特征。

秋燥类，系由温邪化燥引起，内有燥热外感风寒者为凉燥，温热化燥者为温燥。其临床表现以唇燥咽干、皮肤不润、舌苔少津等为主要特征。凉燥属于外寒内燥，恶寒较重，鼻流清涕，痰多清稀。温燥属于内热化燥，鼻中有燥热感，痰多黏稠，恶寒较轻。

二、辨新感与伏邪

前述温热、湿温、秋燥三大类，是从病因和主证的角度而言。新感与伏邪，则是从发病的角度来辨。人体感邪即发病者，谓之新感。感邪不即发病，邪伏体内，待一定时期及一定条件，如劳累过度等诸因素使正气不足、无力抗邪而发病者，谓之伏邪。新感温病邪在肌表，一开始多有发热，轻微恶寒，无汗或少汗。上呼吸道感染的症状多，如咳嗽少痰、胸闷不舒、咽干咽疼、脉浮数、舌苔薄白或薄黄，如治疗不当可进一步发展，病邪传里，则有中焦见证。伏邪温病，由于邪伏体内，久郁化热，一开始就显露出里热重的症状，如发热头痛、口渴咽干、小便短赤、脉细数、舌质红、舌苔黄厚或少苔。若先有发热恶寒，继之出现口渴引饮、脉细数或洪大、舌质红少苔乏津、舌苔黄褐者，为新感引动伏邪；若一开始就发热口渴、小便短赤、舌苔黄褐，继而出现恶寒、咳嗽等，为伏邪已发继感新邪。新感与伏邪，因、证不同，施治各异。新感温病，病邪由表入里，初起宜轻清宣透为主，一面逐邪外出，一面又要防止病邪传里。伏邪温病，病邪主要在里，且久郁化热，宜清里热为主，如兼有新感时，也应一面清里热，一面透表。透表宜用辛凉之品，辛温属禁忌之例。

三、辨舌

温病辨舌，仍从舌质与舌苔上来诊察，其常见的舌象如下。

（一）辨舌质

温病的舌质常见红舌、绛舌、紫舌，偶尔可见到蓝舌。

红舌是比正常舌质略深略红的舌质，可分为嫩红和暗红。嫩红多主温邪入营的血热。暗红则主血热之极已有瘀血，即温邪由营分深入血分，血液被热邪煎熬而成为瘀血。若舌质红而舌苔薄白，说明温邪仍在气分。

绛舌是舌质深红者，可分绛而润和绛而干。绛而润，舌面上罩有一层黄色或白色薄苔，表示阴津尚未受耗。绛而干，即舌质绛红无苔，乃血热炽盛之征，亟宜凉血救液两顾之。

紫舌较绛舌颜色更深一层，舌质由绛而紫是热毒更盛之征。如舌焦紫起刺，形如杨梅，里症有大便秘结，外症有高热不退，须用攻下清热解毒之法治疗。如舌紫如猪肝，干枯不鲜，晦暗无津，这是肾液已枯，症多难治。还有杂症，身无热毒，唯舌与唇均呈紫黑，口中有恶臭味，多是牙疳，或是过去患花柳病余毒未尽，或服药中毒所致。

蓝舌很少见，如见蓝舌则病势更险。蓝而满口者，多是邪热内陷、肝阴焦灼、内风欲动之势，这时很可能出现惊厥症状，急需平肝息风、清热解毒之剂治疗。

（二）辨舌苔

温病常见的舌苔有白苔、黄苔、灰苔与黑苔。

白苔主表，但有寒热之分。风寒束表，舌苔薄白而润，舌质不红。温热在表，舌苔薄白，舌质边尖带红。风寒束表宜辛温发表，温热在表宜辛凉疏散。

黄苔是表邪未解、由表入里、由卫分转为气分之兆。如黄苔带一分白色，便有一分表证。纯黄苔才是里证，治宜清下。

灰苔多数由黄苔转变而来，显示病邪仍在逐渐入里。灰苔也要分别寒热，如舌质淡、苔灰而腻，属中寒之证，此灰苔不一定是由黄转灰。如灰苔少津、舌质偏红、舌上有芒刺或黑点或有裂纹，主热邪炽盛，苔多由黄转灰。此外，还要结合整个病情来分析，属于胃家实的要泻下，属于热伤津者宜甘寒救液。

黑苔往往是病已进入危险阶段的征兆。如黑而焦枯燥裂起芒刺、舌质干红苍老，为大热大毒，如再有大便干燥、腹满硬胀，必须急下存阴。如黑而干枯，无腹满便燥等里证，乃真水衰竭不能制火，要用甘寒之品急救真阴。还有杂病中出现一种黑苔，是苔黑舌淡，舌面光滑如涂油，无芒刺，此乃真寒证，急宜回阳之剂，与温病的黑苔迥然有别。

四、辨齿

齿为肾之余，龈为胃之络。温病上焦不治，即传中焦而伤胃汁，中焦不治，邪热久羁必下吸肾水，故最易伤胃肾之阴。辨齿对温热病的诊断具有相当重要的意义。齿龈的改变常见有结瓣、齿燥、齿垢、齿缝出血等。

结瓣，乃温邪内陷伤及中下焦，热毒动血而在齿缝中结为血瓣，色紫如干漆，为热毒耗伤胃津肾液所致，急宜滋阴生津、凉血活血之治。

牙齿干燥与否，关系到胃津肾液的存亡。牙齿光燥如石，胃热甚也，若见无汗恶寒，是卫分之邪偏甚，治宜辛凉透表、泄卫分之邪。如齿燥如枯骨，乃肾液枯也。如牙齿上半部润，齿尖较干，是水不上承，心火上炎，治宜清心泻火救水之法。

齿焦有垢，为胃肾积热所致，治宜轻下，以防伤及阴分。齿润有垢，乃胃中湿热蒸腾所致，治宜清利湿热兼以化痰。如齿垢如灰样或如臭豆腐样，是胃气已亡之象，多为难治。

齿缝出血，主要应辨其痛与不痛。若齿缝出血而痛，是胃火冲击所致，治宜甘寒清胃。若齿缝出血不痛，乃命门火上炎，治宜滋肾水泻相火。

五、辨斑、疹、白痦

温热病患者常常会发斑、疹或白痦。密而成片如蚊迹、如锦纹，抚之不碍手者为斑；碎而散在，抚而碍手者为疹；白色透明或半透明隆起的小疱疹，颗粒清楚者为白痦。

斑是热邪侵入营分或血分所致，疹为热邪侵入肌表或营分而成，白痦乃湿热郁蒸气分使然。斑体以松浮红活为顺，紫黑为重，青蓝晦滞多为逆候。疹体以松活表浅为轻，色紫繁密为重。似有疹但抚之不碍手，谓之隐疹，多为难治。白痦隆起透明如晶者为顺，灰如麸皮或晦暗无光者为逆。

谈温病的常用治法及常见症的处理

一、治疗八法

临床上对温病进行全面、细致的辨证之后，接着便是施予治疗。根据温病的传变规律，前人已总结了不少有效的治疗方法。从临床实用的角度看，我认为常用的有以下八种。

（一）透表法

采用辛凉解表的方剂，使邪气随汗而解。但要注意，对温病患者发汗应是微汗，而不是大汗如洗，大汗反不能解表。银翘散、桑菊饮即其代表方，适用于温邪在卫分者。

（二）清气法

采用甘寒清热的方剂，以达清热保津的目的。如白虎汤，适用于温邪在气分者。

（三）通下法

采用凉泻的方剂，使邪从大便排出，以达保存津液、清热逐邪之目的。如三承气汤，适用于温邪滞留阳明胃腑者。

（四）清营法

采用清凉透泄的方剂，使温邪转出气分或在营分清解。如清营汤，适用于温邪侵入营分者。

（五）透窍法

采用芳香开窍、清热安神、镇肝息风的方剂。如安宫牛黄丸、至宝丹，适用于温邪侵入心包或营分者。

（六）凉血法

采用凉血的方剂，以达凉血解毒或凉血息风之目的。如犀角地黄汤，适用于温邪侵入血分者。

（七）化湿法

采用芳香化浊、淡渗利湿的方剂，以达利湿化浊健胃之目的。如五加减正气散、三仁汤、藿朴夏苓汤等，适用于上中二焦湿重热轻者。

（八）滋阴法

采用甘寒养阴或滋阴潜阳的方剂，以达保阴液、定内风之目的。如加减复脉汤、大小定风珠等，适用于温邪久羁，深入下焦，耗损阴津，内风欲动者。

二、常见症处理

温病在发生发展的过程中，常常表现出这样或那样的症状，因而在合理运用以上八法的同时，对一些常见症的处理亦不容忽视。

（一）对斑、疹、白㾦的处理

斑是邪留营分并涉及血分所致，应在清营之中加上凉血药物，如化斑汤、清营汤等。疹是邪留营分及气分所致，应在清营之中加上清气药物，如银翘散去豆豉，加紫草等。如疹欲发尚未透出皮肤时，切忌过用寒凉剂，要注意透表使疹外出，用银翘散去豆豉加葛根、升麻等。白㾦是湿热久羁气分蕴酿而成，应于清热化湿之中加轻清宣气之品，以薏苡竹叶散为适宜。

（二）对神昏、谵语、舌謇的处理

温热之邪逆传心包，就会出现神昏、谵语、舌謇等热极生风的症状，甚至还可出现肢厥（阳厥）。这就要用芳香开窍平肝息风剂，如安宫牛黄丸、至宝丹、紫雪丹、清营汤等。

（三）对腹泻、里急后重的处理

温病患者出现腹泻、里急后重或下痢等症，乃湿热下注所致，也叫滞下。若是急性者，应以清热化滞为主，用加减白头翁汤、加减芩芍汤等。须注意，腹泻者可用利湿清热法，痢疾则不可过用淡渗利湿药，以防伤及津液。

（四）对瘛疭、神倦的处理

温病患者出现瘛疭、神倦，多因热邪久羁、消烁真阴、阴液不足而肝风内动所致，应用潜阳定风之法，如大小定风珠。

（五）对黄疸的处理

湿热蕴结脾胃，影响肝胆疏泄，胆汁不循常道，出现目黄或面黄，这就应清热利湿，如茵陈蒿汤、栀子柏皮汤、茵陈五苓散等。

（六）对喘促鼻扇的处理

温邪蕴结于肺而致喘促鼻扇者，要分辨有汗或无汗。有汗者用甘寒清热剂如白虎加人参汤、麻杏甘石汤等，无汗者用宣肺清热剂如通宣理肺汤等。

（七）对咳嗽痰稠的处理

热传于肺则咳嗽，久蒸而成痰。如有身热、微恶寒等表证者，应用辛凉解表剂如桑菊饮；如无身热等表证者，则用桑杏汤变通。

（八）对咽喉痛的处理

温热或燥火上攻咽喉可出现咽喉肿疼，宜用清宣肺胃之火之剂如银翘散加马勃、加味桔丹汤等。如扁桃腺肿大充血，应在清热解毒的方剂中加凉血活血药物，如赤芍、牡丹皮等。最好加木通清利心与小肠之火，以导热下行。

（九）对温毒发颐的处理

温病发颐，耳前耳后肿痛，乃温邪夹肝胆之火上扰所致，宜用清凉透解及败毒的方剂，如普济消毒饮加减、玉枢丹内服外敷。

（十）对寒热往来的处理

温邪侵入膜原及少阳胆经，则可出现寒热往来如疟的症状，宜用和解少阳、透达膜原的方剂，如小柴胡汤、达原饮加减变通。

上述内容，只是概略而言。如果既掌握常用治法，又熟悉常见症的处理，将其融会贯通，举一反三，对于温病的治疗则思过半矣。

论温病治疗养阴保津之重要性

中医学在《内》《难》时期，以"伤寒"总括外感热病，《素问·热论》云："今夫热病者，皆伤寒之类也。"《难经·五十八难》进一步指出："伤寒有五，有中风、有伤寒、有湿温、有热病、有温病，其所苦各不同。"迨自东汉，张仲景继承《内》《难》，勤求古训，博采众方，著成《伤寒杂病论》，创立了外感热病六经辨证的理论体系，奠定了中医学辨证论治的理论基础。

然而，伤寒六经辨证，在病因学上详于寒而略于温，对病机的论述详于气而略于血，在治疗法则上则重在救阳而轻于滋阴，故未能满足临证治疗表里热病的需要。

后世医家在继承《伤寒论》学术思想的基础上，通过长期的、反复的同外感温热病做斗争的医疗实践，逐步认识到，伤寒、温病虽同属热病范畴，然由于机体对寒、温病邪的不同反应性和二者在病因、病机、转归及治疗法则等方面均存在着阴阳水火之异，并发现了二者在病理过程中存在着伤阳、耗阴的不同倾向，故明代著名医家王安道首先疾呼：温病不能混称伤寒。

明清时期，是温病学说迅速发展而自成体系的关键时期。叶天士、吴鞠通、王孟英等名家，承前启后，根据温为阳邪，最能耗阴竭液的病理特点，明确提出温病以救阴为主的治疗原则，并有"能保得一分津液，便是退却一分温邪""存得一分津液，便有一分生机"的经验之谈。

叶天士指出："热邪不燥胃津，必耗肾液。"正因为伤阴耗津是温病最为突出的病理机转，所以温病的治疗，如不注意保津养阴，不仅可使病情传变加速，而且易于发生逆传、内陷，致成痉厥闭脱等诸种危候。若能及时、正确地运用养阴保津法则，则常可使病情得以好转。是故吴鞠通说："温病伤人身之阴，故喜辛凉、甘寒、咸寒以救其阴。"在治疗方法上，温病学家们创立了清热解毒、芳香化浊、宣闭开窍、养阴生津等法，明确规定温病的治疗要忌燥、忌汗，其根本目的皆在于保津护阴。

温热病的病理过程，实际上是人体津液、阴精（即正气）与温邪（即邪气）相互交争而互有胜负的过程。因此，治温要点，即在于依据温病的种类、发病的季节、病程的长短、患者的体质等诸种因素，运用辨证论治的基本精神，分析、把握正邪双方的斗争形势，灵活运用"保津养阴"的总法则，促使病理过程向正胜邪却的方向发展。

（一）保津养阴法则的具体运用

保津养阴法则的实施，是以卫气营血及三焦辨证论治为指导的。叶天士根据温病发展的客观实际，创立了反映温热过程中正邪进退、病理传变规律的卫气营血的辨证纲领，指出："辨营卫气血虽与伤寒同，若论治方法，则与伤寒大异也。""在卫汗之可也，到气方可清气，入营犹可透热转气，入血就恐耗血动血，直须凉血散血。"吴鞠通吸取叶氏的学术思想，取《内》《难》有关"三焦"的论述，将温病之转变过程归纳为上、中、下三焦的辨证纲领，提出："治上焦如羽，治中焦如衡，治下焦如权。""在上焦以清邪为主，清邪之后，必继存阴；在下焦以存阴为主，存阴之先，若邪尚有余，必先以搜邪。"俾学者纲举目张，心目了然，立临证揆度权衡之圭臬，彰治疗先后缓急之法则。

我体会，"保津养阴"法则的运用，在温病整个病理过程中，大致可分三个阶段：初期正胜邪实，故治疗重点在于"祛邪以保正"，即通过祛邪撤热以达保津护阴的目的。后期邪去正衰，治当以养"正"为主，养阴生津不仅可以扶病体之羸弱，且可间接实现疗虚热、祛余邪之目的。温病中期的病理特点是正邪相持，津液始伤，故治必根据正邪双方力量对比的具体情况，施行祛邪扶正或扶正祛邪不同侧重的两者兼顾的治则。以下就依此三阶段为纲，分别加以论述。

1. 以祛邪撤热为目的保津护阴：温病之初期阶段，邪实是病机的主要方面，故治必以逐邪为主，解除温邪及其病理产物的有害作用，即可达到保津护阴、愈病康复之目的。此一阶段，大致常用以下七个法则。

（1）辛凉透邪法：温邪上受，首先犯肺，病在上焦，属手太阴，法当遵循"风淫于内，治以辛凉，佐以苦甘"之旨，辛凉透达，祛邪外出。常用桑菊饮、银翘散诸方随证化裁，总以达邪外出为要，且忌过早使用寒凉，冰伏其邪，使邪热不得外越而内陷，延长病程，招致恶化。然而，人们对温病误用辛温发汗之法每多警惕，对于早用寒凉不以为然，殊不知早用寒凉之弊不逊于误用辛温。何廉臣氏云："温病发汗，虽宜辛凉开达，而初起欲其发越，必须注意辛散，佐以轻清，庶免凉遏之弊。"故于临证治疗温病，初起恶风寒者，每于辛凉之剂中少加葱白、紫苏叶辛温之品透邪外出，尤为捷妙。

然温属阳邪，最虑耗灼阴液，其为病与伤寒有水火阴阳之异，故辛温发汗之剂，绝对禁用。吴鞠通云："太阴温病，不可发汗，发汗而汗不出者，必发斑疹，汗出过多者，必神昏谵语。"吴氏所指汗出，乃指辛温发汗、妄汗、过汗而言，非指一切汗法。华岫云说："辛凉开肺，便是汗剂。若温病当汗失汗，必致邪留不去，传变内陷，耗灼津液。"因此，及时地正确运用辛凉宣肺解肌之剂，使肺气宣达，营卫调和，汗出邪去，从而实现愈病保津之目的。

（2）辛寒清气法：病传中焦气分，邪正俱盛，高热口渴，不恶寒，但恶热，当用白虎汤、减味竹叶石膏汤等辛凉重剂，清热除烦，保津止渴。然在实际应用时，还须注意两点：一曰，此时乃温病发展之极期，热势鸱张，稍有畏葸迟疑，必致津液耗伤，故此法当用即用，及时足量。余曾治一患者，流感高热不退，大汗烦渴，用大剂生石膏连日迭进，始获良效。二曰，此时无形邪热炽盛，病有外出之机，故必须严格掌握"到气方可清气"的运用时机，并适当配伍清透外达之品，且忌滋腻、沉降、分利。我于临证，每以生石膏伍竹叶，如此不仅可解散在表之余邪，且能制石膏凉遏之性。

另外，清气法不同于清热法，清热赅括范围极广，而清气法乃专门针对阳明无形邪热而设。若邪在卫分，虽高热而不可投以白虎；相反，若邪入阳明胃腑，里结成实，当下而清，扬汤止沸，非但不可取效，反可抑其邪毒。是故吴鞠通氏以白虎汤为代表，提出清气法的大禁忌。他说："白虎本为达热出表，若其人脉浮弦而细者，不可与也；脉沉者，不可与也；不渴者，不可与也；汗不出者，不可与也。"然其中"汗不出者，不可与也"一条，验之临床，并不尽然，若症见壮热、烦渴、脉洪大之阳明气热炽盛者，虽无汗，也可于白虎汤中加竹叶、薄荷等轻清之品，往往透汗而解。

（3）苦寒泻火法：用于实火之证，多见于伏邪温病发于气分，病居少阳肝胆，症见身热、口苦、溲赤、苔黄、脉数等。此纯属里热实火，与辛寒清气之适应证有外出之机不同。故治必苦寒直折其势，否则邪火肆虐，必致万物俱焚，如叶氏主张用黄芩汤治疗伏气温病即是一例。病至此时，切忌使用甘寒滋腻，误用则恋邪，使热益盛而神益昏，甚则为闭为厥为痉等诸种变证。然而，过用苦寒不仅败伤胃气，且可化燥伤阴。故临证应用本法必须有的放矢，适可而止，切忌滥用无惮，反致津液燥伤，事与愿违。

（4）急下存阴法：温邪内结阳明之腑，劫灼津液，治必急下，釜底抽薪。温病攻下，要在撤热存阴，并非单纯为泻实，当下则下，故有"温病下不嫌早"之说。吴瑭将温病便闭分为热结、液干两类。并对阳明攻下分立三法：①热结液干之大实证，用大承气汤泻热攻实；②热结液而不干者，用调胃承气攻逐热结；③液干多而热结少者，用增液汤（本条属中期保养兼顾条下）。且指出在应用下法时，必须注意兼证。《温病条辨·中焦篇》第17条云："阳明温病，下之不通，其证有五。"并根据不同证候，配合扶正气、肃肺气、清小肠、开心窍、增津液等法则，使腑气通，大便下，邪气去而阴津不伤。

急下可以存阴，然误下、妄下、过下又会耗损阴津，故吴氏于《温病条辨》中谆谆叮嘱，用心良苦。如中焦篇第17条云："阳明温病，下后两三日，下证复现，脉下甚沉，或沉而无力，只可与增液，不可与承气。"第33条云："阳明温病，下后脉静，身不热，舌上津回，十数日不大便，可与益胃，增液辈，断不可再用承气也。下后舌苔未退尽……日浅者亦与增液辈，日深舌微干者，属下焦复脉法也。勿轻与承气，轻与者肺燥而咳，脾滑而泄，热反不除，渴反甚也，百日死。"明确而精辟地阐明了可下与不可下，增液与攻下之间的辨证关系。

（5）清心开窍法：温邪逆传心包，内陷营血，伤心体而乱心用，均可致灵窍闭塞，神昏谵语，痉厥瞀乱，甚则舌蹇肢厥。急需清宫汤、牛黄三宝清心开窍为治。此类方剂荟萃各种灵异，均具芳香化浊、开窍醒神、保肾水、护心体、通心用、除邪秽、解热结的作用，使闭固之邪热温毒而深在厥阴之分者一鼓从内透出，共成拨乱反正之功。然于实用时，也必须根据病情选择适合的方剂，不可一见闭厥，则三宝杂投。吴鞠通指出："大抵安宫牛黄丸最凉，紫雪丹次之，至宝又次之，主治略同，各有所长，临用对证斟酌可也。"

开窍法大都应用于病情危重阶段，但开窍本身只是应急措施，故在实际治疗过程中，还须配合清营、凉血、清泄邪热做根本治疗。

另外，开窍法不可早用。过早，未见闭厥，三宝不可轻投，否则，将会开门揖盗，引邪内陷。开窍之法用后，窍闭开、神气清辄停药，以免芳香走窜之品耗气伤阴。

（6）**清营凉血法**：举血可以赅营，营为血中之气。温邪化火，陷入营血，而见烦躁、谵语、脉数、舌绛，当以清凉透泄的药物清解营血中之热邪。热入营血，证情错综，治法复杂，归纳起来，大致可分为透热转气、凉血散血、气营两清三者。

温邪初入营分，尚有外出转气之机，故当用清营汤使内陷营分之邪透达外出，转入气分，正所谓"入营犹可透热转气"也。

邪热陷入血分，迫血妄行而出现斑疹、吐衄、谵语如狂等症，治以凉血散血为法，犀角地黄汤为其代表方剂。

若夫气分之邪未罢，营分之热已炽，气营两燔，常用玉女煎去牛膝加玄参，或化斑汤等气营两清。

大凡血药都具有滋腻、沉降之性，用之不当，每致壅滞留邪，引邪内陷。故病在气分，绝对不可使用，邪初入营，也必须尽量透热转气，使从气分而解。

（7）**平肝息风法**：壮热不已，邪窜厥阴，热极生风，而致神昏谵语，手足抽搐，角弓反张。根据热极生风，热解则风自息，木劲动风，镇肝即可息风的原则，常用羚羊钩藤汤等凉肝息风。

温病动风有虚实两端，此法适于热极的实风，非虚风所宜。阳明腑实，肺胃痰热，亦每有动风之象，治法各有不同，必须明辨。

2. 以扶正为重点的养阴生津：温病后期，邪去正衰，或病后阴津不复，此时，津伤阴耗已成为病理过程的主要矛盾，故用养阴生津法救阴津之已伤，以复人体之所固有者。

（1）**甘寒生津法**：功在滋养肺胃，以生津为目的，间接达到养阴退热的作用。适用于气分热邪渐解，肺胃津液受伤，而见身热不实、口燥咽干等症。治用甘寒之品泽枯润槁。代表方剂有沙参麦冬汤、益胃汤、五汁饮等。《温病条辨·下焦篇》第35条："病后肌肤枯燥，小便溺管痛，或微燥咳，或不思食，皆胃阴虚也，与益胃五汁辈。"

然肺阴伤则有肺经见证，如干咳无痰、气促似喘，久为肺痿、肺痨等病。胃阴伤则有舌红少苔、咽干口燥、便秘、不饥不食等症。滋养肺胃虽经常相提并论，但临证时也必详加鉴别，分清主次。

温病证见肺胃津伤，而舌上有苔，说明气分之邪尚盛，此刻不可纯用甘寒，以防其滞腻恋邪，贻误病情。

此外，治温虽宜寒凉清滋，但不可用之太过，叶天士云："……法应清凉，然到十分六七即不可过于寒凉，免伤胃气。"

温病后期，胃津被伤，舌燥而干，然应用清滋之品，越治越干，屡进罔效，此气不化液之类，若于大队甘寒生津药中稍佐砂、蔻等阳动之品以振奋气机，使阳可化阴，气得布津，则津液自复矣。

（2）**咸寒滋阴法**：温病失治、误治，病入下焦肝肾，阴血大伤，当此之时，咸寒救阴，实为当务之急，可谓"留得一分阴液，便有一分生机"。叶天士说："舌绛而光亮，胃阴亡也，急用甘凉濡润之品；其有虽绛而不鲜，干枯而痿者，肾阴涸也，急以阿胶、鸡子黄、熟地黄、天冬等救之。"鞠通立复脉法为热邪劫阴之总司，可谓尽得叶氏之用心者。

养阴生津之法，皆适用于邪少正衰之候，如邪气尚盛，用之便有留邪之弊。阴津虽同类异名，然其间尚有区别，甘寒养胃津、咸寒育肾阴的针对性也是有其严格区别的。

（3）**育阴潜阳法（滋水涵木）**：温邪久羁下焦，吸灼真阴，肝肾阴竭，水不涵木，虚风内动，脉虚弱，神倦瘛疭，时时欲脱，大有阴阳离决之虞。吴鞠通说："热病未有不耗阴者，其耗之未尽则生，尽则阳无留恋，必脱而死亡也。故以定风珠大队浓浊填阴塞隙，滋水涵木，更以介属潜镇，摄纳浮阳，使上下交合，阴得安其位，阳可立其基，庶可不致脱绝之变。此邪气已去八九，真阴仅存一二之治也。"

3. **祛邪扶正，"保""养"兼顾**：温病在其病程中，每多邪尚盛而正已伤之病机变化，此时祛邪碍正，扶正助邪，治必祛邪扶正保养兼顾。

（1）**滋阴解表法**：素体阴虚，伏邪内发，兼有新感，治用俞氏加减葳蕤汤，祛邪以保阴护津，助阴津以资汗源，达到发汗而不伤正、养阴而不滞邪之目的。

（2）**清气生津法**：邪热伤气，津液也虚，症见脉浮大而芤、汗大出而微喘，故于白虎汤辛寒清气的同时加入参益气生津。

（3）**增液通下法**：由于温邪易于耗液，故温病便秘除热结之外，尚多热灼液干，无水行舟之病机。故吴氏在《温病条辨》中释增液汤时说："温病之不大便，不出热结、液干二者之外，其偏于阳邪炽盛，热结之实证，则从承气法矣；其偏于阴亏液涸之半虚半实证，则不可混施承气，故以此法代之。"因此，温病下法基本上遵循滋阴润燥、增水行舟、寓攻于补的法则，从而达到泻热护阴、润下通幽之目的。例如，用以治疗应下失下，正虚不能运药之新加黄龙汤；治疗热结液干的增液承气汤；治疗下后邪气复结的护胃承气汤、增液汤等，皆属既可攻实，又中防虚的代表方剂。

（4）**壮水泻火法（泻南补北）**：《温病条辨·下焦篇》第11条指出："少阴温病，真阴欲竭，壮火复炽，心中烦，不得卧者，黄连阿胶汤主之。"并注云："此证阴阳各自为道，不相交互……故以黄芩从黄连，外泻壮火而内坚真阴；以芍药从阿胶，内护真阴而外捍亢阳……取一刚以御外侮，一柔以护内主之义。"本法不仅用于温病，在内科杂病中常遇阴虚火旺，心中烦热，不得卧寐者，用之多有捷效。

（5）**养阴搜邪法**：邪气深伏阴血之中，夜行阴分而热，昼行阳分而凉，热自阴来，不宜纯用养阴，然阴虚有热，又非苦燥所宜，故用青蒿鳖甲汤，先入后出，养阴搜邪，效多十全。临证用治小儿长期低热，消化不良，痨瘵低热，盗汗消瘦者亦佳。

（二）应注意的几个问题

1.《素问·至真要大论》云："风淫于内，治以辛凉，佐以苦甘；热淫于内，治以咸寒，佐以甘苦。"《伤寒杂病论》也明确地体现了"保胃气、存津液"的治疗原则。此皆为温病治则发展之滥觞，历代温热学家，师承《内经》《伤寒》，通过反复的临床实践，逐步认识了温病与狭义伤寒在病因、病机、传变、预后等方面的差别，提出伤寒必须异治的原则。吴鞠通说："伤寒伤人身之阳，故喜辛温、甘温、苦热以救其阳；温病伤人身之阴，故喜辛凉、甘寒、咸寒以救其阴。"

2. 化燥伤阴是温病的基本病理特征，故治温必须"始终以救阴津为主"。然而保津养阴之法的运用，还须谨守病机，依据卫气营血与三焦辨证理论，脉证合参，察舌，验齿，辨斑疹、白㾦等方法，掌握邪正双方的斗争形势，因势利导，治上不犯中，治中不犯下，严循先后缓急之法，不致临证惶张。

据我体会，温病治疗过程中，由于邪正双方对比的形势不同，以养阴保津为目的之治疗法则，可分为三步运用：邪实正盛，则祛邪以护阴保津；邪去正衰，则养阴生津；邪未去而正已伤者，则保养同用，攻补兼施。总以达到扶正不恋邪、祛邪不伤正的目的。《温病条辨·下焦篇》第17条云："壮火尚盛者，不得用定风珠、复脉；邪少虚多者，不得用黄连阿胶汤；阴虚欲痉者，不得用青蒿鳖甲汤。"堪称掌握正邪进退，运筹帷幄，妙手取胜的典范。

3. 叶天士说："温病救阴犹易，通阳最难，救阴不在血，而在津与汗，通阳不在温，而在利小便。"示人泄阳分之热以救阴，祛阴分之湿以通阳的治疗总则。温病虽以伤阴为主，然亦有耗气伤阳的一面，或素体阳虚，湿邪害人，或误治而汗、下太过，损伤阳气，导致阳虚气脱之变，故治疗也必须相应地采用回阳救逆、益气固脱的治疗方法。此常中之变，不得不备一格。是故吴鞠通说："故本论中焦篇列益胃、增液、清燥等汤，下焦篇又列建中、半夏、桂枝数法，以为阳气素虚，或误伤寒凉药之用，乃其变也。"

论症状鉴别诊断

"症状鉴别诊断"是运用中医的基本理论和辨证方法，对"症状"进行分析，分析同一症状不同证候中出现时的特点，以及同一症状可能在哪些证候中出现。"症状鉴别"所讨论的内容，是具有同一主症的不同证候间的鉴别；所涉及的问题，是主症相同，证候却不相同的鉴别问题，并非讨论不同证候间的鉴别，这是应当首先明确的。例如，"舌麻"这一症状，有"血虚舌麻""肝风舌麻""痰阻舌麻"等证候，同一舌麻症状，但证候却不相同，证候不同的道理是由于证候产生的病因病机不同，假使进一步对证候加以研究，则还会发现，其临床"兼症"亦有不同特点。

如血虚舌麻的特点是舌淡而麻，兼症有面白萎黄、心悸气短、脉细无力等；肝风舌麻的特点是舌麻而强，兼症有语言不利，或有猝仆、脉弦而细数等；痰阻舌麻的特点是舌麻而苔厚腻，兼症有头眩、脉滑等。临床鉴别时，不同证候中出现的"兼症"，往往是鉴别的着眼点，否则主症相同的不同证候就无法进行鉴别。因此，分析以该症状为主症的病因病机时，一定要结合与主症同时存在的"兼症"，共同综合进行考虑，不可孤立地去分析症状和病机。因为没有兼症的存在，也就无法认识主症，如同事物若与其周围事物割断了联系，就无法进行比较一样，这就谈不上鉴别。中医症状鉴别诊断学，正是总结了同一主症在不同证候中出现时的规律，揭示它产生的病因病机特点是从外部表象（兼症）示以要点，更方便于临床医生以掌握。这种主症相同的证候间的鉴别规律，就是中医症状鉴别诊断学的鲜明特点。

按"鉴别诊断学"的要求，症状之证候间的鉴别，只从主症、兼症、病因、病机等方面讨论，已经达到了写作目的，但考虑到中医基础学科与临床实际紧密结合的特点，为了更切合临床医生的实际工作需要，也附带地简略讨论了不同证候的治则和选方用药，并将立法、处方从鉴别的角度一并加以叙述。这种写作体例，从形式上看，最容易使人误解为"对症治疗"，可是由于书中始终贯穿"辨证"，讨论的问题始终是同一主症在不同证候中的鉴别，因此，"对症治疗"的误解也就不会发生了。

中医辨证，首先要具有对症状进行分析的能力，不具备这种能力，进行辨证是难以想象的。可以说，训练医生对症状鉴别分析的能力，是打好"辨证"的基本功之一。症状鉴别诊断的萌芽，远非始自今日。例如，元代中医名著《丹溪手镜》中就综合了大量的症状鉴别诊断内容，它在所述的"自汗"一症中，有"风邪干卫""暑邪干卫""湿邪干卫""风湿自汗""寒渐入里，传而为热自汗""漏不止恶风自汗""阳明发热自汗""柔痉自汗""霍乱自汗""少阴病自汗"等的证候分辨，同时还列出自汗的"不治症"等，可谓鉴别详备，但从今天来看，它还不够系统和全面。

《中医症状鉴别诊断学》是中医鉴别诊断学的重要组成部分，是集中了大家的智慧，在总结前人的学术成果，结合今之临床实践的基础上写成的。它既是继承了先人的宝贵经验，又是发扬前人的学术成果，对提高临床医生的症状鉴别分析能力是有很大帮助的。

中医鉴别诊断学是中医诊断学的一个重要分支，是一门承前启后、介于基础和临床之间的中间学科。它由三个部分组成：①中医症状鉴别诊断学；②中医证候鉴别诊断学；③中医疾病鉴别诊断学。

编写《中医鉴别诊断学》的理论意义和实践价值十分重大。从学术方面说，使基础与临床之间产生了一个新的边缘学科，在中医诊断学与中医临床学的结合上，开辟了一个新的探索领域，繁荣了中医学术，填补了中医鉴别诊断学科上的空白。从实践方面讲，在提高临床医生对症状、证候、疾病的鉴别分析水平上，有一定的帮助。中医鉴别诊断学这一学科的产生，是中医理论发展的必然趋向，是中医临床发展的实际需要，也是中医现代化的迫切要求之一。

肾炎治重湿热

　　经过大量的临床实践，我认为肾炎的治疗应以清利湿热为主，应从以下三方面认识清热利湿法在肾炎治疗中的重要地位。

　　1. 关于肾炎的病因特点：肾炎的病因，目前尚未完全阐明。然由于近十多年来，肾活检、免疫、荧光及电镜技术的应用，对其认识确有了很大的进展，认识到本病是一种与感染有关的非特异性炎症。临床实际表明，此病多发于青少年阳旺之体，且上呼吸道及其他部位感染病灶与其发病、复发、迁延、恶化等，有着密切的因果关系。故在治疗本病时，应用金银花、连翘、赤小豆、蒲公英、败酱草、车前草、金钱草、石韦、白茅根、黄柏、茵陈、生薏苡仁、龙胆、大青叶、玉米须等清热、解毒、利湿之品，疗效较好，也足为清利湿热法在肾炎治疗中重要地位的实践佐证。

　　2. 肾的生理、病理特点：肾主水，居至阴之地，为胃之关，功主藏精排浊，为阴中之阴，故肾有阴阳，以阴为主。青少年阳旺之体，阴本不足，故多发是病。且此病罹患之后，多有久延难愈、病程绵长的临床特点。病久传化，必伤其主，故损肾害阴，阴虚火旺多属肾炎病机的主导。还有不应忽视的是，20世纪70年代以来，肾上腺皮质激素制剂大量应用于治疗肾炎，这对控制病情减少尿蛋白无疑是有一定疗效的。但据临床实地观察，激素的应用也相应地产生了不少副作用，如感染、高血压、胃痛、消化道出血等。其产生的原因，就中医理论去探讨，初步认为，激素似属纯阳之性，长期大量应用，每致抑真阳、损真阴之变，从而出现阴虚火旺、气阴两虚等一系列类似库欣综合征的临床证候，如头晕而痛、面圆红赤、五心烦热、精神抑郁、夜寐不安、口干而渴、便干溲赤、血压上升、舌质红绛、脉来弦数躁动等。别有食欲奇亢，多饮多食，胃能纳而脾不化，水纳潴留，湿浊停滞，奇形肥胖，肢倦无力等表现。此皆因阴阳失调，阴虚火旺，水火失济，气化之机怫郁，水湿无以宣行所致。气不流精，滞而为湿，湿热相合，致成肾炎病机中不容忽视的重要因素。湿热之邪蕴结体内，阻滞三焦气化之机，或因脾害胃，使中焦不得正常运化。或阻于肝胆，或下注膀胱、熏灼津液，又致成一系列虚实夹杂的病理变化。故临证运用温补、滋腻之法，收效不佳，尤其桂、附之类，投之多生燥热之弊。故即是有脾胃阳虚见证者，也应选用淫羊藿、仙茅、益智仁、枸杞子、桑寄生等性味中平和缓之品，从阴中补阳，并注意寒湿久郁化热的倾向，根据病情佐以清利湿热或清热解毒之品。

3. 临床资料统计：据本院内科肾病组 1979 年底对 50 例慢性肾小球肾炎的临床疗效统计分析表明：百分之百的病例，在其整个病程中，或病程中的某个特定阶段，都曾出现过湿热见证。如口干，口渴，或渴不多饮，小便黄赤，或浑浊，舌红苔腻，脉象弦数、滑数、濡数等。综合运用八纲、脏腑、病因相结合的分证方法，以治疗过程中实际应用的理、法、方、药为依据，归纳升华出肝肾阴虚、湿热停滞，气阴两虚、湿热稽留，肝胆湿热、气血瘀滞，脾肾阳虚、湿郁化热，肝脾不和、湿阻气滞，阴虚火旺、湿热蕴毒六个常见证候类型。其中以肝肾阴虚、湿热停滞，气阴两虚、湿热稽留，肝脾不和、湿郁气滞三型病例最常见，约占 50 例的 76%。实践证明，以清利湿热为主，分别合滋补肝肾、益气养阴、调和肝脾等方法，对控制或改善临床症状、减少或消除尿蛋白效果也比较理想，据初步统计，有效率为 83%。

虽然这一初步统计在很大程度上存在着局限性、片面性，但对今后进一步运用中医学辨证施治的基本原理，探讨慢性肾炎的病理机制和治疗原则，展示了新的途径和思路。

阴竭阳厥，至虚有盛候

李某，患脑后发疮数月不愈。颈后溃烂碗口大小，脓水淋漓，疮面紫晦不解，僵卧床上，呻吟不已，痛苦万状。

某日，日昳时分，卒发神志昏昧，扬手掷足，躁扰不宁，面赤如妆，汗出如油，急延我救治。观病情危笃，于匆忙之中但凭其脉躁疾，舌黑如墨，遂臆断为"疮毒攻心""热陷营血"，率出犀角地黄汤合护心散与之。诊毕返寓二时许，病家遣人告之，言药后病情更现危重，神昏躁扰，大汗淋漓，四肢厥逆，牙关紧闭……我闻之愕然，思辨治未式，何以至此？速往观之，病果如述。详诊其脉，虽躁疾而无根，撬口扪舌，不禁悚然，舌虽黑如墨，然滑如鱼体。至此方恍然大悟，愧当初之草草，疚辨治之有误。证非疮毒攻心、热陷营血，乃病延时日，真阴耗竭，屡用寒凉，虚阳上厥之危候。再按诊太溪，其脉不绝，知生机之犹存。遂改用参附汤合生脉散加童便，拟成一方投之。炮附子 12g、红参 9g、五味子 9g、麦冬 9g、童便 1 盅（兑服）。药成，撬开牙关，徐徐灌之，从暮至夜令三剂尽。合子夜阳回之际，始见患者汗止，静卧，四肢渐温，其脉续出，安然入睡。嗣后调理月余而起。

患者因疮疡经久不愈，浓水淋漓，阴血枯涸，更因久服寒凉，阳气式微。无阳则阴无以生，无阴则阳无以化。真阴竭于内，虚阳厥于外，升降出入之机几废，致成阴竭阳厥、至虚有盛候的复杂危重的临床证候，故病虽属至虚，而在外却出现烦躁面赤、昏乱闷绝、扬手掷足等邪实之假象。

我整体论证，据其舌黑如墨，然扪之滑如鱼体，脉虽疾促，但乏神无根，更能实事求是，总结误治的教训，将前车之鉴，引为后事之师，识契病机真要，抓住至虚的本质，幡然更张，本于阴阳互根的基本原理，取前人生脉散、参附汤两方合而用之，以参附汤救垂绝之阳，以生脉散敛将尽之阴，妙加有情之童便，从阳达阴，以防格拒，更用连煎频服，勿间其数，以阳回阴敛为度的服药方法，终令真阴渐复而守于内，真阳续回而安其宅。回阳不遗敛阴，敛阴不碍回阳，故得挽救垂危于顷刻。这正如张景岳所说："善补阳者，必于阴中求阳，则阳得阴助而生化无穷；善补阴者，必从阳中求阴，则阴得阳升而源泉不竭。"

阳极似阴，大实有羸状

某壮年男子，体素健，病热旬日不愈，渐至神志昏迷不清，口不能声，身不能动，目不欲睁，四肢厥冷，时发惊悸，惊则头身漐然汗出，周围稍有声响，则心中憺憺大动，难以自持，阖家惊慌，迎治不迭！

一日延余至，见室外有人巡视，以禁喧哗，病室闭户塞窗，以求寂静，室中地上遍覆苔褥之类，以免行走有声，索观前服处方，皆从虚治，养心阴、益心阳、安神定志诸法，用之殆遍。我诊之，见患者昏昏如恹，问之不答，然六脉皆沉伏有神，趺阳大而有力，撬口观舌，舌红少津，根有黄褐厚苔，切其腹，则脐下有盘大一块，硬而灼手，用力切按，则患者以手护之，皱眉作禁。询问二便，家人答云：小便短赤，大便下利黑水纯清。窃思《素问·阳明脉解》所云："足阳明之脉病，恶人与火，闻木音则惕然惊"的论述，正合此病机。病属阳极似阴，大实有羸状，乃由胃家燥热结实，内热蒸迫，上扰神明，伤及心阳所致。忆仲景附子泻心汤之意，颇资立法之借鉴，故拟用调胃承气汤加附子与之，遂得泻下燥屎数枚，惊悸止，神气清，调理旬日而安。

因热病不愈，邪传阳明之腑，无形之热邪附丽于有形之燥屎，热结旁流，阳明腑实之证当见潮热谵语、狂躁不安，然因邪热内闭升降出入之机，阳盛于内，格阴于外，且邪热蒸迫，伤及心阳，故而出现惊悸漐汗、神昏如恹、身不能动、目不欲睁、四肢厥冷、脉伏不出等阳极似阴、大实有羸状的临床证候。我在借鉴前医治法的基础上，以六脉虽伏而有神、趺阳脉大而有力、舌红根有黄褐厚苔而少津，及腹诊脐下有痞块灼手、拒按等症为依据，去伪存真，排除外在"羸状"之假象，抓住邪热内结阳明之实质。并在探索病机主要方面的同时，也不忽略因邪热熏灼、壮火食气而致的心阳受累，实中有虚的一面。故治参仲景附子泻心汤之立意，以调胃承气汤为主，泻热逐实，急下存阴。少佐附子以护心阳，防止因攻下而心阳不支。祛邪不忘护正，护正意在祛邪，虽寒热兼施，但主次井然，因得并行不悖、药到病除的效果。

谈自制康复肥儿散

余在故里业医时，每逢夏秋季节，三岁上下的儿童因饮食不节或不洁而患肠胃病者不少。或吐或泻，或吐泻兼作，或发热或不发热。经治疗后，多数患儿均能基本痊愈，亦有一些患儿基本好转后，身体长期不能复原，往往是消化不好，择食纳少，身体羸弱，有的长时期便中带不化之物，精神不振，呆滞无力。很显然，皆因脾胃受损，消化不良，营养不济，不能濡养五官百骸，病后失调所致。可是多数幼童又不愿吃带苦味的中药汤剂，家长对此为之苦恼，医生也感棘手。为了下一代的健康成长，余常苦思运用一种与食物一样的既无苦味又易服用的药物来治疗此疾，在学习前人经验的基础上，结合个人的医疗实践，配制了一种药散，余定名为"康复肥儿散"。方以炒怀山药七成、炒鸡内金三成组成，研为极细末装瓶备用。用时可掺在粥中，加少许糖（红、白糖均可）与粥同食，每次用三克，每日早晚各服一次。

方中山药，味甘平，入手足太阴经，善治脾胃虚弱，不思饮食，为健脾补虚、滋精固肾之要药。鸡内金亦味甘平，入足太阴与足阳明胃经，能消积滞，健脾胃，善治小儿乳食结滞之症。二药合用，性味平和，补而不滞，消而不伐。若如法服用一月左右，患儿即可饮食增加，精神活泼，体力增强，大便逐渐趋于正常。此方简单平凡，所治之病也系小恙，但小恙往往因失治或误治而酿成大病，为防微杜渐，本人不揣浅陋，将此小方提供同道们参考。

谈谈《伤寒论》方中的药对

《伤寒论》一百一十三方，法度严谨，组方缜密，选药精当，煎服细致，为"众法之宗，众方之祖"，号称"经方"，这是千百年来医界所公认的。对"药对"的研究，早已被历代医家所重视，然而，专篇论述经方中的药对者尚不多见。通过重温《伤寒论》，细析伤寒方，笔者弥觉经方中的药对极为丰富和全面，颇具有进一步研究之价值。

一、研究《伤寒论》方药对的意义

（一）便于掌握《伤寒论》方的治疗大法

学方必学法，才能以法统方，临证之际，庶可方因法变，药随证转，应变无穷。《伤寒论》方中的药对，不少是属方中的主要药物，并能直接反映该方剂的治疗大法。如桂枝汤，是调和营卫，治疗营弱卫强而出现发热、汗出、恶风、脉缓之太阳中风证的主方。桂枝、芍药则是方中的主药。桂枝辛甘而温，能解肌祛风；芍药酸寒，能敛汗化阴。二药配伍，共起调和营卫之功。《医宗金鉴》说："桂枝君芍药，是于发散中寓敛汗之意；芍药臣桂枝，是于固表中有微汗之道焉。"指出了桂枝与芍药在方中一开一合、相得益彰的有机配伍关系，从而也就代表了桂枝汤解肌祛风、调和营卫的治疗大法。又如附子与干姜，附子大辛大热，直入少阴，温阳逐寒；干姜亦为辛热之品，辅佐附子，使之功专力宏，回阳救逆，振复阳气，力挽狂澜。这一药对，见于干姜附子汤、四逆汤、白通汤、白通加猪胆汁汤、通脉四逆汤、四逆加人参汤、通脉四逆加猪胆汁汤、茯苓四逆汤一类方剂中。由此可知，这类方剂的主治证均以阴寒内盛、阳气衰微为主要病机，患者主要表现为四肢厥逆、恶寒蜷卧、吐利腹痛、下利清谷、神疲欲寐、口中和、脉微细欲绝，治疗大法均以回阳救逆为主。了解干姜附子药对的回阳救逆功能在其中所起的主导作用，便不难掌握这一类方剂的治疗大法。

（二）便于理解《伤寒论》方的配伍规律

方剂的配伍规律，正如《素问·至真要大论》所言，"主病之谓君，佐君之谓臣，应臣之谓使"，不外分清主辅佐使。药味少、组成简单的方剂，其配伍规律不难理解。然而对于一些药味多、组成复杂的方剂，则往往不易领会。但是，只要熟悉药对，即可举一反三，触类旁通，理解其配伍规律。所谓"知其要者，一言而终；不知其要，则流散无穷。"如黄连与干姜，黄连性寒，功能清热燥湿，具苦降之力；干姜性温，功擅温中祛寒，有辛开之能。二药合用，辛开苦降，相反相成，用于胸热胃寒或胃热肠寒或胃中寒热错杂的证候，能调和寒热，使之趋于平衡。《伤寒论》中将干姜、黄连并用的方剂有半夏泻心汤、生姜泻心汤、甘草泻心汤、黄连汤、乌梅丸、干姜黄芩黄连人参汤。上述三种泻心汤，均治伤寒误治后脾胃损伤，邪热乘虚内陷，致脾胃升降失职、中焦寒热错杂而证见心下痞为主者。黄连汤治证见上热下寒而致腹中痛且欲呕吐者。乌梅丸治证见上焦有热、脾胃虚寒、寒热错杂、正虚邪实、蛔虫内扰而致的蛔厥者。干姜黄芩黄连人参汤，治患者素有虚寒泄泻，误以吐下使寒热格拒而形成食入即吐的上热下寒之证。这些方剂均以黄连、干姜这个药对为中心，都是温热与寒凉两大派药物相互配伍，辛开苦降，寒温并调，以治寒热错杂之证。这就是上述方剂的配伍规律。

（三）便于临床运用《伤寒论》方

《伤寒论》方的组成十分精练，药味最少者一味，最多者十四味，其中用药对组合成方剂者有九首，如辛甘复阳的甘草干姜汤、酸甘化阴的芍药甘草汤、固脱涩肠止利的赤石脂禹余粮汤、清咽止痛的桔梗汤、清上温中的栀子干姜汤、清解胸膈郁热的栀子豉汤、温通心阳的桂枝甘草汤、清热泄痞的大黄黄连泻心汤（有人认为有黄芩）、回阳救逆的干姜附子汤，这些方剂药味虽少，但针对性强，功效专捷。

《伤寒论》中论列的因失治、误治而造成的兼证、变证，所占比例不小，六经皆有。对此，仲景不仅科学地提出了"观其脉证，知犯何逆，随证治之"的诊治原则，而且利用药对在方剂上灵活地进行加减。《伤寒论》中用药对在方剂中进行加减并以之命名者有六首，如：治疗太阳中风兼喘的桂枝加厚朴杏子汤；兼治疗脾虚水饮内停的桂枝去桂加茯苓白术汤；治疗太阳伤寒兼项背强几几的葛根汤（桂枝汤加葛根、麻黄）；治疗太少合病自下利而兼呕的黄芩加半夏生姜汤；治疗伤寒误下致邪入少阳而兼烦惊谵语的柴胡加龙骨牡蛎汤；治疗血虚寒厥的当归四逆加吴茱萸生姜汤。

仲景在方剂后附有加减法的共有六方，其中四逆散、小柴胡汤、真武汤是用药对进行加减，如四逆散、小柴胡汤方后云："咳加五味子、干姜。"真武汤加减法亦云："若咳者，加五味子半升，细辛、干姜各一两。"四逆汤则是在药对的剂量上进行加减，如方后云："强人可大附子一枚，干姜三两。"干姜量加大一倍，附子亦由小者换成大者。

在药物的煎煮法上，仲景亦重视药对，有目的地将一些药对先煎，更加发挥其疗效。如葛根汤方后云："先煮麻黄、葛根减六升，去白沫。"栀子甘草豉汤方后云："先煮栀子、生姜，取二升半。"大承气汤方后云："先煮二物（指厚朴、枳实），取五升。"枳实栀子豉汤方后云："内枳实、栀子煮取二升。"

仲景还指出，患者服用某些方剂的反应与其方中的药对有密切关系，药对在其中发挥着主要的作用。如在桂枝附子去桂加白术汤的服法中说："初一服，其人身如痹，半日许复服之，三服都尽，其人如冒状，勿怪。此以附子、白术并走皮内，逐水气未得除，故使之耳。"

由斯以观，《伤寒论》在方剂的组成、加减、煎服等方面都极为重视药对，早已将药对在临床上广泛运用。

再进一步剖析经方中的药对，有较大数量是在其方中发挥主要疗效。桂枝与芍药之调和营卫，麻黄与桂枝之发汗散寒，大黄与芒硝之攻里通下，瓜蒂与赤小豆之涌吐痰实，柴胡与黄芩之和解表里，干姜与附子之回阳救逆，石膏与知母之清热生津，人参与白术之甘温益脾，猪苓与泽泻之利水通淋，虻虫与水蛭之破血逐瘀……诸如此类，不胜枚举。经方只要辨证精确，方证合拍，其临床疗效是不言而喻的。倘能更深一步熟悉、掌握方中的药对，执简驭繁，灵活加减，随证化裁，更有助于临床运用。

二、《伤寒论》方中的药对

经方中的药对，据笔者统计凡 60 对，为记忆、查阅、运用方便起见，兹分门别类列表如下（表 3，表 4，表 5，表 6）。

表 3　温热类

药对	主要功用	所见之方
桂枝—芍药	调和营卫	桂枝汤及其加减方、小青龙汤、小建中汤
桂枝—甘草	温通心阳	桂枝甘草汤、苓桂甘枣汤、桂甘龙牡汤
桂枝—茯苓	温阳制水	苓桂术甘汤、茯苓甘草汤
桂枝—柴胡	两解太少	柴胡桂枝汤、柴胡桂枝干姜汤
桂枝—人参	温中解表	桂枝人参汤
桂枝—附子	祛风散寒除湿	桂枝附子汤
桂枝—当归	养血温经通脉	当归四逆汤、当归四逆加吴茱萸生姜汤
麻黄—桂枝	发汗解表	麻黄汤、大青龙汤、小青龙汤
麻黄—葛根	开腠理舒经脉	葛根汤
麻黄—附子	助阳解表	麻黄附子细辛汤、麻黄附子甘草汤
干姜—甘草	辛甘复阳	甘草干姜汤
干姜—附子	回阳救逆	干姜附子汤、四逆汤、四逆加人参汤、通脉四逆汤、通脉四逆加猪胆汁汤、茯苓四逆汤、白通汤、白通加猪胆汁汤
干姜—细辛—五味子	温肺化痰	小青龙汤、真武汤
干姜—人参	温中健脾	理中汤
干姜—赤石脂	温中涩肠固脱	桃花汤
附子—白术	温阳除湿利水	真武汤、桂枝附子去桂加白术汤、甘草附子汤、附子汤
生姜—大枣	调和营卫	桂枝汤及其加减方、小柴胡汤及其加减方、葛根汤、大青龙汤、小建中汤

续表

药对	主要功用	所见之方
生姜—半夏	和胃降逆止呕	黄芩加半夏生姜汤、生姜泻心汤
生姜—吴茱萸	温中散寒、降逆和胃	当归四逆加吴茱萸生姜汤、吴茱萸汤
生姜—厚朴	温运脾阳	厚朴生姜半夏甘草人参汤
厚朴—杏仁	降气平喘	桂枝加厚朴杏子汤
厚朴—枳实	消痞除满	大承气汤、小承气汤、麻子仁丸

表 4　寒凉类

药对	主要功用	所见之方
石膏—知母	清热生津	白虎汤、白虎加人参汤
石膏—竹叶	清热除烦	竹叶石膏汤
栀子—黄柏	清泄里热兼以除湿	栀子柏皮汤
栀子—茵陈	清热利湿兼以疏肝	茵陈蒿汤
栀子—香豉	清宣胸中郁热	栀子豉汤
栀子—甘草	清热益气	栀子甘草豉汤
栀子—生姜	清热止呕	栀子生姜豉汤
栀子—厚朴	清热除满	栀子厚朴汤
栀子—枳实	清热消痞	枳实栀子豉汤
黄芩—柴胡	和解少阳	小柴胡汤及其加减方
黄芩—芍药	清热止痢	黄芩汤、黄芩加半夏生姜汤
黄连—黄芩	清热止痢	葛根黄芩黄连汤
黄连—瓜蒌	清化热痰	小陷胸汤
黄连—阿胶	清热育阴	黄连阿胶汤
黄连—白头翁	清肝燥湿止痢	白头翁汤
大黄—黄连	清热泄痞	大黄黄连泻心汤

续表

药对	主要功用	所见之方
大黄—桃仁	活血化瘀	桃核承气汤、抵当汤、抵当丸
大黄—芒硝	荡涤实热	大承气汤、调胃承气汤、大陷胸汤、大陷胸丸、桃核承气汤

表 5　寒热并用类

药对	主要功用	所见之方
麻黄—石膏	清宣肺热	麻杏甘石汤
麻黄—赤小豆	解表清热利湿	麻黄连轺赤小豆汤
麻黄—升麻	发越郁阳	麻黄升麻汤
附子—大黄	扶阳固表、泻热消痞	附子泻心汤
栀子—干姜	清上温中	栀子干姜汤
黄连—干姜	辛开苦降、平调寒热	半夏泻心汤、生姜泻心汤、甘草泻心汤、黄连汤、乌梅丸、干姜黄连黄芩人参汤

表 6　其他

药对	主要功用	所见之方
猪苓—泽泻	利水通淋	五苓散
猪苓—阿胶	滋阴利水	猪苓汤
茯苓—白术	健脾利水	桂枝去桂加茯苓白术汤、五苓散
芍药—甘草	酸甘化阴、缓急止痛	芍药甘草汤、芍药甘草附子汤
芍药—柴胡	疏肝解郁	四逆散
杏仁—葶苈子	泄肺利水	大陷胸丸
杏仁—火麻仁	润肠通便	麻子仁丸
桔梗—甘草	清利咽喉	桔梗汤
瓜蒂—赤小豆	涌吐痰实	瓜蒂散

药对	主要功用	所见之方
水蛭—虻虫	破血逐瘀	抵当汤、抵当丸
旋覆花—代赭石	化痰和胃降逆	旋覆代赭汤
赤石脂—禹余粮	涩肠固脱止痢	赤石脂禹余粮汤
牡蛎—泽泻	软坚利水	牡蛎泽泻散
牡蛎—龙骨	潜镇安神	柴胡加龙骨牡蛎汤、桂枝去芍药加蜀漆龙骨牡蛎救逆汤、桂枝甘草龙骨牡蛎汤

论中成药与治法

中成药是历代医家在临床上广为应用的重要剂型，用之得当，效如桴鼓。怎样使用中成药并非是很简单的事，必须具备一些中医治疗法则的基本知识才能用之得心应手。今从如何用治法指导中成药的临床应用的角度，谈一点粗浅的体会，以期就教于使用中成药的医者与患者。

一、治法与中成药的关系

中成药的历史非常悠久，马王堆出土的《五十二病方》中就已经出现了中成药的雏形。《内经》也记载了一些有关膏、丹、丸、散的剂型。迫至《伤寒杂病论》，对中成药的配伍、制作、服法、禁忌等则有了更为详细的论述，书中记载的成药已达59种之多，其中丸剂占21种，散剂占36种，为中成药的发展奠定了基础。《伤寒杂病论》所载的中成药绝大多数沿用至今，若能依法用之，临床疗效卓著。其主要原因，即在于这些中成药都是在严谨的治法基础上配伍研制而成的，并在治疗法则的指导下运用于医疗实践的。如涌吐剂瓜蒂散用以祛除稽留在上脘之停痰宿食；泻下剂三物备急丸治疗心腹诸卒暴百病；三物小白散治疗寒实结胸；和解剂四逆散治疗肝脾不和、阳郁不达而致的四肢厥逆；补益剂肾气丸治疗肾气虚而致的虚劳、消渴、痰饮、脚气、妇人转胞；理中丸治脾阳不振、胃中虚寒的腹满泄泻、喜唾涎沫；活血剂抵当丸治下焦蓄血证；鳖甲煎丸治疗疟母等。以上充分说明张仲景临证使用成药是建立在治法的基础之上的，后世医家也无不是按照这一规律而将中成药进行演变、发展、扩充，使之日益丰富多彩的。

二、使用中成药必须以治法为指导

许多中成药往往以治法命名，使人一看就能大体上了解其功能与主治，便于临床使用。如《景岳全书》之万氏牛黄清心丸，就具有清心开窍的功能，用于痰热蒙闭心窍而致的神志昏迷、谵语高烧等症。朱丹溪的大补阴丸，一看就会知道它有滋补肾阴的作用。李杲的补中益气丸，功在补益中气、升举清阳，能治中气下陷、久泻久痢、胃体下垂、子宫脱垂之证。中满分消丸，就有使引起中焦胀满之水湿痰饮诸邪分利消除的功用。如此等等，不胜枚举，均说明中成药与治法具有十分密切的关系。假如使用中成药一旦离开了治法，就会成为无源之水、无本之木。因此，我建议以后创制的新中成药，在不与原有的成药名目重复的前提下，最好能参考治法命名为好。

中成药具有使用、保存、携带方便的优点。临床上只要能够正确地辨证论治，谨守病机，各司其属，选用切合病情的中成药，就能够收到良好的效果。前人有谓"丸者缓也"，因此，一般认为很多慢性病及一些疾病的善后调理，运用成品药则较汤剂恰当。但是，很多成品药又往往是急诊所必须，如有名的安宫牛黄丸、至宝丹、紫雪丹等，如能合理使用，均可挽救垂危于顷刻。

由于近年来中医药事业的不断发展，广大医药工作者在挖掘中医方药遗产、创制新方新药等方面都做出了可喜的成绩。中成药大量生产，名目繁多，并在临床上广泛推广运用。但是，对于它们的运用也必须在辨证论治原则的指导下将治法和病情紧密地结合起来考虑，才能做到有的放矢，从而使药达病所，消除疾患。

首先是对某一治法的适应证及应用范围要有正确的认识，然后选择与治法相应的中成药。清代程钟龄尝云："一法之中，八法备焉；八法之中，百法备焉。"八法可以演绎、派生出若干法。如汗法，《内经》认为"其有邪者，渍形以为汗；其在皮者，汗而发之"，从而可以看出汗法是针对外感病而设的，它是指服用药物，通过开泄腠理、调和营卫等作用，使机体分泌汗液，从而达到祛邪治病的一种治疗方法。外感疾病一般被分为感受风寒与感冒风热两大类，故汗法也就随之而有辛温发表与辛凉解肌之别，故临床使用成品药也应严格区分。如风寒袭表犯肺，宜服荆防败毒散或通宣理肺丸以辛温疏散、宣肺解表。若风热袭肺，则应选用银翘解毒片、桑菊感冒片等以辛凉疏解。若属夏季时令外感，则又应选用具有清暑、化湿作用的解表药如清暑益气丸、藿香正气丸等。切不可一见感冒，不加辨证，任意投服，否则是不会收到预期效果的。

又如补法，是按照《内经》"虚者补之""损者益之""形不足者温之以气，精不足者补之以味"的治疗原则确立的。通过补益气、血、阴、阳、心、肝、脾、肺、肾等的不同方法，扶助人体正气，达到兴奋、强壮、激发、提高人体机能的目的。补法的应用，一般以气血阴阳为纲，如脾肺气虚用补中益气丸、气阴两虚用天王补心丹、肾阴虚用六味地黄丸、肾阳虚用金匮肾气丸等。

其次，对于中成药的药物组成、主治功能必须了解清楚，一种成药与另一种成药之间的共性及不同点也必须要加以鉴别，这样才能在临床选药时与病情吻合。在这一方面，前人的宝贵经验值得我们效法。例如用以治疗温病邪陷心包、神昏谵语的紫雪丹、安宫牛黄丸、至宝丹，均具有清邪热、开心窍、拨乱反正之功。直至今天，在一些传染病患者处于高烧、昏迷、痉厥等危重阶段，应用这些药品，往往可使患者转危为安。但在具体运用时，必须明确三者之间的异同。一般认为，三药当中，紫雪丹的镇痉作用较强，适用于高热、抽搐为主的病症；安宫牛黄丸解毒豁痰之力较强，适用于高热、神昏、谵语为主的病症；至宝丹开窍之力较强，适用于昏迷为主的病症。由于药物的组成及效用不一，在运用上就要有所区别，充分说明中成药必须根据辨证施治原则应用的重要性。

中医治疗疾病，一贯主张"先议病，后议药"。议病即辨证，议药即论治，将理、法、方、药一气贯通。因此，临床治疗上使用中成药必须了解每一种中成药的药物组成、功能特性，并与治法紧密地结合起来，充分体现中医辨证论治的特点，才能确实使中成药发挥其应有的治疗作用。

中成药是在长期的、大量的临床实践的基础上发展起来的。我们愿同广大的中医药工作者一道，在临床实践的基础上，在总结运用中成药经验的过程中，不断研制新的剂型，进一步丰富发展中成药这个伟大的宝库。

谈谈我所习用的药对

所谓药对，是指运用功能性味相近或相反的成对药配伍而言。其对药中，有性味相近者，有一寒一温者，有一阴一阳者，有一气一血者，有一脏一腑者，等等，从而达到相辅相成或相互制约的作用，既有利于提高疗效，又能通过配伍、制约以防其偏胜。兹举个人习用药对五则，以证一斑。

一、益母草与泽兰叶

益母草有调经解毒、消水行血、祛瘀生新的作用，配泽兰叶则活血消水之力尤胜，可治癥瘕积聚、大腹水肿等症。且两药配伍，不仅能加强疗效，而且可扩大应用范围。因水血相关，血亦是水，水可化血，病血者亦多病水，所以疾病由血瘀而病水，以致水血同病者有之，表现为水肿、腹胀、小便不利、月经后延量少等症，皆可取益母草配泽兰叶，具有活血而不峻猛、消水而不伤阴之长。余曾在永济治一少女，全身肿满，小便不利，月经量少，处以益母草、泽兰叶各30g，服数剂后小便增多，月经量多，肿满皆消。足见其活血消水之功著矣。近几年治疗急慢性肾炎，根据病情需要，可酌加益母草、泽兰叶，对于消退水肿，多验。

二、桑寄生与钩藤

桑寄生苦甘补肾，具有舒筋活络而利关节之功、和血脉而除痹痛之力，其功能的发挥是以补肾为嚆矢。钩藤甘微苦寒，除心经之邪热，平肝风之挛急，尤以息肝风而不燥，故对瘈疭诸证皆可用之。因肝主筋，筋急则缩而瘈，筋缓则舒而疭，故皆从平肝祛风而治。桑寄生与钩藤配伍应用，既能加强补肾舒筋活血之功，又能达平肝祛风止瘛疭之效，两相配伍，相得益彰。余用治中风先兆之头痛患者，每有较确切疗效。自制柔肝息风汤、桑钩温胆汤中，即以其成对配伍。煎药时钩藤宜后下，久煎则力逊。

三、石菖蒲与骨碎补

石菖蒲辛苦而淡，通心开窍为其所长，若得补肾之骨碎补，则具有坚肾开窍之作用。经云："肾开窍于耳，肾和则耳能辨五音。"若心火不下交于肾，肾水不上济于心，即可出现心肾不交的失眠多梦、耳鸣、耳聋等疾患。用石菖蒲与骨碎补配伍，交通心肾而通窍聪耳，用治失眠多梦、耳鸣耳聋诸症，多有效验。某军区政治部干部，因暴发耳聋，经某医院检诊为"神经性耳聋"，服药罔效，两耳无所闻，伴口苦、咽干、目眩，余用《医林改错》通气散加石菖蒲、骨碎补，数剂而痊。

四、草果仁与鲜生姜

草果辛烈气雄，除伏邪蟠踞，能散宿食，除膜胀。若配伍鲜生姜，则可增强其宣散祛邪除冷止痛之力，有直达巢穴之功。某县武装部干部，患胃柿石症，腹胀痛难忍，服泻药硫苦两次，虽泻下大量水样便，而痛仍不减，求治于余。主诉：前晚空腹吃柿子两枚，次晨便觉胃中有沉重感，疼痛胀满。诊时症见精神疲乏不振，脉弦涩，舌苔黄厚如积粉。拟投小承气汤加草果、生姜各10g，下如核桃状硬便数十枚，腹痛渐止而愈。

五、当归与川楝子

当归甘温和血，善入血分，既理血中之气，又有祛瘀生新、温中养营之能，适用于一切血证，所谓能"通血滞、补血虚、润血枯、抚血乱"。肝藏血，故其为护肝良药。而川楝子泻肝胆膀胱湿热，引气分郁火下行，凡肝胆相火亢盛、气分郁结诸症，皆可用之。两者配伍，一气一血，相得益彰。余遇少腹痛及筋脉拘紧挛急诸症用之，颇获良效。曾治一慢性肠炎患者，腹胀腹痛，便下黏液，已历多年，余用此二味为主，配伍宽肠理气养阴之品，如苍术、厚朴、木香、枸杞子等品，竟六剂而痛减大半，乃改健脾益气而善后。

任何药物，皆有阴阳动静刚柔体用之异，配伍皆于其体用相须佐使之间潜心穷究。相须、相佐、相使、相恶、相反等七情和合之性，皆不可忽视。药对配伍具有简、便、廉、效的优点，是方药配伍中的一大特色，值得进一步整理发扬。

用药须谨察利弊

中医的药理，是以性味、归经为理论基础的。任何一味药物，皆有其性味之偏，既有其利，亦有其弊，必须明察，然后通过适当的配伍，用其利而制其弊。

我以附子为例论述这个问题。附子辛温大热，气雄不守，通行十二经，《神农本草经》将其置于大毒之列。功在回阳救逆，弊在动火耗阴，用之失当，致祸甚速。故李时珍云："乌附毒药，非危病不用。"昔遇一医，自诩善用烈药，以毒攻毒，可起他人束手之沉疴，邀功逐利，哗众取宠，浪用附子、蜈蚣等大毒之品，动辄附子数两，蜈蚣数十条，终因致死人而身陷缧绁。附子所含乌头毒素，在人体中排泄很快，然过量、误服所致的中毒症状却能持续数年之久。一人患痹病，屡用附子，停药后出现唇舌麻木，三年不愈，与服黄连、甘草、黑豆小方数剂而消失。

附子正确施用于阳虚阴盛之证确有挽救垂危于顷刻之力，如《伤寒论》中的四逆辈、后世之参附汤等。

临床运用附子，除慎重辨证之外，更应参合地土方宜、体质差异等因素。入汤剂则令其先煎，制丸散则嘱其土炒，且采用小量递增之法，确属稳便。然若遇真阳欲脱之危候，也不必畏葸踯躅，大剂率用可也。

所以我主张：临床用药，必明其利而用之，知其弊而制之，既知炮炙使用方法，又知中毒后的解救措施，此用药的整体观也。

欲去弊取利，必须正确配伍，如生附子配干姜，意在急挽垂阳；附子伍白术，则并走皮中以逐寒湿；苓、术、附相伍，则温阳利水；附子伍以磁石，则制其剽悍不守之性等。仅举数例，略示规范而已。

漫话赤小豆

赤小豆是中医同道们熟悉并常用的一种中药，也是人们喜欢食用的一种豆类，真可谓药食咸宜。

赤小豆味甘酸，性平和，无毒，可作多种食用。但应该注意的是，赤小豆有行水利湿、散血消肿、清热解毒之功用。人体肥胖有湿热者宜之，人体瘦弱无湿热者不宜常食，常食可化燥伤阴，使瘦人更加消瘦。

赤小豆作药用，可治不少疾病，余过去在农村业医，用赤小豆治疗小儿痄腮，疗效很好。方法是：赤小豆二两碾碎，用鸡蛋清调成糊状，摊在乌青布上贴患处，轻者一日即可见效，重者最多不过三日。但赤小豆粉很黏着，干后不易揭下，最好在蛋清中加些蜂蜜或麻油，亦可白天贴上，晚上揭下，第二天再换新的。如患痄腮并伴有发热者，此乃重症，可速加服汤药，三至五岁儿童的处方是：赤小豆、白茅根、金银花、大青叶（或板蓝根）各10g，甘草3g。每日一剂，连服三剂，即可退热消肿。

近年来用赤小豆治风湿热痹有风湿结节或红斑者，在祛风利湿清热药中重用赤小豆，每获良效，并嘱患者可多吃赤小豆粥，以辅助药力，收效更速。

曾治一妇人，患风湿性心肌炎，经治疗病情稳定后，双下肢不时起红斑，初起色鲜红、疼痛，一周后红斑渐变紫暗色，每逢夏秋之交发病，余用四妙散加威灵仙、秦艽、木瓜、赤小豆，连服数剂红斑即消退。并嘱常服赤小豆粥，基本治愈。

干部王某，每年夏秋之交患"感冒"，继则口唇周围起匐形疹，缠绵不愈，连续几年，定时发病，一次求治于余，余处方：赤小豆、白茅根各一两，煎服，每日一剂，连服五剂，结果药尽病愈，自此未再发病。门人问之，余曰：此乃夏秋之交暑湿化热，郁于脾胃，上蒸于口唇周围，白茅根凉血清热，赤小豆利湿活血，使湿热从小便出而治愈。白茅根之甘润制约赤小豆之伤津，两者又都有清热利湿之功用，又能起相辅相成的作用。

赤小豆有多种异名，一般称红小豆或红豆，相思子也称红豆，此乃异物同名也。

赤小豆暗红色，长圆形，有直而凹陷的种脐，无毒，可内服外敷。

相思子上部朱红色，基部靠近脐部呈黑色，椭圆形，有毒，不宜内服，只可外用。误服少量相思子可使人呕吐，内服大量可使人中毒，抢救不及时可危及生命，不可不察，慎之、慎之！

经验方

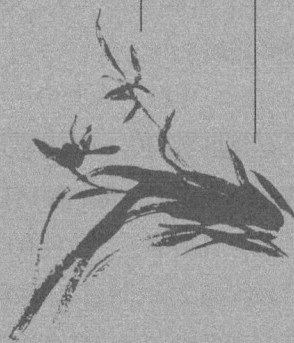

一、柔肝息风汤

组成： 枸杞子 12g、杭菊花 12g、夏枯草 12g、桑寄生 15g、蒺藜 12g、何首乌 12g、全当归 9g、大玄参 12g、怀牛膝 12g、净钩藤 9g、广地龙 9g、珍珠母 24g、赤芍 12g、白芍 12g。

功能： 柔肝息风，清热降压解痉。

主治： 肝肾阴虚，水不涵木，肝阳偏亢所致之眩晕（高血压、中风先兆）、口干舌燥、腰膝无力、头重脚轻之症。

方解： 眩晕一症（含高血压），中医认为无虚不晕，无风不晕，无热不晕，无痰不晕。本方所治之眩晕，是属肝肾阴虚，肝阳偏亢，化热生风的高血压及中风先兆症，方中枸杞子、桑寄生、当归、白芍、制何首乌滋补肝肾之阴，起滋水涵木的作用；菊花、钩藤、赤芍、夏枯草、玄参具有凉血平肝、清热息风解痉的功效；怀牛膝壮腰膝并能引气及浮越之火下行；珍珠母平肝潜阳，安神定惊；蒺藜、地龙具有降压作用。诸药共同组成本方，具有柔肝息风、清热降压解痉的功用。本方的特点是补而不腻、清而不寒、行中有补、潜中有安，临床疗效证明，对上述类型的眩晕（高血压、中风先兆）效果良好。

加减运用： 语涩，加石菖蒲；有痰或舌苔微黄而腻，加鲜竹沥 50mL，兑入药液中，分两次服下；大便干，加炒决明子 15g，也可浸开水当茶饮。

典型病例： 聂某，女，61 岁，病历号 260635，1977 年 8 月 4 日初诊。患者高血压 9 年，高压曾达 195mmHg。1977 年 8 月 3 日下午突然晕倒，当时神志不清，感觉右半身麻木无力。次日晨起说话不利，恶心呕吐，大便干，7 天一行，口舌无歪斜。脉弦有力，舌质暗红，舌苔薄微黄，BP：185/105mmHg。

诊断：高血压，中风先兆（脑血管痉挛）。

处方：枸杞子 12g、杭菊花 12g、夏枯草 12g、净钩藤 9g、桑寄生 15g、蒺藜 12g、制何首乌 12g、全当归 12g、赤芍 12g、白芍 12g、大玄参 15g、怀牛膝 12g、广地龙 9g、珍珠母 24g、炒决明子 15g。

五剂，水煎服，每日一剂。

二诊：上方服五剂，症状明显好转，说话清楚，大便每日一行。仍有头晕，右侧肢体尚无力，舌质暗红，苔薄微黄，BP：125／85mmHg。高血压已基本得到控制，脑血管痉挛已缓解。为巩固疗效，将原方去珍珠母、蒺藜，配成丸药服用。

方歌：柔肝息风杞菊枯，寄生蒺藜何首乌；

　　　　归芍玄参怀牛膝，钩决地龙珍珠母。

二、活血通脉汤

组成：当归 9g、赤芍 9g、牡丹皮 9g、丹参 15g、桃仁 9g、红花 6g、柴胡 6g、桔梗 6g、枳壳 9g、乌药 6g、鸡血藤 30g、甘草 4.5g。

功能：活血行气通脉。

主治：瘀血阻滞所致之脑梗死、脑栓塞或脑卒中后遗症，症见半身不遂，或舌强语謇、头晕乏力。

方解：早期脑梗死（CT 发现）、脑栓塞或脑卒中后遗症，大多为瘀血阻滞，气道不通，脉络阻滞所致。方中用当归、赤芍、牡丹皮、丹参、桃仁、红花大队活血化瘀药，以攻其主要症结。气为血帅，气行则血行，用枳壳以行气。瘀血得温可散，故用乌药之温通，并助枳壳行气之力。桔梗为舟楫之剂，与柴胡之升散共引药上行，并与枳壳、乌药调理气机之升降，鸡血藤活血以通脉络，甘草调和诸药。

加减运用：气虚去乌药，加黄芪，量可 30～120g；舌强语謇加石菖蒲 6g、牛膝 9g；血压偏高加地龙 9g；血压偏低加党参 9g、川芎 6g。

典型病例：李某，男，62 岁，干部。1974 年秋去干校劳动时突感半身不遂，经河南某医院诊断为脑血栓形成，回京治疗。就诊时头及双手有轻度震颤，自诉已患 20 余年，左半身不遂需拄拐杖行走，舌质淡，苔薄白，脉弦数，沉取无力。患者由气虚血虚所致，故活血通脉汤去乌药，加黄芪 30g。服五剂无不适，遂将黄芪加至 60g，直至将黄芪加至 120g，又连服二十剂，半身不遂明显好转，不拄拐杖可以行走，同时 20 余年的头及双手震颤亦基本治愈。

方歌：活血通脉治中风，半身不遂血栓成；
　　　　归赤丹丹桃红草，柴桔枳乌鸡血藤。
　　　　气虚去乌重黄芪，舌强语謇菖蒲灵；
　　　　血压偏高地牛膝，血压偏低参川芎。

三、凉血清脑汤

组成：生地黄 15g、牡丹皮 9g、白芍 9g、羚羊角粉 3g（分冲）、钩藤 9g、蝉衣 6g、僵蚕 9g、桑叶 9g、菊花 12g、枳实 9g、石菖蒲 6g、竹沥膏 30g（分冲）。

功能：凉血清脑。

主治：脑出血，半身上下肢瘫痪或四肢瘫痪，神昏舌强，或身热、舌卷、呼声如鼾者。

方解：出血性中风来势急、变化快，症情危重，发病之初宜用中西两法结合抢救。该病属于中医的闭证，是血热上壅、热极生风、脑窍闭塞所致，故方用生地黄、牡丹皮、白芍凉血，用羚羊角、钩藤、蝉衣、僵蚕、桑叶、菊花清热息风，用石菖蒲、竹沥膏化痰开窍，再用枳实以导痰下行。

加减运用：血压高、项背强痛加葛根 9g；热邪内闭，痰声如锯，加服至宝丹 1 粒。

典型病例：屈某，男，47 岁，本院职工。保健室病历号 345。患者于 1977 年 5 月 6 日猝发头颅胀痛难忍，颈项强直不柔，送宣武医院急诊，经脑脊液检查，确诊为"蛛网膜下腔出血"，当时血压 155 / 85mmHg，经对症治疗，病情稳定后出院。出院后，时发眩晕，头胀，前额痛，颈项强直几几然，说话多则恶心欲吐，面色红赤，头面烘热，烦躁多汗，夜寐不安，腹胀便结，口咽干燥少津，舌质红绛，苔黄，脉右弦滑，左弦细，血压波动在 145 ～ 160 / 80 ～ 105mmHg 之间。

素体阳旺，血热妄行，因出血性脑病，经对症治疗，病虽稳定，然营中瘀热未除，故以凉血散血为法，取自拟凉血清脑汤出入治之。主方为：生地黄 15g、赤芍 10g、白芍 10g、牡丹皮 15g、紫草 6g、桑叶 6g、决明子 30g、菊花 9g、玄参 15g、丝瓜络 12g、枳实 12g、龙胆 6g、甘草 6g。

上方加减，服用一年有余，诸证明显减轻。

方歌：凉血清脑地芍丹，羚羊钩藤蝉僵蚕；

桑菊枳实石菖蒲，加入竹沥化热痰；

项背强疼加葛根，热邪内闭至宝丹。

四、桑钩温胆汤

组成：制半夏 12g、陈皮 9g、茯苓 12g、炙甘草 3g、竹茹 9g、枳实 9g、大枣 5 枚、桑寄生 15g、钩藤 9g（后下）。

功能：化痰息风，兼补肝肾。

主治：风痰内阻、肝肾不足、上盛下虚之中风，亦可用于风痰所致的偏头痛。

方解：长期的饮食不节与阴气的自然亏损，两者相加，日积月累，是中风致病的主要因素之一。发病时，痰借风势，风来痰行，阴阳失衡，气血逆乱，营卫不周，体虚标实，上盛下虚。故方用千金温胆汤以化痰浊，清湿热而不伤；加钩藤平息肝风而不燥；桑寄生滋补肝肾而不腻，扶助正气而不碍邪。

加减运用：运用时，根据具体情况加减化裁。常加竹沥水，以加重化痰浊之力。若痰迷心窍，阻于廉泉，神昏、舌强语謇者，加石菖蒲以化痰开窍。痰浊化热，痰热交阻，舌苔黄腻者，则以全瓜蒌或胆南星易半夏，或少加黄芩以助清热。眩晕则加菊花、蒺藜以清头目。心烦不寐，则加莲子心、生龙骨、生牡蛎。风痰内阻，气机不行，腑气不通者，合以《活法机要》的三化汤，釜底抽薪，待大便通后，可减去方中大黄。羌活在中风初起少量短时运用，有助于息风，之后在去大黄的同时可一并除去。大便通后，大黄可换用火麻仁以辅助大肠之传导职能。若大便秘结而血压高者，则加决明子，或将决明子研为末，与适量的蜂蜜调匀为膏，每次 1 匙，日服 2 次。一般中风先兆、中风发作、复中风均用煎剂，中风后遗症用膏剂。俾腑气通，则风痰可去矣。肢体麻木、偏瘫、舌质暗红，甚则夹瘀斑者，加地龙、丹参、丝瓜络以活血化瘀通络。黄芪切不可用，误用则有腹胀、烦躁之弊。肝肾不足明显者，则加女贞子、墨旱莲平和之品，滋而不腻，而六味、左归皆属禁忌之例。

　　典型病例：见"运用桑钩温胆汤治疗中风的经验"。

　　方歌：桑钩温胆治中风，温胆加入寄生钩；

　　　　　　祛除风痰效力宏，平调虚实建奇功。

五、健神汤

组成：党参 12g、云茯苓 9g、甘草 6g、当归 9g、川芎 5g、丹参 12g、酸枣仁 15g、石菖蒲 6g、桂枝 6g、白芍 9g、桔梗 6g、枳壳 9g、莲子心 5g。

功能：双补气血，安神养心，宣通气机。

主治：气血两虚之神经衰弱、心神经官能症，表现为：头晕耳鸣，视物不清，眠差多梦，怔忡心悸，遇事烦躁，有恐怖感，时而善饥，时而汗出欲脱，心情舒畅则症轻，心情不舒则症重，与精神因素关系很大，纳食时好时差，大便时干时稀，小便时黄，舌体胖有齿痕，脉细弦。

方解：方中党参、云茯苓、甘草以补气，当归、川芎、丹参、白芍以养血，使气血两旺，虚证得除。又用酸枣仁、石菖蒲、莲子心以养心安神，令神守其舍。桔梗与枳壳，一升一降，宣通气机。桂枝与白芍，调和营卫，使营卫和谐。

加减运用：自汗多加黄芪 12g、浮小麦 20g；纳差加焦三仙 30g。

典型病例：陈某，干部。患病 3 年，头晕心悸，每日下午 4 时左右发病，发病时感觉心神不定，心恐怖感，手足发凉，胸闷，约一小时缓解，眠差多梦，乏力。经某医院检查诊断为心肌供血不足（轻度）、心神经官能症。曾住院治疗效果不明显，求中医诊治。诊时脉细数，偶有间歇，舌质淡苔薄白，系气血双亏、操劳过度所致，方用健神汤原方服十剂后诸症均减，继续服丸药调理。

方歌：健神汤用参草苓，归芎丹参与枣仁；

　　　　桂枝白芍偕菖蒲，桔梗枳壳莲子心。

六、凉血清肝汤

组成： 生地黄 15g、牡丹皮 9g、赤芍 9g、白芍 9g、玄参 12g、龙胆 6g、决明子 30g、柴胡 6g、菊花 9g、酒军 6g、枳实 9g、甘草 4.5g。

功能： 凉血清肝息风。

主治： 血热上壅、热极内风欲动之血管神经性头痛，表现为头胀痛或痛如裂，痛时两太阳穴静脉怒张，头部皮肤发热，面红眼赤，口干舌燥，烦躁易怒，欲冷饮，口臭，大便干，小便赤，或失眠多梦，或嗜睡，舌经少苔少津，脉弦数有力者。

方解： 血热上壅之血管神经性头痛，青壮年患者居多。青壮之年，血气方刚，肝火易旺，火热及血，血热上壅，治之之法，当凉血清肝而息风。故方用生地黄、牡丹皮、赤芍、白芍、玄参以凉血清热；用龙胆、决明子、柴胡以清肝经之热以息风；酒军、枳实通肠，使热有出路；甘草以缓凉药苦寒太过伤中之弊。

加减运用： 后脑痛加葛根 15g；前额痛加白芷 9g、蔓荆子 10g；头痛日久加僵蚕 6g；夜寐不安加夜交藤 20g；目珠痛加夏枯草 10g。

典型病例： 见"治头痛五法"。

方歌： 凉血清肝地丹皮，二芍玄胆决明子；

柴菊酒军枳实草，偏正头痛服之宜。

永恒的纪念

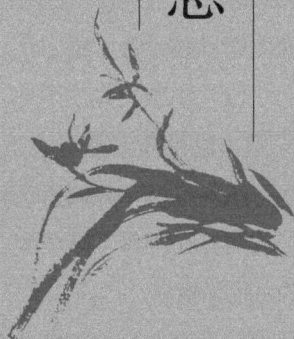

金铎鼓琴，志正知音
——忆赵金铎与路志正两位大师的深情交往

朱建贵

1979 年金秋十月，我们沐浴着改革开放的春风，有幸考入中医研究院研究生班（中国中医科学院研究生院的前身）学习。在修完一年基础课后，于 1980 年秋在广安门医院进入临床研究。在以赵金铎、路志正、谢海洲三位老师为主要领衔的导师组精心指导下，我们八位同学顺利完成学业。更有幸者，我和高荣林师兄还留在广安门医院内科研究室，继续在老师身边工作。时隔 30 年，每每忆起赵老与路老的交往，高山流水，情深似海，如同古代伯牙与子期，并不过誉。他们在学术上，目标一致，弘扬岐黄；在工作上默契配合，身先士卒；携手引领未来，甘当人梯，为人师表，堪为我等楷模。

赵金铎老师，中医科学院建院初选调京城的华北名医之一，河北深泽人，学自家传。1938 年在华北平原沦陷时加入中国共产党，边业医，边抗日。1954 年参加筹建中医研究院，游历全国遴选中医研究院第一代名医，并组建中医研究院医史文献研究室（医史文献研究所前身），后任广安门医院副院长兼大内科主任、内科研究室主任。著有《赵金铎医学经验集》，主编《医论医话荟要》《中医症状鉴别诊断学》《中医证候鉴别诊断学》。1990 年病逝，享年 74 岁。先生为人诚恳，刚直不阿，为中医事业"春蚕不死丝难尽，鞠躬尽瘁孺子牛"。（赵金铎诗）

路志正老师，河北藁城人，首届国医大师，著名中医学家，脾胃学说大家。

内科研究室在我们毕业前半年即 1981 年春宣告成立，开设病床 38 张，赵老兼研究室主任，路老任副主任。

内科研究室成立之初的背景，是因中医院普遍西化严重，不突出中医特色，中医名存实亡。老一辈中医学家唯恐国宝丢失，深感忧虑，上书领导，经中医研究院领导决定在二级院所成立中医研究室。鉴于广安门医院的中医是以内科为主体，于是就成立了内科研究室。

内科研究室成立之目的就是要保持和发扬中医特色，要有原汁原味的中医。在人员配置上以赵金铎、路志正、谢海洲三位名老中医为台柱，和医院有志于中医事业的中年医师，加上三位老师培养毕业留下的前三届研究生，可谓人才济济，鼎盛一时。这些人才现在已纷纷成为中医界的名人、学术或学科带头人。

内科研究室是临床、科研、教学一体化的科室。在临床上，门诊开方，无论老、中、青年大夫都是以饮片汤药为主，辨证论治，四诊合参。病床38张，约一半是风湿病科研病床，一半是各种疑难病症病床。患者来自全国各地，大多数患者都是仰慕赵老、路老、谢老的大名而来。内科研究室九病区的干部病房经常是床无虚席，许多省部级干部常来九病区诊疗。当时的崔月犁部长、谭云鹤副部长，因到病房探视患者之便，常到医生办公室与我们谈论医院的情况、中医的情况。

病房开展之初，赵老和路老就制定了"能中不西，先中后西，中西结合"的三条用药原则，不能随便使用西药，一律以中药为主。内科研究室在短短的时间内就恢复了名老中医会诊制度，一遇疑难病症如中风、痿躄、癫痫、发热、痹病等，邀请在京的名医会诊，先后到九病区会诊的名老中医有北京中医学院赵绍琴，中日友好医院焦树德，西苑医院步玉如，北京市巫君玉、方和谦，本院董德懋等，他们将自己的绝技施展出来为患者解除了痛苦。不仅如此，赵老和路老身体力行，坚持每周定期查房，对每个患者都细细分析，并引经据典，结合自己的临床经验讲解，使我们茅塞顿开，深受启迪。我当时已工作了近10年，对中医的真正领悟和开窍，就是得益于内科研究室。

内科研究室突出中医特色，病房搞得红红火火，有声有色，远近闻名，病房爆满，门诊量大增，成为广安门医院的样板病房，国内外参观者络绎不绝，有时一天要接待好几批来访的客人。

内科研究室率先起草、使用中医大病历，要求医师要按照中医的望闻问切书写病历，内容突出中医辨证论治，用中医术语做病程记录、交班记录等，病房还率先开展中医护理。内科研究室的中医大病历和中医护理常规被国家中医药管理局采纳，修订为至今全国广泛应用的范本。

内科研究室的科研方向是风湿疾病，科室根据赵老和路老的指示，先撒大网，在病房和门诊均辨证论治，摸索规律，然后由博返约，最终确定寒湿、湿热、寒热错杂、血瘀为类风湿的证候规律。并率先横向联合，与辽宁本溪第三制药厂产学研共同攻关，研制成功国药准字号新药寒湿痹、湿热痹、寒热错杂痹、瘀血痹颗粒剂，至今仍在广泛应用。为发展风湿病学术，路老任中华中医药学会风湿病分会主任委员，赵老和谢老任顾问，风湿病学会已发展成为最有生气、最活跃的学会。

内科研究室在 1984 年春被改编为内一科，科室人员做了调整和变动，但风湿病的临床和科研一直在坚持、发展、壮大。随着学科的发展，内一科又更名为风湿病科，并成为国家中医药管理局的重点学科。吃水不忘挖井人，风湿病科的今天与赵老、路老的共同创业、并肩战斗、英明指导密不可分。

内科研究室在著书立说上也是率先垂范的。最突出的是编著出版了《中医症状鉴别诊断学》《中医证候鉴别诊断学》，构建了中医鉴别诊断学科的框架。前两书均由赵老任主编，路老任编委，鼎力辅佐赵老，从组稿、审稿、定稿等工作，都倾注了二老大量的心血。两书为人民卫生出版社发行量较大的畅销书，两书引用频次较高，均获中医研究院科技成果奖，第二版《中医症状鉴别诊断学》获中华中医药学会科技著作二等奖。

内科研究室的名声越来越大，外省市的医师都慕名来广安门医院进修学习，首选的是内科研究室，学习内科研究室的中医特色，学习三位名老中医的宝贵经验。他们把三老的经验和内科研究室的特色带到外地去推广应用，为民造福，使广大民众间接分享京城名医的诊疗，他们也相继成为当地医院的领导和骨干。鉴于内科研究室中医人才聚集，自 1982 年全国西学中班恢复开班以来，几乎每期的大部分课程均由内科研究室的医师担任主讲，特别是四部经典著作和中医基础、中药、方剂等课程的主讲。

内科研究室在医教研诸方面做出的成绩，均离不开赵老和路老的精心组织和指导。赵老离休后，仍在科室发挥余热，出诊指导。路老家住院外，每到医院常利用余暇去看望赵老。我常到赵老家，"昨天路老又来了"，这是赵老常对我说的一句话。赵老生病住院，路老亲自到病房为赵老主方诊疗。

1995年冬，我们组织了赵老逝世5周年纪念会，已75岁高龄的路老亲自出席纪念会，追思赵老的功绩，回忆他与赵老的友谊，情不自禁，老泪横流……

2006年春的一天，路老突然对我说："我昨晚在梦中见着赵老了。"我一想，赵老90诞辰快到了，二老心心相印，又在梦里相约了。我领会了路老的心思，起草了《忆赵金铎先生和他创建的内科研究室——赵金铎先生90诞辰纪念》，经路老细阅修改后以路志正、高荣林、朱建贵三人署名分别发表于中国中医科学院的院报、《中国中医药报》和《中华临床医药杂志》。

在赵老百年诞辰之际，我们更加怀念赵老，怀念赵老与路老的深情交往，并祝路老福如东海长流水，寿比南山不老松。

忆恩师赵金铎院长对我的关怀

张　纲

赵金铎恩师离开我们已整整25年了。每当忆及那个晚上他老人家对我苦口婆心、谆谆教诲的情景时，都不禁使我感伤不已、潸然泪下。

那是在我毕业后离开广安门医院约半年的一天，听同学转达赵院长要找我，于是我晚上赶到了他的家里。当问过我吃了晚饭没有之后，赵老似乎很平静地说道："张纲，你现在已毕业了，研究生毕业了。"我笑答道："感谢各位老师对我的培养，感谢赵院长对我的栽培。""学问也很大了吧？"赵老仍很平静，不动声色。我连忙说："不敢！不敢！"以为赵老跟我闲聊，未甚介意。"那么，已经学得很好了，就不用再学了。"这时我的头上已开始出汗，也真正知道赵老今天找我来的用意了。

"怎么，我听别人说，你现在整天不读书，不看报，昏昏沉沉，像个游魂，是这样吧？"听着赵老这已转严厉的口气，我结结巴巴地说："不是，只是……""那你最近读了些什么书？写了些什么文章？说来我听听？"这下可说到我痛处了，真是毕业至今我既未读过书，也未作过文，整天晕头胀脑，也不知在忙什么，这时我感到赵老还在继续说着，但自我悔恨，愧对前辈之情已使我泪流满面，只见赵老给我倒了一杯水，让我喝下，口气缓和地说："研究生毕业了，这只是第一步。它只能肯定了你的过去，而不能说明你的将来。要想掌握更多的知识为人民服务，还要不断学习，充实自己。"我连连点头，表示一定按老师说的去做。

　　至今这事已经过去近 34 年了，但回想起来总觉得好像只发生在昨天。所以这些年来我几乎没有一天不在读书学习，不在撰写文章，除了不断临床，努力钻研本学科的知识外，还学习了古文字学、音韵学、训诂学等，并能付诸应用，转而稽考一些中医学的古代文献。我好像时常觉得，又该到向赵老师汇报的时候了。

　　恩师赵金铎院长，您的教诲将永远是我努力向上的动力，您老人家将永远活在我的心中！

忆恩师赵老二三事

舒萌达

20 年前夏天，曾邀请眼科专家韦玉瑛教授来华府为原美驻华第一任大使夫人诊病，余暇谈起许多医院里往事，谈到了很多赵老的故事，韦老师是他的楼上邻居，又共事多年，可谓相知甚多。因赵老是我的研究生指导导师之一，数年从师，也有不少故事。

一、"河北老汉"性刚烈、爱酒

赵老爱喝酒，会品酒，每晚必饮，数十年不断，言酒乃安神定志助眠良药。每逢春节之际，几位师兄们和我去看望老师，少不了要带上一瓶好酒。现回想起来，5 年前赵老突然脑出血病逝，酒可能是祸根之一，想想也有一种"罪过之感"，没有劝老师少饮。

一次赵老告我，他有一种制酒新方法，把几味中药加入粮食酒中，使酒味道比上等白兰地还香，这种中药酒可以治疗不少疾病。也不知这种赵氏酒配方是否还在？

二、赵老善言谈

赵老喜言会言，无论走到哪里，他总是作为"核心人物"，被众人围绕着，就连出门诊，几乎很少有少于五个学生跟随。常常是一个患者走进赵老诊室，被一大群穿白大褂的人注视着，弄得很窘，赵老一开口，为患者解了围。无论什么复杂疑难病症，一经赵老分析病情，病家、学生连连点头称是。我很喜欢听赵老分析、评估，他从不隐瞒自己的观点。一次赵老说他说话太多太直，有时别人会接受不了，实际上他很有言谈艺术的，说话直爽令人痛快。

我来美工作后深感东西文化差异，但人性相通，美国人多言直，他们很难理解为什么大多数东方人说话绕圈子。如赵老九泉所知，也会开怀大乐一阵了。

三、赵老德高仁慈

赵老爱家人，韦老师告诉我一件有趣的故事。赵老老伴患病卧床多年，全凭赵老精心照料。20 世纪 80 年代在南方开会，赵老特挑选一件颜色鲜艳的上衣，韦老师问给谁买，他说送老伴的，众人均为之感动。

赵老爱护学生，凡从师赵老的研究生、进修生无一不敬重他老人家的品格。他从不以老自居，居高临下，和学生畅谈非常平等，我非常喜欢与老师"自由畅谈"。也许是受这种熏陶了，尊师爱生的传统以及互助精神成了广安门医院一种风气。

一次我因患肾石急诊入院，赵老派小保姆送饭给我，并亲自开处方诊脉，只十几剂中药，肾石就排了下来，使我免于一刀之苦。

赵老爱护职工，他常告诉我们，凡本院家属、职工患者要先照顾，尽可能安排好。我们本人做医疗工作的，医德从家庭做起。他痛斥当时很多人高喊口号，六亲不认的极左思潮，赵老真是慈心大佛。

我有幸从师赵老数年，受益匪浅。这次韦老师七十高龄远渡重洋来美后，我们一起工作了月余，深深感到中医老先辈们的敬业精神，这些将永远激励着我进步。

怀念恩师赵金铎

平光宇

赵金铎老师离开我们已经整整 25 年了，他的音容笑貌时时出现在我的眼前。在纪念他老人家诞辰 100 周年之际，我回忆起许多往事。

我拜识恩师之前，早就闻其大名。听当年河北省中医研究所工作的同道讲，1958 年去中医研究院进行中医采风时，曾拜访过当时任科研处副处长的赵老，赵老渊博的学识和丰富的临床经验给他留下了深深的印象。因此我也很留意他的学术文章、著作的发表，想从中尽量去了解老师的学术思想和临床经验。

我也曾在 20 世纪 70 年代初，怀着仰慕之情通过有关方面想拜赵老为师，遗憾的是赵老正患腰椎结核养病在家，而愿望未能实现。

1984 年我到中医研究院广安门医院内一科进修，幸逢他宿疾痊愈，并带毕业研究生朱建贵医师等从事临床科研工作，自此我终于得以幸列赵老门墙。

在从师学习的过程中，我深深地体会到，恩师积 30 年临床经验，在医学理论上造诣颇深。他对《内经》《伤寒论》《金匮要略》等多部经典著作的研究都有自己独到的见解。例如他在谈到《素问·痿论》篇中"治痿独取阳明"这一论点的认识时指出，古今把这句话作为治疗四肢软弱无力、肌肉萎缩的"痿病"的理论根据，他认为篇中所述由于"思想无穷，所愿无得，意淫于外，入房太甚，宗筋弛纵而致筋痿"并非指手足痿软、筋脉弛缓之痿病，而是指阳痿之病，并提出了补脾胃、调后天以治"阳痿"病的方法，为治疗"阳痿"病开辟了一条新的思路。

　　恩师主张"学贵不泥，用贵变通"。要能够将医学理论读懂吃透，善于在临床中融会诸家学说，在治疗现代医学疾病中善于运用中医学的理法方药去探索和治疗。他在论述急慢性肾病时认为其属中医学"水肿""癃闭""淋症""关格"范畴之内。这是根据临床表现及证候的发展而定名。《金匮要略》虽然有"五水论"，但不可拘泥不化。《内经》谓"三阴结谓之水"，赵老说对于结应该怎样理解，结分两方面，第一方面是寒湿结即为阴水，第二方面为湿热结即为阳水、风水。对于内经三阴结的观点，他经过几年临床摸索认为应补加上厥阴，这是从五行生克的关系去理解，因为金生水，水生木，所以本病除从肺脾肾三脏考虑以外应把肝胆考虑进去，从临床上也可证明了这一点，例如肾性高血压、肾性贫血大都表现肝阳上亢的症状，采用平肝潜阳的治疗原则多有获效。再如肾衰尿毒症临床多表现为少阳证，他选用小柴胡汤加味进行治疗效果很好，使中毒症状缓解，不同程度地改善肾功能而延缓或阻止肾衰的发展。

　　赵老认为急慢性肾炎临床表现阴水少见，阴虚兼有湿热偏多，脉多见滑数或弦数，舌苔白腻少见，舌红苔黄腻的偏多。因此无论所见阴虚、阴阳俱虚、脾虚，总离不开湿热，所以他对于肾炎以治重湿热立论，另外根据"诸湿肿满皆属于脾""脾胃为生化之源""中运乃升降之枢"等基本理论，在治疗中也强调调理脾胃、斡旋中运这一关键。

　　赵老在和我谈论治肾病的问题，多次指出：

　　1. 滋补肝肾勿腻。他很少用生地黄、熟地黄，若苔腻者用之恋邪，用滋而不腻之品如女贞子、墨旱莲、山茱萸、桑螵蛸。

　　2. 肾衰补之不受可以健脾，可用五味异功散、六君子汤、参苓白术丸等。

　　3. 清利湿热可用苦寒药但不能太过，防其苦寒化燥伤阴。

　　4. 利尿药用淡渗利而不伤，不可用逐水药，多选用车前草、白茅根、泽泻等。

　　5. 补肾阳要从轻，桂、附不相宜，常用鹿角霜、淫羊藿、菟丝子、枸杞子。

　　赵老在谈到黄芪、党参、石韦降尿蛋白时，他说："我不敢苟同，湿热重用前二位药蛋白反上升，物色特效药必须是在临床辨证论治基础上来进行运用"。恩师在治疗"血管神经性头痛"强调抓住病因病机，辨证分为六型：①瘀血阻络型；②痰浊内扰型；③肝气郁结型；④肝肾阴虚型；⑤肝阳上亢型；⑥寒凝脉络型。他认为"血管神经性头痛"属中医"脑风""首风"的范畴。外感六淫，内伤七情，或内外合邪致使气血失和，营卫不调，气血不畅，五脏偏颇也可直接或间接地影响清空之府而发病。他要求我在临床中掌握辨证的基础证型，用好基本处方，在此基础上再进行适当的灵活加减。知常而达变，既要掌握治疗原则又要灵活加减化裁，因势利导使药物切中病机，从而获得良好的疗效。近20多年得赵老薪传，在临床中不断加强对治疗血管神经性头痛的认识，取得了比较明显的疗效。中医学认为"头为诸阳经所会之处"，人体的清阳之气随着经气上升于头，脉络疏通，气血流畅，则头脑清灵。凡外感、内伤、脏腑功能失调都可导致气血运行发生障碍，造成脉络瘀阻不畅而发生头痛。因此在脏腑气血功能失调的基础上，以脏腑、气血、痰、火病机结合辨证进行分型。这种分型方法既可以了解头痛一证与脏腑气血的内在联系，又可以做到有的放矢地进行辨证治疗，而杜绝头痛医头之弊。在六种分型中严重者加蜈蚣，根据叶天士"久病入络""久痛入络"的理论，久病必致瘀血滞络，因此以络病理论为依据对血管神经性头痛进行病证结合的治疗具有较好的疗效。

克罗恩病目前是国内外的一种比较疑难的疾病，由于容易反复发作，所以给治疗带来了很大的麻烦，虽然使用激素类药物可以控制病情的发展，但如果一旦停服药，会使病情出现反跳，加重病情发展。日本把这种病作为攻关的一项科研，在国内用中医药治疗本病也为数尚少。赵老对此病抓住果酱样大便、泻后腹痛、午后潮热、小便灼热、脉弦、舌红苔黄腻等主症，从中医辨证入手，进行了深入细致的研究。他认为中医学虽无此病名，但在中医文献中对这种病有过描述。例如《金匮要略·疮痈肠痈浸淫病脉证并治》记载："肠痈者，少腹肿痞，按之即痛如淋，小便自调，时时发热……"他认为所谓肠痈系热毒内聚，营血瘀结肠中，经脉不通所致。因此克罗恩病和中医学的肠痈很近似，根据这一点赵老抓住了热毒、湿、瘀血是本病的主要症结，以清热解毒、活血祛湿进行论治收到了很好的疗效，后期以健脾益气收功。例如刘义，男性，26岁，大连人，患克罗恩病多年，经多方治疗无效，后经赵老治疗痊愈出院，出院后追访半年无复发。

此外赵老在治疗中风有自己独到的认识，他认为过食肥甘、恣饮醇酒已为现在人之常事，饮食自倍，肠胃乃伤，脾运不健，气不布津，聚湿生痰，痰浊内蕴，郁久化热，热极生风，此其一。大凡中风者年龄均在 40 岁以上，人至此时，阴气过半，肝肾亏损，水不涵木，木少滋荣，内风旋动，此其二。长期饮食不节与阴气的自然亏损，两者相加日积月累是致病的主要因素。赵老自拟桑钩温胆汤治疗中风在临床中收到了很好的疗效。抓住风痰为先这一主要矛盾，选用千金温胆汤以化痰浊，加钩藤平息肝风、桑寄生滋补肝肾，根据患者具体病证加减化裁。我在临床中运用桑钩温胆汤加减治疗痰浊内阻而形成的高血压病、中风后遗症的抽搐病症，取得了满意的效果。

　　赵老在谈组方用药时，他说医德不单纯表现在对患者的态度上，在组方用药上更要体现崇高的医德，例如能够不使用贵重药品治病，就不要轻易使用，做到既治好了病，又不要给患者增加经济上的负担。在用药上尽量避免用大苦、大辛、恶臭之品，使患者吃起药来既不感到难吃而又可以治病，因此应该谨慎用药，细心推敲。例如龙胆清利肝胆作用很强，但其味苦性容易伤胃气，所以用量宜小，使用时可合枳壳缓其苦寒之性，又可理气和胃。柴胡、黄芩和解少阳，治疗肝胆湿热之头痛头晕、口苦、舌苔黄腻、脉弦数疗效好，若头痛头晕为肝肾阴虚所致，就不可过用，否则便会劫伤肝阴。甘草可引起尿潴留，小便不利者少用。脾虚湿阻见舌胖苔腻者可用茯苓、泽泻，若舌体胖、舌质紫暗少津属肝肾阴虚者又当慎用。赵老还根据多年积累的对组方用药的体会创制一些方剂和药对，我在临床运用中都能效如桴鼓。

　　赵老还非常强调作为一名真正的中医药工作者必须能够鉴识中草药。他曾给我讲了一件事情，在 20 世纪 50 年代，东北某市长患眼疾，延请中医眼科大夫诊治，医者给市长处了一中药方，市长服此药后突然死亡，市领导紧急追查责任事故，此方公之于众都认为处方没有不妥之处，后到药房进行药物鉴别，方中的白芷全药房的人都认为似有不像，但都不能肯定。其中有位司药认为是白芷，他说白芷还能死人，随之抓过一把当众吃下，须臾毙命。一药死二人，此事非同小可，随即上级部门责成赵老负责鉴别此药，后经与药检所协作鉴定出此药非是白芷而是"雪上一枝蒿"，属剧毒之品。

　　恩师对所有跟他学习的人都要求甚严，然而又非常耐心，在指导临床中循循善诱，强调在科研方面立足点要高，要打下坚实的理论基础就必须首先刻苦攻读经典著作，然后再博采众家之长，形成完整的辨证治疗体系。

　　1985 年，我进修结束了，怀着依依不舍的心情离开了恩师。但我和他的联系却始终没有间断过，我在临床中遇到疑难问题时，赵老想方设法帮助我解决。我虽在外地工作，但时时惦记着恩师，我知道每年入冬前他易患感冒，无论工作再忙也要抽出时间来北京看望他。

　　每次恩师见到我以后非常高兴，问长问短，关心我的工作和学习。他总和我讲，党给了我们这样好的中医政策，我们搞中医工作的同志应该自强，应该努力去继承和挖掘中医学遗产。中医现代化的目标，赋予我们光荣而艰巨的任务，我虽然年迈了，还决心将有生之年贡献给中医事业，所以还望后学者奋发努力。

　　岁月如流，思绪如潮，恩师离开我们 25 年了，我要努力学习和工作，以告慰恩师对我的厚望。

为人师表，风范长存

刘宝生

我有幸师事赵金铎老师门下，于恩师在世的最后几年常侍先生左右。先师出于对中医事业的使命感、责任感，把他60年的实践经验和宝贵技艺毫无保留地传给后辈，对我们寄予了殷切希望。在临证之际、茶余饭后或闲暇之时，他把自己的学术思想、观点方法口传心授给吾辈，常常引经据典，纵论古今，将前人成功的经验的出处一一点明，并结合临床患者的病证，阐述要如何辨证施治，使我们从中领悟了圆机活法的高超技艺。

为人师者，传道授业，除此之外赵老更重在育人，教我们怎样做人。他教导我们要为人忠厚，要言必信行必果，要眼睛向下看，心里要装着人民群众，装着患者。赵老给人治病，尽可能使用常用药、廉价药。他说："你开出去了处方，若有一两味不易购到的药，病家到处寻找，几经周折，若再吃不上药，那病家看病还不如不看，正所谓旧病未去又添心病。"赵老认为，贵重药一般都可用廉价药代替，贵重药无非是稀少，简便易得的廉价药若使用得当，疗效未必失于贵重药。赵老总讲："药源是有限的，无论是公费医疗还是自费，能少花一文钱就不要多花，不要给集体和个人造成不必要的经济负担，不要让有限的自然资源造成浪费。"

我随赵老出专家门诊，经常遇到许多外地患者，他们千里迢迢慕名而来。赵老除精心给患者诊治外，也十分关心他们的食宿，对他们表示了极大的同情。待这些患者病情稍有好转，他便安排病家早日带着药回家调养，而后通过函诊，继续给他们进行治疗。赵老常常是挑灯夜战，每次来函必及时回复。几十年来，他这样不计报酬地函诊，施医施药给患者，真是难计其数，数不胜数。

给我印象颇深的一件事是：一天，一对中年夫妇抬着一位老太太进了诊室，叙述着老人患尿毒症 2 年有余，现已 3 天未解小便，他们跑了几家大医院，都因患者垂危而据绝收治。只见患者神志恍惚，口唇焦干，面色黝黑，舌质暗淡，苔黏腻而厚，口中氨味很重，脉若游丝，小腹鼓胀，肌肤甲错，四肢冰凉。此时赵老诊过患者，看完病历后，瞒过患者对家属讲道病情危急却无回天之力。患者家属抱着希望请求赵老开个处方，赵老告诉病家不要去补挂号了，沉思了一会儿，给患者写出了处方，然后说："我们都把心尽到，我不怕名声砸脚面，要让患者含药而终，不能让患者无药而亡。"足可见赵老实事求是、治学严谨之一斑。

回想往事历历在目，像这样不寻常的事例很多很多。

赵老几十年来为党、为人民鞠躬尽瘁，为中医事业呕心沥血，他高风亮节，从不计较个人的得失，实现了他为中医事业"吐尽丝"的诺言。

赵老是一代名医，更是我们的楷模。

乐为下属排忧解难的赵老

舒玉芩

广安门医院在 1981 年成立内科研究室病房后即改称内一科病房，赵老是广安门医院副院长兼科主任。当年的内一科阵容整齐，几乎是全院医生精英荟萃的科室，在赵老以突出中医特色理论思想的指导下，开辟出一条以中医治疗为主的中医病房管理模式，创建了中医病历书写格式、中医护理病历记录书写格式、中医护理技术操作及中医病房管理模式等内容，将中医事业推向一个崭新的层面，得到了上级部门领导的认可和全国中医界人士的赞许，仅内一科病房接待全国各中医院所参观学习者就近万人，创造了广安门医院发展史上的辉煌。

我永远不会忘记赵老为本科护士解决住房问题的一件"小"事，本科护士陈某婚后因住房困难引起家庭纠纷影响到工作，当时身为护士长的我根本没有能力帮助解决，无奈之下我向科主任打了书面报告。赵老详细了解情况后在医院党委会上要求院方为护士解决住房问题，院方表示宿舍太少解决不了，赵老再三解释后仍无结果，老人家拍案而起说道："必须给房子！"很快后勤就为小护士落实了广外宿舍的一间房子。

赵老为之解决的不仅是一间房屋，是保住了一个家庭的存在，是造福了三代人，由此婆媳不再口角，夫妻和睦，而且还有了小宝宝，这一家人至今都在感念赵老的大恩，老人家功德无量啊！

叹日月如梭，原内一科的老同事有很大变动，我也退休多年，2 年前的一个下午偶然从广外北京小学走过，忽听有人连声叫"护士长"，我停住脚步，看到一位男士走了，我一时辨认不出是谁，他见我犹豫就说："您不认识我了！我是赵老的孙子英杰。"噢，是的，认出来了，是那个浓眉大眼的男孩，多年不见都长成大小伙子啦！他告诉我他是来接孩子的，家就住在附近，聊了几句便匆匆作别。我望着他远去的背影心内唏嘘，眼含热泪，想道：人家完全可以不打招呼，人家却如此热忱、真诚，我想起了"忠厚传家久"的楹联……

永恒的怀念
——缅怀先父赵金铎主任医师

赵　永

先父离开我们25周年了。25年来，先父的形象一直萦绕在我的心头。他的一生是革命的一生，是为弘扬岐黄事业努力奋斗的一生。

先父为人光明磊落，刚正不阿，在大是大非面前旗帜鲜明，敢于同恶势力进行斗争。他是在民族危亡的关键时刻加入中国共产党的。1937年"七七"事变后，吕正操同志率军进抵深泽县城，并建立了抗日的县政府。1938年1月建立了"深泽县各界抗日总动员会"，全县人民在中国共产党的领导下，抗日情绪日益高涨，结成了广泛的抗日民族统一战线。共产党员李子豪（西医，曾任村长、区长）、赵镶玉与先父一起组建了"西河村抗日动员会"，宣传群众，有钱出钱，有人出人，有枪出枪，团结起来，抗日救国。1938年2月，经李子豪介绍，先父秘密地加入了中国共产党。自此以后，他以医生职业为掩护，投入到抗日救国的斗争中去。在斗争中，他勇于反霸除奸。当时社会秩序比较混乱，土匪四起，村子里的村建势力趁机组织起了"大刀会"，抗纳公粮，反对共产党。李子豪与先父他们组群众与"大刀会"进行了针锋相对的斗争，对"大刀会"进行了大量的宣传教育、争取互解工作，后来一些会员也走上了上抗日救国的道路，"大刀会"这个组织也就销声匿迹了。还有一次，先父受村党组织委派，深入到敌人据点内，在内线人员的配合下，巧与敌人周旋，使全村群众免遭日寇的涂炭。

先父忠诚医业，对技术精益求精。他对中医经典著作颇有研究，他认为，这些著作是前人经验的结晶，必须认真继承，在此基础上才能谈到发扬、提高。所以他主张读书宁涩勿滑，不能浅尝辄止，要做到勤、巧、思。勤，就是要勤读勤看，有了心得体会要勤记，有不懂的内容就要勤问；巧即讲究方法，讲求效率；思，古人云"学而不思则罔，思而不学则殆"，要通过认真思考，悟出一番道理来。他还认为：在治疗疑难疾病方面，中医药有着很大的优势。他身体力行，在临床研究工作中着重对"头风（血管神经性头痛）""肠痈（克罗恩病）""中风后遗症（脑血管意外半身不遂）""水肿（慢性肾炎肾功能衰竭）"以及腹部手术后所致的肠粘连等棘手疾病的治疗进行了探讨，获得了可喜的成果，其经验发表在《中医杂志》等学术刊物上。他治疗血管神经性头痛的计算机软件，经专家鉴定认为达到了国内先进水平，获中国中医研究院科技成果奖。提高中医的医疗水平，单靠门诊是远远不够的，应开设中医病房，通过对住院患者的系统观察、治疗，积累完整的资料，才能从中总结出规律性的东西。在他的倡议下，经中医研究院批准，1981 年在广安门医院成立了内科研究室，主要探讨对"痹病"的临床治疗与研究，突出中医特色。在全室同志的努力下，编写了中医病历书写格式及护理常规，这在当时是很有借鉴作用的，受到有关领导及部分中医药单位的重视，前来参观学习者甚多。中医书籍浩如烟海，亟待继承、整理、研究和提高，他受全国中医界之重托，担任了中医理论整理研究委员会副主任之职，并被聘为中医古籍出版委员会委员。关于中医诊断学，历代医学著作虽均有论述，然而系统完整的中医鉴别诊断学专著尚不多见。1981 年，在中医研究院领导的支持下，由他任主编，组织全国部分省市的中医机构和知名学者编著了《中医症状鉴别诊断学》《中医证候鉴别诊断学》和《中医疾病鉴别诊断学》，其中前两部书已出版问世，从理论方面填补了中医鉴别诊断学的空白，在实践方面对提高临床医师的鉴别诊断水平大有裨益，因而受到中医界的欢迎，成为中医畅销书之一，获中国中医研究院科技成果奖。他个人的医疗经验和学术见解，由朱建贵、程昭寰二位研究生协助整理，定名为《赵金铎医学经验集》，由北京出版社出版发行，山西省有一位医务工作者来信说："你的书我愿读、爱读，文字朴实，见解独特。我学用你的经验于临床，每获良效。你的经验是实实在在的，经得起检验。"

先父非常重视医德修养，他视患者如亲人，广施医药，普同一等。他认为：

作为一名医务工作者，就要"救死扶伤，实行革命的人道主义"，全心全意为患者服务。对患者且忌喜官厌民、嫌贫爱富。找他瞧病的人，上自国家高级干部，下有普通百姓，他都能同等对待。他经常对贫寒患者施医施药，深受当地群众的欢迎。20世纪50年代初期，本村群众自发地组织起来，给他挂了一块大匾，上书"岐黄精术"四个金色大字，附近村子里敲锣打鼓前来祝贺者络绎不绝，达月余之久、万人之众。1972年4月，辽宁省林西县一女性农民刘某，患重证"逆经"，跑遍东北三省几大城市及天津等地医院，来京后经西医医院诊断同前，但疗效欠佳。经人介绍求先父诊治，此时病家经济拮据，既无条件住院治疗，也无条件在京多住，只得约定带药返乡，以后通过书信调方治疗。经过四次调方，服药半年余，月经渐次按期来潮，吐血全止，高烧退，康复如初。全家人深为感谢，患者亲自上山采摘杏仁寄来以示痊愈，并说其子女要赵爷爷一张照片留念，以谢救命之恩。离休以后，在身体允许的情况下，他还坚持每周两个半天的门诊，每次2个小时，限挂6个号。慕名而来的患者很多，常常是天不亮就要去排队挂号，建议他多挂几个号，他说："人家慕名而来图个什么？我们中医研究院是全国中医界的最高学府，我又是这个学府的一名主任医师，诊断处方遣药，都要求有实际疗效，我们要对得起这个学府，对得起这个学术职称！患者大多是辗转了几个大医院，都不是那么容易诊治的病，我们可不能让人家慕名而来扫兴而归呀！"所以他诊病总是十分仔细认真，许多进修人员都愿意随他门诊，感到能学到许多书本上难以学到的真实本领。

先父热心培养中医后继人才，关心他们的健康成长。中医学术的生命力在很大程度上取决于后继人才的水平，中医药事业的高速发展，急需要高水平的一代新人。中医研究院建立之初，受上级部门的委托举办了有史以来的全国第一期西医学习中医班，先父担任了部分《本草经》的教学任务，并承担了内、外、妇科与针灸、医史等九本教材的部分编写任务。1958年，毛主席在这个班的总结报告上批示，"中国医药学是一个伟大的宝库，应当努力发掘，加以提高"。此后，他担任了第二期西医学习中医班的组织领导工作，通过传帮带的形式，热心培养中医研究生和来自全国各地的进修人员。先父从他们的实际水平出发，因材施教。对于基础知识较为薄弱的学生，着重指导他们加深理解基础知识；对于基础知识较为扎实的学生，就多讲一些辨证论治和选方用药方面的经验体会；对于研究生，则本着"教学相长"的原则，互相切磋，画龙点睛地予以指点，通过学生自己的思考，把知识学到手，他们均感有收益。他还非常关心研究生的生活和工作状况，一天夜里，他到地下室研究生的住处，看到屋子里阴暗潮湿，连张桌子也没有，心情很不平静，呼吁领导及时予以解决。他对自己带的研究生更是严格要求，教育他们先天下之忧而忧，后天下之乐而乐，工作上要高标准，有关个人的事要先人后己，为人楷模。河北省巨鹿县医生刘恒钧在广安门医院肛肠科进修，家庭经济十分困难，先父对他在各方面予以关照。改革开放以后，刘恒钧在家乡办起了肛肠医院，深受当地群众的欢迎，先父还帮助他解决在办院过程中遇到的问题。这所医院办得很有特色，来自美国、加拿大、东南亚等地的一些患者前来治疗，刘恒钧先后被评为省、全国学雷锋积极分子，受到中央领导的接见。

先父艰苦朴素的工作作风和生活作风为我们子孙后代树立了榜样。他认为干事业不能讲排场、闹阔气，要艰苦奋斗才行。同他一起工作的同志都有体会，即使外出开会，他也是抓紧工作，从不主张借机游山玩水。生活上更是粗茶淡饭，布衣便履。有一天，老一代革命家、著名诗人肖三老的夫人到家里来看望他，见到没有装修的房子里摆着几件破旧的家具，大有不解之意，便说："赵老你有什么困难，请讲话。"他回答说："我很好，什么困难也没有，我觉得这比抗日战争时期好多了。"几句话，肖老夫人频频点头。在工作和生活条件方面，他以艰苦朴素为荣，从不向高标准看齐。他在长期革命斗争中养成的艰苦奋斗作风，是我们子孙后代学习的好榜样。先父的精神，永远鼓舞着我们。

忆爷爷对我的教诲

赵超英

　　爷爷离开我们25周年了。每当想起他老人家对我的关心、爱护、培养、教育，不禁黯然泪下。记得我10岁那年，在那场史无前例的浩劫之中，爷爷被下放到山西中医研究院稷山研究所工作，我也随父母到河北涿州。一次爷爷回北京开会，专程到河北涿州来看望我们，我听说爷爷来了，边往屋里跑，边喊："爷爷，爷爷。"一头扎到爷爷的怀里，痛哭起来，爷爷的眼泪也像断了线的珍珠，落到我的小脸上，全家人失声痛哭……

　　爷爷对中医事业无限忠诚，毕生积累了许多宝贵经验，由于当时的条件所限，爸爸没能学习医学，爷爷很希望我能继承医业。我高中毕业后，边工作边就读于北京中医学院（现北京中医药大学）函授大专班，四年毕业。而后又边工作边随爷爷出门诊，从基础知识到临证经验，都是爷爷手把手地教，使我获益匪浅。爷爷常说要成为一名受人民欢迎的中医大夫可不是一件容易的事，需要下一番苦功夫。他主编的《中医症状鉴别诊断学》出版后，赠给我一本，并亲笔题字："书山有路勤为径，学海无涯苦作舟。"爷爷对我的教诲，归纳起来，可概括为"四立"。

　　第一是立志。伟大科学家巴斯德说："立志是事业的大门，工作是登堂入室的旅程，这旅程的尽头就有成功在等待着。"古之成大事者，必立志之坚者也。立志从医，就不能朝秦暮楚、见异思迁。

　　第二是立德。古人云："不为良相，便为良医。"相之良，可以治国平天下；

医之良，则自乡而国，罔不获济。今天的良医就是要有良好的医德，要全心全意为患者服务，救死扶伤，实行革命的人道主义。

第三是立功。要认认真真干事业，并且干出成果来。这不仅需要认真读书，还要勤于实践，通过实践提高医疗水平。

第四是立言。在学习实践过程中有了心得体会，有了经验，要勤于总结，把它写出来，总结的过程就是自身提高的过程，也可供他人借鉴，于己于人都是有利的。

我在工作中以爷爷教诲的"四立"为座右铭，努力做好本职工作。记得我在广安门医院针灸科实习时，曾随从老师给著名数学家陈景润诊治，当时陈景润同志行动不便，我主动搀扶他，给他送药，尽力为他服务。近几年，见到许多青年学生不注意用眼卫生患上近视，我用耳针疗法对 30 例近视患者施治，取得了初步效果，经验总结刊登在美国《中医科学》报刊上。

爷爷的谆谆教诲，永远是我工作的努力方向。

跋

任何一门科学理论，无一不是通过反复的劳动生产、生活实践和科学实验而确立的。科学理论反过来又指导实践，这就是实践—认识—再实践—再认识的认识论根本原理。

中医学是一门伟大的科学，她的形成、发生和发展是我国各族人民经过数千年的无数次地同疾病、同自然做斗争的结果，是数千年积累起来的经验总结。中医学历史悠久，内容丰富，有关医药学的文献浩如烟海，不仅医学专著汗牛充栋，而且在广博的非医学文献里也有很多医药学方面记载，这是我国人民勤劳智慧的结晶，是极其宝贵的国粹之一。

医话医案是中医学独具一格的医药学文献。它蕴结着历代医药学家们的心血，体现着每位医药学家的心得体会和宝贵经验。汉代《淳于意医案》惜已失传，据有关文献记载共二十五则，不仅有治愈案，还记载着死亡案十则，既不夸张也不藏拙，这种实事求是的学风是难能可贵的，为后世医案之权舆。宋代许叔微著《伤寒九十论》一案一议，是理论联系实际的佳作。后世医家的医话医案更是绚丽多彩，这对学习、继承前人的经验和启迪后学都起着重要的作用。

中医研究院广安门医院学术上有较高造诣的知名老中医赵金铎同志，业医五十余年，临证经验丰富，主张经时方合参，师古而不泥古，把握辨证论治有独到之处，在医疗中屡起沉疴危候。近著《赵金铎医学经验集》，脱稿后余有幸一阅，认为内容朴实，理论联系实际，继承了我国医话医案的优良传统，是一本有参考价值的好书。从此书中可以看出，对于中医学术的继承是多么重要，因为没有认真的继承就不可能有更好的发扬。余虽年逾七旬，愿使余热生辉，和同志们一道在中医工作上贡献一份力量！

吕炳奎

一九八四年十一月于北京